内科临床常见病诊疗研究

仲亮晓 著

天津出版传媒集团

天津科学技术出版社

图书在版编目（CIP）数据

内科临床常见病诊疗研究／仲亮晓著. -- 天津：
天津科学技术出版社，2019.4

ISBN 978-7-5576-6253-0

Ⅰ．①内… Ⅱ．①仲… Ⅲ．①内科-常见病-诊疗-
研究 Ⅳ．①R5

中国版本图书馆 CIP 数据核字（2019）第 065229 号

内科临床常见病诊疗研究

NEIKE LINCHUANG CHANGJIANBING ZHENLIAO YANJIU

责任编辑：张　婧　王连弟

出　　版：天津出版传媒集团
　　　　　天津科学技术出版社

地　　址：天津市西康路 35 号

邮　　编：300051

电　　话：(022)23332400

网　　址：www. tjkjcbs. com. cn

发　　行：新华书店经销

印　　刷：朗翔印刷(天津)有限公司

开本 710×1000　1/16　印张 15.75　字数 450 000

2020 年 2 月第 1 版第 1 次印刷

定价：80.00 元

目录

第一章 急性上呼吸道感染

第一节 急性上呼吸道感染

急性上呼吸道感染（acute upper respiratory tract infection，AURTI），简称上感，是鼻腔、咽或喉部急性炎症的总称。常见病原体为病毒，仅少数由细菌引起。本病患者不分年龄、性别、职业和地区，通常病情较轻、可自愈，预后良好。某些病种具有传染性，有时可引起严重的并发症。

【流行病学】　本病全年均可发病，但冬春季节好发。主要通过含有病毒的飞沫传播，也可通过被污染的手和用具传染。多数为散发性，在气候突然变化时可引起局部或大范围的流行。病原体可由人传染人，在发病前 24 小时到发病后 2 天传染性最强。由于病毒表面抗原易于发生变异，产生新的亚型，不同亚型之间无交叉免疫，因此不仅同一个人可在 1 年内多次罹患本病，而且间隔数年后易于引起较大范围的流行。

【病因和发病机制】

1. 病因　急性上呼吸道感染约有 70%～80% 由病毒引起。其中主要包括流感病毒（甲、乙、丙）、副流感病毒、呼吸道合胞病毒、腺病毒、鼻病毒、埃可病毒、柯萨奇病毒、麻疹病毒和风疹病毒等。细菌感染约占 20%～30%，以溶血性链球菌最为多见，其次为流感嗜血杆菌、肺炎链球菌和葡萄球菌等，偶见革兰阴性杆菌。

2. 诱因　各种可导致全身或呼吸道局部防御功能降低的原因，如受凉、淋雨、过度紧张或疲劳等均可诱发本病。

3. 发病机制　当机体或呼吸道局部防御功能降低时，原先存在于上呼吸道或从外界侵入的病毒和细菌迅速繁殖，引起本病。年老体弱者和儿童易患本病。

【病理】　可无明显病理学改变，也可出现上皮细胞破坏和少量单核细胞浸润。鼻腔和咽黏膜充血、水肿，有较多量浆液性及黏液性炎性渗出。继发细菌感染后，有中性粒细胞浸润和脓性分泌物。

【临床表现】

（一）普通感冒（common cold）

俗称"伤风"，又称急性鼻炎，以鼻咽部卡他症状为主要临床表现。成人多数由鼻病毒引起，也可由副流感病毒、呼吸道合胞病毒、埃可病毒、柯萨奇病毒等引起。

本病起病较急，初期有咽部干、痒或烧灼感，可有打喷嚏、鼻塞、流清水样鼻涕等症状。2~3 天后，鼻涕变稠，常伴咽痛、流泪、听力减退、味觉迟钝、咳嗽、声音嘶哑和呼吸不畅等上呼吸道症状。通常无全身症状和发热，有时可出现低热、轻度畏寒和头痛。体检时可见鼻黏膜充血、水肿，有分泌物，咽部轻度充血等。普通感冒大多为自限性，一般 5~7 天痊愈，有并发症者可致病程迁延。

（二）急性病毒性咽炎、喉炎

1. 急性病毒性咽炎　多数由鼻病毒、腺病毒、流感病毒、副流感病毒、肠病毒或呼吸道合胞病毒等引起。临床主要表现为咽部发痒和灼热感，咳嗽少见。流感病毒和腺病毒感染时可有发热和乏力，咽部明显充血、水肿，颌下淋巴结肿痛；腺病毒感染时常常合并眼结膜炎；当有吞咽疼痛时，提示链球菌感染。

2. 急性病毒性喉炎　常由鼻病毒、甲型流感病毒、副流感病毒或腺病毒等引起。临床特征为声音嘶哑、说话困难、咳嗽伴咽喉疼痛及发热等。体检时可见喉部水肿、充血、局部淋巴结轻度肿大伴触痛，有时可闻及喘鸣音。

（三）疱疹性咽峡炎

主要由柯萨奇病毒引起。临床表现为明显咽痛、发热，体检时可见咽部充血，软腭、悬雍垂、咽部和扁桃体表面有灰白色疱疹和浅表溃疡，周围有红晕。病程为 1 周左右。夏季好发，儿童多见，偶见于成人。

（四）急性咽结膜炎

主要由腺病毒和柯萨奇病毒等引起。临床表现为发热、咽痛、畏光、流泪等；体检时可见咽部和结膜充血明显。病程为 4~6 天。夏季好发，儿童多见，游泳者中易于传播。

（五）急性咽-扁桃体炎

主要由溶血性链球菌引起，也可由流感嗜血杆菌、肺炎链球菌、葡萄球菌等致病菌引起。临床特点为起病急、咽痛明显、畏寒、发热（体温可达 39℃ 以上）等。体检时可见咽部充血明显，扁桃体肿大、充血、表面有脓性分泌物，颌下淋巴结肿大、压痛,肺部检查无异常发现。

【并发症】　部分患者并发急性鼻窦炎、中耳炎、气管-支气管炎或肺炎。少数患者可并发风湿病、肾小球肾炎和病毒性心肌炎等。

【实验室和辅助检查】

1.血液常规检查　病毒性感染时白细胞计数正常或偏低,淋巴细胞比例升高;细菌感染时,白细胞总数和中性粒细胞比例增多,可出现核左移现象。

2.病原学检查　一般情况下可不做。必要时可用免疫荧光法、酶联免疫吸附检测法、血清学诊断法或病毒分离和鉴定方法确定病毒的类型;细菌培养和药物敏感试验有助于细菌感染的诊断和治疗。

【诊断和鉴别诊断】

(一)诊断

1.临床诊断　根据患者的病史、流行情况、鼻咽部的卡他和炎症症状以及体征,结合外周血象和胸部 X 线检查结果等,可作出本病的临床诊断。

2.病因学诊断　借助于病毒分离、细菌培养,或病毒血清学检查、免疫荧光法、酶联免疫吸附检测法和血凝抑制试验等,可确定病因学诊断。

(二)鉴别诊断

本病应与下列疾病相鉴别:

1.流行性感冒(influenza)　患者可有上呼吸道感染表现,但具有下列特点:①传染性强,常有较大范围的流行;②起病急,全身症状较重,有高热、全身酸痛和眼结膜炎;③鼻咽部炎症症状和体征较轻;④致病原是流感病毒,检测呼吸道标本(咽拭子、鼻咽或器官抽取物)的流感病毒核酸可明确诊断。

2.过敏性鼻炎(allergic rhinitis)临床症状与本病相似,易于混淆。鉴别要点包括:①起病急骤,可在数分钟内突然发生,亦可在数分钟至 2 小时内症状消失;②鼻腔发痒、连续打喷嚏、流出多量清水样鼻涕;③发作与气温突变或与接触周围环境中的变应原有关;④鼻腔黏膜苍白、水肿,鼻分泌物涂片可见多量嗜酸性粒细胞。

3.急性传染病　麻疹、脊髓灰质炎、脑炎等急性传染病的早期常有上呼吸道症状,易与本病混淆。为了防止误诊和漏诊,对于在上述传染病流行季节和流行地区有上呼吸道感染症状的患者,应密切观察,进行必要的实验室检查。

【治疗】　对于呼吸道病毒感染目前尚无特效抗病毒药物,故本病的治疗以对症治疗为主。

(一)对症治疗

1.休息　发热、病情较重或年老体弱的患者应臣卜床休息,多饮水,保持室内空气流通,防止受寒。

2. 解热镇痛　有头痛、发热、周身肌肉酸痛症状者,可酌情应用解热镇痛药如对乙酰氨基酚、阿司匹林、布洛芬等。小儿感冒忌用阿司匹林,以防 Reye 综合征。

3. 抗鼻塞　有鼻塞,鼻黏膜充血、水肿,咽痛等症状者,可应用盐酸伪麻黄碱等选择性收缩上呼吸道黏膜血管的药物滴鼻。

4. 抗过敏　有频繁喷嚏、多量流涕等症状的患者,可酌情选用马来酸氯苯那敏或苯海拉明等抗过敏药物。为了减轻这类药物引起的头晕、嗜睡等不良反应,宜在临睡前服用。

5. 镇咳　对于咳嗽症状较为明显者,可给予右美沙芬、喷托维林等镇咳药。

鉴于本病患者常常同时存在上述多种症状,有人主张应用由上述数种药物组成的复方制剂,以方便服用,还可抵消其中有些药物的不良反应。为了避免抗过敏药物引起的嗜睡作用对白天工作和学习的影响,有一些复方抗感冒药物分为白片和夜片,仅在夜片中加入抗过敏药。

(二)病因治疗

1. 抗病毒治疗　对于无发热、免疫功能正常的患者无须应用,对免疫缺陷患者,应及早使用。可酌情选用抗病毒药利巴韦林(ribavirin)或奥司他韦(oseltamivir)等。

2. 抗细菌治疗　如有细菌感染证据如白细胞及 C 反应蛋白升高、咽部脓苔、咳黄痰等,可酌情选用抗感染药物,如青霉素类、头孢菌素类、大环内酯类,在高水平青霉素耐药肺炎链球菌感染时可使用呼吸氟喹诺酮类(左氧氟沙星、莫西沙星、吉米沙星)等。对于单纯病毒感染者不应用抗菌药物。

(三)中医治疗

根据中医辨证施治的原则,应用中药治疗本病有一定疗效。正柴胡饮、小柴胡冲剂和板蓝根冲剂等在临床应用较为广泛。

【预后和预防】

(一)预后

多数上呼吸道感染的患者预后良好,但极少数年老体弱、有严重并发症的患者预后不良。

(二)预防

增强机体抵抗力是预防本病的主要方法。

1. 避免发病诱因　包括避免与感冒患者的接触;避免受凉、淋雨;避免过度疲劳等。

2. 增强体质 坚持有规律的、适度的运动；坚持耐寒锻炼等。

对于经常、反复发生上呼吸道感染的患者，可酌情应用卡介苗素、细菌溶解物等，有适应证者可注射呼吸道多价菌苗。

【附】流行性感冒

流行性感冒（influenza）是由流感病毒引起的急性呼吸道传染病。传染性强，主要通过接触及飞沫在人际间传播，在全球已引起数次暴发流行，危害极大。过去300年至少有6次流感大流行，包括20世纪的4次大流行，其中3次均起源于我国。流感起病急，全身症状较重，有高热、头痛、乏力、全身酸痛和眼结膜炎，但呼吸道卡他症状较轻。

人感染高致病性禽流感 A/H5N1（简称"人禽流感"）是人类在接触该病毒感染的病/死禽或暴露于 A/H5N1 污染环境后发生的感染。自2003年多个国家暴发家禽和野生禽类的 A/H5N1 病毒感染，其中有15个国家出现人禽流感病例。如果对禽流感监测不力，则有可能在人-人间形成感染链，暴发流感大流行。

【病原体】 流感病毒属于正黏病毒科，为 RNA 病毒，根据核蛋白及基质蛋白分为甲、乙、丙3型。甲型流感病毒极易发生变异，根据其表面的血凝素 H 和神经氨酸酶 N 抗原性的差异又可分成多种亚型，H 有16种亚型（H1～16），N 有9种亚型（N1～9）。所有16个亚型的血凝素和9个亚型的神经氨酸酶均可在禽类中检出，但只有 H1、H2、H3、H5、H7、H9、N1、N2、N3、N7，可能还有 N8 引起人类流感流行。人感染高致病性禽流感由甲型流感病毒 A/H5N1 所致。流感病毒容易被紫外线、加热（通常56℃，30min）灭活，且对离子和非离子清洁剂、氯化剂和有机溶剂敏感。

【发病机制和病理】 流感病毒进入呼吸道后入侵气道上皮细胞进行复制，借助神经氨酸酶、血凝素的作用从细胞释放并侵入其他上皮细胞。病理变化为呼吸道纤毛上皮细胞呈簇状脱落，上皮细胞化生，固有层黏膜充血、水肿伴有单核细胞浸润。并发重症流感病毒性肺炎的病理改变表现为出血、纤毛上皮细胞脱落、纤维蛋白渗出、炎性细胞浸润、透明膜形成、间质性肺水肿等。

【临床表现】 分为单纯型、胃肠型、肺炎型、中毒型。单纯型最常见，急性起病，高热，体温可达39～40℃，可有畏寒、寒战、伴头痛、头晕、全身酸痛、乏力、食欲减退等中毒症状，鼻咽部症状较轻，多于发病后3～4天体温恢复正常。胃肠型者除发热外，腹痛、腹胀、呕吐和腹泻等消化道症状突出，儿童多于成人，2～3天即可恢复。肺炎型者表现为肺炎,甚至呼吸衰竭。中毒型者极少见,表现为高热、休克、弥散性血管内凝血,病死率极高。

【实验室检查】 外周血白细胞总数不高或减低,淋巴细胞相对增加。疾病初期和恢复期双份血清抗流感病毒抗体滴度有 4 倍或以上增高有助于回顾性诊断。病毒分离培养为实验室检测的"金标准"。病毒核酸检测广泛用于病例的早期诊断。采用 Real-timePCR 检测呼吸道标本(咽拭子、鼻咽或器官抽取物)的流感病毒核酸,其特异度及灵敏度最好。

【诊断】

流感和人禽流感的诊断主要依据流行病学资料,并结合典型临床表现而确定。但在流行初期,对散发或轻症的病例做出诊断比较困难,尤其是人禽流感病人。对散发病例,确诊需实验室病毒分离、病毒特异性抗原、病毒核酸或血清特异性抗体等检测结果支持。

【治疗】

(一)一般治疗

应对疑似和确诊患者进行隔离,保持房间通风,充分休息,多饮水。适当应用解热药及止咳祛痰药物,避免盲目使用抗菌药物。

(二)抗病毒治疗

流感和人禽流感抗病毒治疗措施基本一致。应在发病 48h 内尽早开始抗病毒治疗。神经氨酸酶抑制剂可阻止病毒由被感染细胞释放和入侵邻近细胞,减少病毒在体内的复制,对甲、乙型流感均具活性,是目前治疗流感最好药物。奥司他韦成人剂量每次 75mg,每日 2 次,连用 5 天。扎那米韦(zanimivir)每次 5mg,每日 2 次,连用 5 天,可用于成人患者及 12 岁以上青少年患者。此外,M2 离子通道阻滞剂金刚烷胺(amantadine)和金刚乙胺(rimantadine)对甲型流感病毒有抑制作用。目前我国分离的 A/H5N1 病毒株对金刚烷胺和金刚乙胺敏感,可在发病时给予相应治疗。

第二节　急性气管-支气管炎

急性气管-支气管炎(acute tracheobronchitis)是由感染、物理、化学刺激或过敏因素引起的气管-支气管黏膜的急性炎症。临床主要症状为咳嗽和咳痰。常发生于寒冷季节或气温突然变冷时。

【病因和发病机制】

1. 微生物 病毒感染是急性气管-支气管炎的常见病因,包括腺病毒、鼻病毒、流感病毒、呼吸道合胞病毒和副流感病毒等。细菌可从少部分患者分离,常为流感嗜血杆菌、肺炎链球菌、卡他莫拉菌等。近年来,因支原体和衣原体引起的急性气管-支气管炎也趋多见。本病多数发生于受凉、淋雨、过度疲劳等诱因导致机体气管-支气管防御功能受损时,往往在病毒感染的基础上继发细菌感染。

2. 物理、化学刺激 冷空气、粉尘、刺激性气体或烟雾(如二氧化硫、二氧化氮、氨气、氯气、臭氧等)的吸入,均可引起气管-支气管黏膜的急性损伤和炎症。

3. 过敏反应 多种过敏源均可引起气管和支气管的变态反应,常见者包括花粉、有机粉尘、真菌孢子等的吸入,钩虫、蛔虫的幼虫在肺内移行及细菌蛋白质引起机体的过敏等。

【病理】 气管、支气管黏膜充血、水肿,有淋巴细胞和中性粒细胞浸润;纤毛细胞损伤、脱落;黏液腺体增生、肥大,分泌物增加。病变一般仅限于气管及近端支气管。炎症消退后,气道黏膜的结构和功能可恢复正常。

【临床表现】

(一)症状

起病较急,常先有上呼吸道感染症状,继之出现干咳或伴少量黏痰,痰量逐渐增多、咳嗽症状加剧,偶可痰中带血。如果伴有支气管痉挛,可出现程度不同的胸闷、气喘。全身症状一般较轻,可有低到中度发热,多在 3~5 天后降至正常。咳嗽和咳痰可延续 2~3 周才消失。伴有气管炎可表现为呼吸及咳嗽时胸骨后剧烈疼痛感。

(二)体征

体检时两肺呼吸音多粗糙,可闻及散在湿性啰音,啰音部位常常不固定,咳嗽后可减少或消失。支气管痉挛时可闻及哮鸣音。

【实验室和辅助检查】

1. 血液常规检查 多数病例的白细胞计数和分类无明显改变,细菌感染时白细胞总数和中性粒细胞可增多。

2. 痰液检查 痰液涂片和培养可发现致病菌。

3. 胸部 X 线 多数表现为肺纹理增粗,少数病例无异常表现。

【诊断和鉴别诊断】

(一)诊断

根据上述病史,咳嗽和咳痰等临床症状,两肺闻及散在干、湿性啰音,结合外周血象和胸部 X 线检查结果,可对本病作出临床诊断。痰液涂片和培养等检查有助于病因诊断。

(二)鉴别诊断

需与本病相鉴别的疾病包括:

1. 流行性感冒　常有流行病史;起病急骤,全身中毒症状重,可出现高热、全身肌肉酸痛、头痛、乏力等症状,但呼吸道症状较轻;根据病毒分离和血清学检查结果可确定诊断。

2. 急性上呼吸道感染　鼻咽部症状明显;一般无显著的咳嗽、咳痰;肺部无异常体征;胸部 X 线正常。

3. 其他疾病　支气管肺炎、肺结核、支气管哮喘(包括咳嗽变异性哮喘)、肺脓肿、麻疹、百日咳等多种疾病,均可能出现类似急性气管-支气管炎的临床症状,应根据这些疾病的临床特点逐一加以鉴别。

【治疗】

(一)一般治疗

适当休息、注意保暖、多饮水,避免吸入粉尘和刺激性气体。

(二)对症治疗

1. 镇咳　可酌情应用右美沙芬、喷托维林或苯丙哌林等镇咳剂。但对于有痰的患者不宜给予可待因等强力镇咳药,以免影响痰液排出。兼顾镇咳与祛痰的复方制剂在临床应用较为广泛。若咳嗽持续不缓解,可考虑应用吸入糖皮质激素缓解症状。

2. 祛痰　除了复方氯化铵、溴己新、N-乙酰-L-半胱氨酸(NAC)和鲜竹沥等常用祛痰药外,近年来,溴己新的衍生物盐酸氨溴索(ambroxol)和从桃金娘科植物中提取的标准桃金娘油(gelomyrtol)也在临床广泛应用。

3. 解痉、抗过敏　对于发生支气管痉挛的患者,可给予解痉平喘和抗过敏药物,如支气管扩张剂氨茶碱、沙丁胺醇和马来酸氯苯那敏等。

(三)抗菌药物治疗

仅在有细菌感染证据时使用。一般可选用青霉素类、头孢菌素、大环内酯类(红霉素、罗红霉素、阿奇霉素等)或呼吸喹诺酮类抗菌药物。

【预后和预防】

1. 预后　多数患者的预后良好,但少数治疗延误或不当、反复发作的患者,可因病情迁延发展为慢性支气管炎。

2.预防 避免受凉、劳累,防治上呼吸道感染,避免吸入环境中的过敏源,净化环境,防止空气污染,可预防本病的发生;参加适当的体育锻炼,增强体质,提高呼吸道的抵抗力。

第二章　慢性阻塞性肺疾病

慢性阻塞性肺疾病（chronic obstructive pulmonary disease）简称慢阻肺（COPD），是一种可防治的常见疾病，其特征为持续存在的气流受限。气流受限呈进行性发展，伴有气道和肺对有害颗粒或气体所致慢性炎症反应增加，急性加重和并发症影响整体疾病的严重程度。慢阻肺主要累及肺脏，但也可引起全身（或称肺外）的不良反应。

慢阻肺与慢性支气管炎和肺气肿有密切关系。慢性支气管炎（chronic bronchitis）是指支气管的慢性非特异性炎症，临床上以慢性咳嗽、咳痰或伴有喘息为特征。肺气肿（emphysema）指肺部终末细支气管远端气腔出现异常持久的扩张，并伴有肺泡壁和细支气管正常结构的破坏，而无明显的肺组织纤维化。虽然慢性支气管炎和肺气肿是两种不同的疾病，但两者常可发生于同一患者。在慢性支气管炎或（和）肺气肿的早期，大多数患者虽有慢性咳嗽、咳痰症状，但肺功能检查尚无气流受限，此时不能诊断为慢阻肺，当患者病情严重到一定程度，肺功能检查出现气流受限并且不能完全可逆时，即应诊断为慢阻肺。在临床上，慢性支气管炎和肺气肿是导致慢阻肺的最常见的疾病。

支气管哮喘（哮喘）不是慢阻肺。虽然哮喘与慢阻肺都是慢性气道炎症性疾病，但两者的发病机制不同，临床表现以及对治疗的反应性也有明显差异。大多数哮喘患者的气流受限具有显著的可逆性，是其不同于慢阻肺的一个关键特征，但是，部分哮喘患者随着病程延长，可出现较明显的气道重建，导致气流受限的可逆性明显减小，临床上很难与慢阻肺相鉴别。慢阻肺和哮喘可以发生于同一位患者，而且，由于两者都是常见病、多发病，这种概率并不低。此外，一些已知病因或具有特征病理表现的气流受限疾病，如支气管扩张症、肺结核纤维化病变、肺囊性纤维化、弥漫性泛细支气管炎以及闭塞性细支气管炎等均不属于慢阻肺。

慢性支气管炎、肺气肿和慢阻肺是呼吸系统疾病中的常见病和多发病，尤以老年人多见，男性患病率一般高于女性。1992 年在我国北部和中部地区对 102 230 例农村人群进行调查，结果慢阻肺患病率占 15 岁以上人群的 3%，2003 年对我国 7 个地区城市和农村 20 245 例成年人群进行调查，慢阻肺患病率占 40 岁以上人群的 8.2%，其患病率之高是十分惊人的。慢阻肺患者因肺功能进行性减退，严重影响其劳动力和生活质量。慢阻肺的死亡率也比较高,世界卫生组织资料显示,慢阻肺的死亡率居人群所有死因的第四位,且有逐年增加之趋势。以美国为例,从1965—1998年30年间,冠心病、高血压脑卒中的死亡率分别下降了59%和64%,而慢阻肺却增加了163%。慢阻肺造成巨大的社会和经济负担,根据世界银行和世界卫生组织发表的研究,至2020年慢阻肺将占世界疾病经济负担的第五位。在我国,慢阻肺是导致慢性呼吸衰竭和慢性肺源性心脏病最常见的病因,约占全部病例的80%。

第一节 慢性支气管炎

慢性支气管炎(慢支)是指气管、支气管黏膜及其周围组织的慢性非特异性炎症。临床上以咳嗽、咳痰或伴有喘息为主要症状,呈反复发作的慢性过程。随病情进展,常并发阻塞性肺气肿,进而发生肺动脉高压、肺源性心脏病。它是一种严重危害人民健康的常见病。

【病因和发病机制】 慢支的病因较复杂,迄今尚未明了。

(一)吸烟

吸烟与慢支的发生密切相关。吸烟开始的年龄越早,吸烟时间越长,每天吸烟量越多,患病率越高。减少吸烟或戒烟后,可使症状减轻或消失,病情缓解。长期吸烟者易引起支气管黏膜鳞状上皮化生;吸烟能使支气管上皮纤毛变短、不规则,使纤毛运动受抑制;支气管杯状细胞增生,黏膜腺体增生、肥大,分泌增多;使支气管净化能力减弱;支气管黏膜充血、水肿、黏液积聚,肺泡中吞噬细胞功能减弱;吸烟还可使支气管痉挛。这些均可促使支气管产生非特异性炎症,并有利于病原微生物的侵袭。

(二)大气污染

大气中的刺激性烟雾、有害气体如二氧化硫、二氧化氮、氯气、臭氧等对支气管黏膜造成损伤,纤毛清除功能下降,分泌增加,为细菌入侵创造条件。

(三)感染

感染是促使慢支发展的重要因素,主要病因多为病毒和细菌。病毒有鼻病毒、流感病毒、副流感病毒、腺病毒和呼吸道合胞病毒等。常见细菌有肺炎链球菌、流感嗜血杆菌、甲型链球菌和奈瑟球菌。感染虽与慢支的发生、发展有密切关系,但尚无足够证据说明感染是慢支的首发病因,一般认为感染是慢支病变加剧发展的重要因素。

（四）气候寒冷

寒冷常为慢支急性发作的重要诱因。慢支患病率北方高于南方，高原高于平原。慢支发病及急性加重常见于冬季。寒冷空气刺激呼吸道，除可减弱呼吸道黏膜防御功能外，还可通过反射引起支气管平滑肌收缩、黏膜血液循环障碍和分泌物排出障碍，有利于继发感染。

（五）机体内在因素

多种机体内在因素可能参与慢支的发病和病变进展，但具体机制尚不够清楚。

1. 过敏因素　　伴有喘息症状的慢支患者常有过敏史，对多种抗原激发的皮肤试验阳性率高于对照组，在患者痰液中嗜酸性粒细胞数量与组胺含量都有增高。过敏反应可使支气管收缩或痉挛、组织损害并出现炎症反应，继而发生慢支。

2. 自主神经功能失调　　主要表现为副交感神经功能亢进，气道反应性比正常人高，对正常人不起作用的微弱刺激可引起支气管收缩或痉挛、分泌物增多，产生咳嗽、咳痰、气喘等症状。

3. 年龄因素　　老年人由于呼吸道防御功能下降，喉头反射减弱，单核-吞噬细胞系统功能减弱，慢支的发病率增加。

4. 营养因素　　维生素 C、维生素 A 的缺乏，使支气管黏膜上皮修复受影响，溶菌活力受影响，易罹患慢支。

5. 遗传因素　　也可能是慢支的易患因素，但具体影响及其机制尚待研究。

【病理】　　早期表现为上皮细胞的纤毛发生粘连、倒伏、脱失，上皮细胞空泡变性、坏死、增生和鳞状上皮化生；杯状细胞增多和黏液腺肥大、增生、分泌旺盛，大量黏液潴留；黏膜和黏膜下层充血，浆细胞、淋巴细胞浸润及轻度纤维增生。急性发作时可见大量中性粒细胞浸润及黏膜上皮细胞坏死、脱落。病情较重而病程较久者，炎症由支气管壁向其周围组织扩散，黏膜下层平滑肌束断裂和萎缩。病变发展至晚期，黏膜有萎缩性病变，支气管周围组织增生，支气管壁中的软骨可发生不同程度萎缩变性，造成管腔僵硬或塌陷。病变蔓延至细支气管和肺泡壁，形成肺组织结构破坏或纤维组织增生。电镜观察可见 I 型肺泡上皮细胞肿胀变厚，II 型肺泡上皮细胞增生；毛细血管基底膜增厚，内皮细胞损伤，血栓形成和管腔纤维化、闭塞；肺泡壁纤维组织弥漫性增生。

【病理生理】　　早期一般没有明显病理生理改变，少数患者可以检出小气道（直径小于 2mm 的气道）功能异常。随着病情加重，逐渐出现气道狭窄、阻力增加和气流受限,其特点是可逆性较小。如采用常规肺功能仪能够检出气流受限,且不完全可逆,即可诊断为慢阻肺。

【临床表现】

(一)症状

多为潜隐缓慢起病,开始时症状较轻,多未受到患者重视;也有少数患者于急性上呼吸道感染后症状迁延不愈而起病。病程漫长、反复急性发作、逐渐加重。主要症状为慢性咳嗽、咳痰,部分患者可有喘息。

1.咳嗽　长期、反复、逐渐加重的咳嗽是慢支的一个主要特点。开始时仅在冬春气候变化剧烈时或接触有害气体(如吸烟)后发病,夏季或停止接触有害气体(如戒烟)后咳嗽减轻或消失。病情缓慢发展后,可表现为一年四季均咳嗽,而冬春季加重。一般晨间咳嗽较重,白天较轻,临睡前有阵咳或排痰,黏痰咳出后即感胸部舒畅,咳嗽减轻。分泌物积聚、吸入刺激性气体(如厨房烟尘)均可诱发咳嗽。

2.咳痰　一般为白色黏液或浆液泡沫状痰,合并感染时,痰液转为黏液脓性或黄色脓痰,且咳嗽加重,痰量随之明显增多,偶带血。常以清晨排痰较多,其原因为夜间睡眠后管腔内蓄积痰液,加以副交感神经相对兴奋,支气管分泌物增加,因此起床后或体位变动时可出现刺激性排痰。晚期患者支气管黏膜腺体萎缩,咳痰量可以减少,且黏稠不易咳出,给患者带来很大痛苦。

3.喘息或气短　部分患者有支气管痉挛,可引起喘息,常伴哮鸣音,可因吸入刺激性气体而诱发。早期常无气短;反复发作,并发慢阻肺时,可伴有轻重程度不等的气短。

(二)体征

早期轻症慢支可无任何异常体征。在急性发作期可有散在干、湿啰音,特点为多在背部及肺底部,咳嗽后可减少或消失,啰音多少和部位不固定。伴喘息症状者可听到哮鸣音。并发肺气肿者可有肺气肿体征。出现气流受限而发生慢阻肺者听诊呼吸音的呼气期延长,一般气道阻塞越严重,呼气期越长。

(三)临床分型、分期

目前国内仍根据1979年全国支气管炎临床专业会议制定的标准对慢支分型和分期。

1.分型　可分为单纯型和喘息型。单纯型患者表现咳嗽、咳痰两项症状;喘息型慢支除咳嗽、咳痰外,尚有喘息症状,并经常或多次出现哮鸣音。有人认为喘息型慢支实际上是慢支与哮喘并存于同一患者。

2. 分期　按病情进展分为 3 期。

（1）急性发作期：指在 1 周内出现脓性或黏液脓性痰，痰量明显增加，或伴有发热、白细胞计数增高等炎症表现，或 1 周内咳嗽、咳痰、喘息中任何一项症状明显加剧。急性发作期患者按其病情严重程度又分为：①轻度急性发作，指患者有气短、痰量增多和脓性痰 3 项表现中的任意 1 项；②中度急性发作：指患者有气短、痰量增多和脓性痰 3 项表现中的任意 2 项；③重度急性发作，指患者有气短、痰量增多和脓性痰全部 3 项表现。

（2）慢性迁延期：指不同程度的咳嗽、咳痰或喘息症状迁延不愈达 1 个月以上者。

（3）临床缓解期：指经治疗后或自然缓解，症状基本消失，或偶有轻微咳嗽和少量咳痰，保持两个月以上者。

【实验室和辅助检查】

（一）X 线检查

早期无异常表现。随病情反复发作，支气管壁增厚，细支气管或肺泡间质炎性细胞浸润或纤维化，可见两肺纹理增粗、紊乱，呈网状或条索状、斑点状阴影，或出现双轨影和袖套征，以双下肺野较明显。

（二）呼吸功能检查

早期无异常。如有小气道阻塞时，最大呼气流速-容量曲线（MEFV 曲线）在末期容量时流量明显降低，闭合气量和闭合容量明显增高。发展成慢阻肺时，就可出现典型的阻塞性通气功能障碍的肺功能表现，如第一秒用力呼气量占用力肺活量的比值减少，最大通气量减少，MEFV 曲线降低更明显。

（三）血液检查

慢支急性发作期或并发肺部感染时，可见血白细胞计数及中性粒细胞增多。喘息型患者可见嗜酸性粒细胞增多。缓解期白细胞多无明显变化。

（四）痰液检查

痰涂片可见革兰阳性菌和革兰阴性菌，痰培养可见病原菌生长，如肺炎链球菌、流感嗜血杆菌、甲型链球菌和奈瑟球菌等。近年来革兰阴性菌感染有明显增多趋势，特别是多见于院内感染的老年患者。痰涂片中可见大量中性粒细胞，喘息型者可见较多嗜酸性粒细胞。

【诊断和鉴别诊断】

（一）诊断

多数患者主要依据临床症状作出诊断。根据咳嗽、咳痰或伴喘息,每年发病持续3个月,并连续两年或以上,排除其他心、肺疾患(例如肺结核、尘肺、支气管哮喘、支气管扩张、肺癌、肺脓肿、心功能不全等)之后,即可作出慢支诊断。如每年发病持续时间虽不足3个月,但有明确的客观检查依据(如X线检查)支持,亦可诊断。

（二）鉴别诊断

慢支的诊断属排他性诊断,作出诊断前必须首先排除其他可以引起慢性咳嗽、咳痰或喘息的心、肺疾患,常见者如:

1. 支气管哮喘　单纯型慢支与支气管哮喘的鉴别比较容易,支气管哮喘在没有发展到具有不可逆性气道狭窄之前,其临床特点比较鲜明(常于幼年和青年突然起病,一般无慢性咳嗽、咳痰史,喘息呈发作性,发作时两肺布满哮鸣音,缓解后可毫无症状,常有个人或家族过敏性疾病史等),不难与慢支区别。但喘息型慢支与已经具有一定程度不可逆性气道阻塞的支气管哮喘的鉴别有时十分困难,有人认为喘息型慢支就是慢支与哮喘并存于同一患者,因而不需要对两者再进行鉴别,而且此时两者在治疗上有很多相同之处。对咳嗽变异型哮喘须注意与慢支鉴别,前者多为阵发性干咳、无痰、夜间症状较重,X线胸片无异常改变,支气管激发试验阳性。

2. 支气管扩张症　与慢支相似,也有慢性反复咳嗽、咳痰,但痰量常较慢支多,痰性质多为脓性,合并感染时可有发热、大量脓痰,常反复咯血。肺部听诊以湿性啰音为主,部位与病灶位置吻合,较固定。病程长的患者可见消瘦、杵状指(趾)。X线检查常见病变部位纹理粗乱,严重者呈卷发状或蜂窝状,受累肺叶常见容积缩小,易合并肺炎。胸部CT检查(尤其是高分辨率CT)多可以明确诊断。

3. 肺结核　肺结核患者多有发热、乏力、盗汗及消瘦、咯血等症状,X线胸片发现肺部病灶,其形态明显不同于慢支的X线胸片表现。痰抗酸杆菌阳性或结核杆菌培养阳性者可确诊,阴性者需结合各种临床资料以及患者对治疗的反应等进行综合判断。

4. 间质性肺疾病(ILD)　ILD病因很多,详尽询问病史可为寻找病因提供重要线索,例如准确、翔实的粉尘作业史对于尘肺病的诊断非常关键;临床表现多样,早期可只有咳嗽、咳痰,偶感气短;体检时仔细听诊,在肺下后侧可闻爆裂音(Velcro啰音),可逐渐发生杵状指;典型肺功能改变呈限制性通气功能障碍,动脉血氧分压降低;X线胸片和胸部CT见间质性结节影和(或)间质性网格影等,且肺内总的含气量不增加,甚至明显减少。均有助于鉴别。

5.肺癌　肺癌起病隐袭,早期没有特异性临床表现,如医生认识不足很容易误诊为慢支。对慢性咳嗽、咳痰者,都应注意排除肺癌。肺癌患者可有多年吸烟史,咳嗽可为刺激性,可有痰中带血。对于以往已经明确诊断为慢支的患者,并不能据此即除外罹患肺癌的可能性,仍应定期行胸部X线检查,以免漏诊。对慢支患者慢性咳嗽性质发生改变,或胸部X线检查发现有块状阴影或结节状阴影,或肺炎经抗生素治疗未能完全消散,尤其应提高警惕。胸部CT、支气管镜、痰脱落细胞学等检查有助于明确诊断。

【治疗】　治疗目的在于减轻或消除症状,防止肺功能损伤,促进康复。在急性发作期和慢性迁延期应以控制感染和祛痰、止咳为主;伴发喘息时,应给予解痉平喘治疗。在缓解期以加强锻炼、增强体质、提高机体抵抗力、预防复发为主。

(一)急性发作期的治疗

1.控制感染　开始时一般根据临床经验和本地区病原菌的耐药性流行病学监测结果选用抗生素,同时积极进行痰病原菌培养和药敏试验;对病原菌诊断明确者应依据抗菌谱选用抗生素。轻者可口服,较重者可用静脉滴注抗生素,常用有青霉素类、大环内酯类、氟喹诺酮类和头孢菌素类等抗生素。

2.止咳祛痰　保持体液平衡可以使痰液变稀薄,有利于黏痰的排除,是最有效的祛痰措施。化痰和祛痰药物种类繁多,但疗效并不确实。对急性发作期患者在抗感染治疗的同时可酌情选用化痰和祛痰药物,常用溴己新、乙酰半胱氨酸、盐酸氨溴索等。对老年体弱无力咳痰或痰量较多者,应以祛痰为主,不宜选用强镇咳剂如可待因等,以免抑制呼吸中枢及加重呼吸道阻塞,导致病情恶化。

3.解痉平喘　对于喘息型慢支,常选用支气管舒张剂。具体见本章第三节慢性阻塞性肺病。

4.雾化治疗　可选用抗生素、祛痰药、解痉平喘药等进行雾化吸入治疗,以加强局部消炎及稀释痰液作用,对部分患者可能有一定疗效。

(二)缓解期治疗

应注意避免各种致病因素,吸烟者需戒烟。加强锻炼,增强体质,提高机体抵抗力。依据中医辨证施治原则酌情使用扶正固本方药,可能有一定效果。

【预后】　慢性支气管炎如无并发症,消除诱发因素(如吸烟、寒冷、粉尘等),并积极进行治疗、防止复发,则预后良好。如病因持续存在,尤其是不能戒烟者,症状可迁延不愈或反复发作,使病情不断发展,易并发阻塞性肺气肿、慢阻肺,甚至肺心病,最终因发生严重呼吸衰竭而危及生命。

【预防】 主要措施包括戒烟,加强耐寒锻炼,增强体质,提高抗病能力。在气候骤变时及寒冷季节,应注意保暖,避免受凉,预防感冒。改善环境卫生,做好防尘、防大气污染工作。加强个人劳动保护,避免烟雾、粉尘及刺激性气体对呼吸道的影响。

第二节 阻塞性肺气肿

阻塞性肺气肿(obstructive pulmonary emphysema)简称肺气肿,是由于吸烟、感染、大气污染等有害因素刺激,引起终末细支气管远端(呼吸性细支气管、肺泡管、肺泡囊和肺泡)的组织弹性减退,过度膨胀、充气,肺容量增大,并伴有肺泡壁和细支气管的破坏,而无明显纤维化病变。阻塞性肺气肿常与慢支并存,一般病程较长,发展缓慢;当发生可逆性不大的气道阻塞和气流受限时即诊断为慢阻肺;可并发慢性肺源性心脏病。除阻塞性肺气肿外,临床还可见其他原因引起的肺气肿,本节不予重点叙述。

【病因】 阻塞性肺气肿的病因不清,一般认为是多种因素协同作用形成的。引起慢支的各种环境因素如吸烟、呼吸道感染、大气污染、职业性粉尘和有害气体的长期吸入等,均可参与阻塞性肺气肿的发病,其中吸烟是已知的最重要的环境因素。多种机体内因也可参与其发病。

【发病机制】 阻塞性肺气肿的发病机制至今尚未完全阐明。蛋白酶与抗蛋白酶失平衡学说受到重视。该学说认为人体内存在着蛋白酶(如弹性蛋白酶和基质金属蛋白酶)和蛋白酶抑制因子[主要为 α_1-抗胰蛋白酶(α_1-AT),其他如 α_2-巨球蛋白、抗白细胞蛋白酶、基质金属蛋白酶抑制物等]。蛋白酶能够分解肺组织,如弹性蛋白酶可以分解肺组织弹力纤维,造成肺气肿病变。但在正常情况下,蛋白酶抑制因子可以抑制蛋白酶的活力,避免肺气肿发生。如果蛋白酶增多或蛋白酶抑制因子减少,发生不平衡状态,即可引起肺气肿。感染、吸烟、大气污染、职业性粉尘和有害气体吸入等因素,都可以通过促使中性粒细胞等炎性细胞在肺组织内聚集,释放弹性蛋白酶,增加肺组织的蛋白酶负荷;在造成肺部感染的病原菌中,有些也可以释放外源性蛋白酶;有的致病因素同时还可以有降低蛋白酶抑制因子的作用。肺气肿的发生还与遗传因素有关。α_1-AT 缺乏性肺气肿是由于先天性遗传缺乏 α_1-AT 所致,其中 ZZ 纯合子发病年龄较轻,进展较快,多见于双肺下叶基底部,常并发肺大疱,常为全小叶性肺气肿,患者血中 α_1-AT 的浓度可接近零。国内尚未发现 ZZ 纯合子病例。

慢支病程较长者常并发阻塞性肺气肿,其促进阻塞性肺气肿形成的具体机制包括:①由于支气管的慢性炎症,使管腔狭窄,形成不完全阻塞,吸气时气体容易进入肺泡,呼气时由于胸膜腔内压增加使气管闭塞,残留在肺泡内的气体过多,使肺泡充气过度;②慢性炎症破坏小支气管壁软骨,支气管失去正常的支架结构,吸气时支气管舒张,气体尚能进入肺泡,但呼气时支气管过度缩小、陷闭,阻碍气体排出,肺泡内积聚多量的气体,使肺泡明显膨胀和压力升高;③支气管慢性炎症使白细胞和巨噬细胞释放的蛋白分解酶增加,损害肺组织和肺泡壁,致多个肺泡融合成肺大疱或气肿;④肺泡壁的毛细血管受压,血液供应减少,肺组织营养障碍,也引起肺泡壁弹力减退,参与阻塞性肺气肿发生;⑤肺泡壁破坏和弹性减低又可使细小支气管失去对管壁的外向牵拉力,在呼气时管腔更加容易提前关闭,加重气体闭陷。

【病理】　大体检查见气肿肺体积显著膨大,边缘钝圆,表面可见多个大小不等的大疱,剖胸后肺脏回缩较差。镜下可见终末细支气管以远肺组织(包括呼吸性细支气管、肺泡管、肺泡囊、肺泡等)扩张,肺泡壁变薄,肺泡间隔变窄或断裂,肺泡孔扩大,扩张破裂的肺泡相互融合形成较大的囊腔,肺毛细血管明显减少。细小支气管壁病变与慢支者相同。

阻塞性肺气肿按其累及二级肺小叶的部位可分为 3 类:①小叶中央型,是由于终末细支气管炎症导致管腔狭窄,其远端的呼吸性细支气管呈囊状扩张,其特点是囊状扩张的呼吸性细支气管位于二级肺小叶的中央区。②全小叶型(图 2-3-1),是呼吸性细支气管所属终末肺组织,即肺泡管、肺泡囊及肺泡的扩张,其特点是气肿囊腔较小,遍布于二级肺小叶内,均匀影响全部肺泡,在肺下部明显。在 ZZ 纯合子抗胰蛋白酶缺乏症见到的即是典型的全小叶型肺气肿。③混合型,有时小叶中央型与全小叶型肺气肿同时存在于一个肺内,即称混合型肺气肿。

【病理生理】　阻塞性肺气肿患者肺组织弹性回缩力明显降低,肺泡持续扩大,回缩障碍,功能残气量、残气量和肺总量都增加,残气量占肺总量的百分比增加。肺组织弹性回缩力降低是导致最大呼气流速下降的一个重要原因,与慢支气道病变一起引起气道阻塞和气流受限,形成慢阻肺。

【临床表现】

(一)症状

阻塞性肺气肿早期可无明显症状。典型症状是劳力性气促,多在原有咳嗽、咳痰等慢支症状的基础上出现逐渐加重的呼吸困难,此时患者多已发生慢阻肺。

（二）体征

早期体征不明显。随着病情的发展,视诊可见胸廓前后径增大,剑突下胸骨下角增宽(桶状胸),呼吸运动减弱,部分患者呼吸变浅、频率增快,严重者可有缩唇呼吸等;触觉语颤减弱或消失;叩诊呈过清音,心浊音界缩小或不易叩出,肺下界和肝浊音界下移,肺下界活动度减小;听诊呼吸音普遍减弱,呼气延长,心音遥远。出现上述典型体征者一般已经并发慢阻肺。

【实验室和辅助检查】

（一）X 线检查

后前位 X 线胸片见胸廓扩张,肋间隙增宽,后肋呈水平状。横膈降低,膈面变平。纵隔变窄,心脏常呈垂直位,心影狭长。两肺野的透亮度增加。有时可见局限性透亮度增高,为局限性肺气肿或肺大疱的表肺血管纹理外带纤细、稀疏、变直,而内带的血管纹理可增粗和紊乱。胸部 CT 检查(特别是高分辨率 CT)对明确肺气肿病变比普通胸片更具敏感性与特异性,它可以估计肺气肿的严重程度,了解小叶中央型和全小叶型等病变,确定肺大疱的大小和数量,了解肺气肿病变分布的均匀程度。

（二）心电图检查

可见肢体导联普遍低电压。

（三）肺功能检查

肺功能检查对肺气肿具有确诊意义,其特征性改变是功能残气量、残气量和肺总量都增高,残气量与肺总量之比值增大(>40%)。病变发展形成慢阻肺时,最大用力呼气流速等反映气道阻塞和气流受限的指标均下降。

（四）动脉血气分析

早期可无变化。随着病情发展至慢阻肺后,可见动脉血氧分压(PaO_2)降低,进一步发展出现动脉血二氧化碳分压($PaCO_2$)升高,并可出现呼吸性酸中毒,pH降低。

【并发症】

（一）自发性气胸

自发性气胸是阻塞性肺气肿的常见并发症,其典型临床表现为突然加剧的呼吸困难,可伴有明显的胸痛、发绀,叩诊患侧胸部呈鼓音,听诊呼吸音减弱或消失。阻塞性肺气肿并发局限性气胸时体征不典型,不易与肺气肿本身的体征相鉴别,极容易误诊,应特别注意。通过胸部 X 线检查可明确诊断。

(二)呼吸衰竭

阻塞性肺气肿进展形成慢阻肺后,在肺功能严重损害基础上,可以由于呼吸道感染、痰液引流不畅和其他多种诱因使病情急性加重,导致呼吸衰竭。

(三)慢性肺源性心脏病

参阅本章第四节。

【诊断与鉴别诊断】　阻塞性肺气肿的诊断要根据病史、临床症状、体征、实验室检查等综合分析。要重视体格检查在肺气肿诊断中的价值。肺功能检查和胸部 X 线检查(特别是胸部 CT 检查)对肺气肿诊断有重要意义。阻塞性肺气肿应注意与以下疾病相鉴别:

(一)其他类型的肺气肿

(1)老年性肺气肿:由于肺组织生理性退行性改变所引起,不属病理性。

(2)间质性肺气肿:由于肺泡壁和呼吸细支气管破裂,气体进入肺间质,严格地讲不属肺气肿范畴,可产生皮下气肿。

(3)代偿性肺气肿:由于肺不张、胸廓畸形或肺叶切除术后等原因引起部分肺组织失去呼吸功能,致使健康肺组织代偿性膨胀而发生。

(4)瘢痕性肺气肿(灶性肺气肿):由于肺组织病变纤维化收缩,对其周围组织产生牵拉作用,在病灶旁发生瘢痕性肺气肿。依据病史、体征、X 线影像学资料多可作出鉴别。

(二)心脏疾病

多种心脏疾病(如冠心病、高血压性心脏病)在发生左心功能不良时都可以引起劳力性气促,应注意与阻塞性肺气肿相鉴别。详细询问病史,仔细进行体格检查,结合各种检查资料,多可作出鉴别。由于阻塞性肺气肿和冠心病、高血压性心脏病都多见于老年人,两者可以伴发于同一患者,临床应予以注意。

【治疗】　目前对于已经形成的肺气肿病变尚无治疗方法可以使其逆转,各种治疗的目的在于延缓肺气肿病变的发展,改善呼吸功能,提高患者工作、生活能力。对于阻塞性肺气肿早期无明显症状者治疗重点在于避免致病因素(如戒烟、改善厨房通风),并注意适当锻炼,增强体质。对于有慢支症状者按慢支治疗(见本章第一节)。对于已经出现不完全可逆性气道阻塞而诊断慢阻肺者按慢阻肺治疗(见本章第三节)。

【预后】　与病情的程度及合理治疗有关。个体间生存年限的差异相当大。

第三节　慢性阻塞性肺疾病

慢性阻塞性肺疾病(慢阻肺)最突出的特征是具有进行性发展的不完全可逆的气流受限,其确切的病因还不十分清楚,但认为与肺部对香烟烟雾等有害气体或有害颗粒的异常炎症反应有关。肺功能检查对确定气流受限有重要意义。在吸入支气管舒张剂后,第一秒用力呼气容积(FEV_1)占用力肺活量(FVC)之比值(FEV_1/FVC)降低(<70%)是临床确定患者存在气流受限且不能完全逆转的主要依据。慢性咳嗽、咳痰症状常先于气流受限许多年,但不是全部有咳嗽、咳痰症状的患者均会发展为慢阻肺;相反,少数慢阻肺患者仅有不完全可逆性气流受限改变,但没有慢性咳嗽、咳痰症状。慢支和阻塞性肺气肿是导致慢阻肺最常见的疾病。

【病因】　慢阻肺的确切病因尚不清楚,所有与慢支和阻塞性肺气肿发生有关的因素都可能参与慢阻肺的发病。已经发现的危险因素可以分为外因(即环境因素)与内因(即个体易患因素)两类。

(一)外因

1.吸烟　吸烟是目前公认的慢阻肺已知危险因素中最重要者。国外较多流行病学研究结果表明,与不吸烟人群相比,吸烟人群肺功能异常的发生率明显升高,出现呼吸道症状的人数明显增多,肺功能检查中反映气道是否有阻塞的核心指标第一秒用力呼气容积(FEV_1)的年下降幅度明显增快;而且,经过长期观察,目前已经明确吸烟量与FEV_1的下降速率之间存在剂量-效应关系,即吸烟量越大,FEV_1下降越快。对于已经患有慢阻肺者,吸烟的患者其病死率明显高于不吸烟的患者。在吸烟斗或吸雪茄的人群中慢阻肺的发病率虽然比吸香烟的人群要低一些,但仍然显著高于不吸烟人群。国内研究结果与国外相似。一项十万人群的研究结果表明,慢阻肺患者中,其发病与吸烟有关者占71.6%,虽然略低于国外80%左右的数据,但吸烟仍然是慢阻肺发病最重要的危险因素。被动吸烟也可能导致呼吸道症状以及慢阻肺的发生,孕妇吸烟可能会影响胎儿肺脏的生长。实验室研究结果表明,吸烟可以从多个环节上促进慢阻肺的发病,如能使支气管上皮纤毛变短,排列不规则,使纤毛运动发生障碍,降低气道局部的抵抗力;可以削弱肺泡吞噬细胞的吞噬功能;还可以引起支气管痉挛,增加气道阻力。尽管吸烟是引起慢阻肺的最重要的环境因素,但是,并不是所有吸烟者都会发生慢阻肺,事实上,吸烟人群中只有一部分人最终发生慢阻肺,提示个体易患性在慢阻肺的发病中具有十分重要的作用。

2. 吸入职业粉尘和化学物质　纵向研究资料证明,煤矿工人、开凿硬岩石的工人、隧道施工工人和水泥生产工人的 FEV_1 年下降率因其职业粉尘接触而增大,粉尘接触严重的工人,其对肺功能的影响超过吸烟者。吸入烟尘、刺激性气体、某些颗粒性物质、棉尘和其他有机粉尘等也可以促进慢阻肺的发病。动物试验也已经证明,矿物质粉尘、二氧化硫、煤尘等都可以在动物模型上引起与人类慢阻肺相类似的病变。

3. 空气污染　长期生活在室外空气受到污染的区域可能是导致慢阻肺发病的一个重要因素。对于已经患有慢阻肺的患者,严重的城市空气污染可以使病情加重。室内空气污染在慢阻肺发病中的作用颇受重视;国内已有流行病学研究资料表明,居室环境与慢阻肺易患性之间存在联系。

4. 生物燃料　近年来国内、外研究证明,在厨房通风条件不好的情况下,使用木柴、农作物秸秆以及煤等生物燃料作为生活燃料,可以增加慢阻肺的患病风险。

5. 呼吸道感染　对于已经罹患慢阻肺者,呼吸道感染是导致疾病急性发作的一个重要因素,可以加剧病情进展。但是,目前尚不清楚感染是否可以直接导致慢阻肺发病。

6. 社会经济地位　社会经济地位与慢阻肺的发病之间具有密切关系,社会经济地位较低的人群发生慢阻肺的概率较大,可能与室内和室外空气污染、居室拥挤、营养较差以及其他与社会经济地位较低相关联的因素有关。

(二) 内因

尽管吸烟是已知的最重要的慢阻肺发病危险因素,但在吸烟人群中只有一部分人发生慢阻肺,说明吸烟人群中慢阻肺的易患性存在着明显的个体差异。导致这种差异的原因还不清楚,但已明确下列内因(即个体易患性)具有重要意义:

1. 遗传因素　流行病学研究结果提示慢阻肺易患性与基因有关,但慢阻肺肯定不是一种单基因疾病,其易患性涉及多个基因。目前唯一比较肯定的是不同程度的 α_1-抗胰蛋白酶缺乏(见本章第二节)可以增加慢阻肺的发病风险。其他如谷胱甘肽 S 转移酶基因、基质金属蛋白酶组织抑制物-2 基因、血红素氧合酶-1 基因、肿瘤坏死因子-α 基因、白介素(IL)-13 基因 IL-10 基因等可能与慢阻肺发病也有一定关系。

2. 气道高反应性　国内和国外的流行病学研究结果均表明,气道反应性增高者其慢阻肺的发病率也明显增高,二者关系密切。

3. 肺脏发育、生长不良　在怀孕期、新生儿期、婴儿期或儿童期由各种原因导致肺脏发育或生长不良的个体在成人后容易罹患慢阻肺。

【发病机制】

(一)炎症机制

气道、肺实质及肺血管的慢性炎症是慢阻肺的特征性改变,中性粒细胞、巨噬细胞、T淋巴细胞等炎症细胞均参与了慢阻肺发病过程。中性粒细胞的活化和聚集是慢阻肺炎症过程的一个重要环节,通过释放中性粒细胞弹性蛋白酶等多种生物活性物质引起慢性黏液高分泌状态并破坏肺实质。

(二)蛋白酶-抗蛋白酶失衡机制

蛋白水解酶对组织有损伤、破坏作用;抗蛋白酶对弹性蛋白酶等多种蛋白酶具有抑制功能,其中 α_1-抗胰蛋白酶(α-AT)是活性最强的一种。蛋白酶增多或抗蛋白酶不足均可导致组织结构破坏,产生肺气肿。吸入有害气体和有害物质可以导致蛋白酶产生增多或活性增强,而抗蛋白酶产生减少或灭活加快;同时氧化应激、吸烟等危险因素也可以降低抗蛋白酶的活性。先天性 α_1-抗胰蛋白酶缺乏多见北欧血统的个体,我国尚未见正式报道。

(三)氧化应激机制

有许多研究表明慢阻肺患者的氧化应激增加。氧化物主要有超氧阴离子、氢氧根、次氯酸、过氧化氢和一氧化氮等。氧化物可直接作用并破坏许多生化大分子如蛋白质、脂质和核酸等,导致细胞功能障碍或细胞死亡,还可以破坏细胞外基质;引起蛋白酶-抗蛋白酶失衡;促进炎症反应,如激活转录因子 NF-κB,参与多种炎症因子的转录,如 IL-8、TNF-α、NO 诱导合成酶和环氧化物诱导酶等。

(四)其他

如自主神经功能失调、营养不良、气温变化等都有可能参与慢阻肺的发生、发展。

上述炎症机制、蛋白酶-抗蛋白酶失衡机制、氧化应激机制以及自主神经功能失调等共同作用,产生两种重要病变:第一,小气道病变,包括小气道炎症,小气道纤维组织形成,小气道管腔黏液栓等,使小气道阻力明显升高。第二,肺气肿病变,使肺泡对小气道的正常牵拉力减小,小气道较易塌陷;同时,肺气肿使肺泡弹性回缩力明显降低。这种小气道病变与肺气肿病变共同作用,造成慢阻肺特征性的持续气流受限。

【病理】 慢阻肺的病理改变主要表现为慢支及阻塞性肺气肿的病理变化。

【病理生理】 气道阻塞和气流受限是慢阻肺最重要的病理生理改变,引起阻塞性通气功能障碍。患者还有肺总量、残气容积和功能残气量增多等肺气肿的病理生理改变。大量肺泡壁的断裂导致肺泡毛细血管破坏，剩余的毛细血管受肺泡膨胀的挤压而退化，致使肺毛细血管大量减少。此时肺区虽有通气，但肺泡壁无血液灌流，导致生理无效腔气量增大；也有部分肺区虽有血液灌流，但肺泡通气不良，不能参与气体交换，导致血液分流。这些改变产生通气与血流比例失调，肺内气体交换效率明显下降。加之肺泡及毛细血管大量丧失，弥散面积减少，进一步使换气功能发生障碍。通气和换气功能障碍可引起缺氧和二氧化碳潴留，发生不同程度的低氧血症和高碳酸血症，最终出现呼吸衰竭，继发慢性肺源性心脏病。

慢阻肺主要累及肺脏，但也可引起全身（或称肺外）的不良效应，主要包括全身炎症和骨骼肌功能不良。全身炎症表现为全身氧化负荷异常增高、循环血液中细胞因子浓度异常增高以及炎性细胞异常活化等；骨骼肌功能不良表现为骨骼肌重量逐渐减轻等。慢阻肺的全身不良效应具有重要的临床意义，它可加剧患者的活动能力受限，使其生活质量下降，预后变差。

【临床表现】

（一）症状

起病缓慢、病程较长。一般均有慢性咳嗽、咳痰等慢支的症状，但也有少数病例虽有明显气流受限，却无咳嗽症状。慢阻肺的标志性症状是气短或呼吸困难，最初仅在劳动、上楼或爬坡时有气促，休息后气促可以缓解。随着病变的发展，在平地活动时也可出现气促。晚期患者进行穿衣、洗漱、进食等日常生活活动时即可发生气促，甚至在静息时也感气促。急性加重期支气管分泌物增多，进一步加重通气功能障碍，使胸闷、气促加剧。严重时可出现呼吸衰竭的症状，如发绀、头痛、嗜睡、神志恍惚等。部分患者特别是重度患者或急性加重期患者可出现喘息。晚期患者常见体重下降、食欲减退、营养不良等。

（二）体征

早期可无异常体征，随疾病进展出现阻塞性肺气肿的体征（见本章第三节）。听诊呼气延长常提示有明显的气道阻塞和气流受限，与肺功能检测结果之间有一定相关性。并发感染时肺部可有湿啰音。合并哮喘者可闻哮鸣音。如剑突下出现心脏搏动，其心音较心尖部明显增强，提示并发早期肺源性心脏病。

【实验室及辅助检查】

（一）肺功能检查

肺功能检查是判断气道阻塞和气流受限的主要客观指标，对慢阻肺诊断、严重程度评价、疾病进展状况、预后及治疗反应判断等都有重要意义。气道阻塞和气流受限是以第一秒用力呼气容积占预计值百分比（FEV_1%预计值）和第一秒用力呼气容积占用力肺活量百分比（FEV_1/FVC）的降低来确定的。FEV_1/FVC 是慢阻肺的一项敏感指标，可检出轻度气流受限。FEV_1%预计值是中、重度气流受限的良好指标，它变异性小，易于操作，应作为慢阻肺肺功能检查的基本项目。吸入支气管舒张剂后 FEV_1/FVC<70%者，可确定为不能完全可逆的气道阻塞和气流受限。

肺总量（TLC）、功能残气量（FRC）和残气容积（RV）增高，肺活量（VC）减低，RV/TLC 增高，均为阻塞性肺气肿的特征性变化。

（二）胸部 X 线检查

慢阻肺早期胸片可无异常变化。以后可出现慢支和肺气肿的影像学改变。虽然 X 线胸片改变对慢阻肺的诊断特异性不高，但作为确定肺部并发症以及与其他肺脏疾病进行鉴别的一项重要检查，应该常规使用。CT 检查不作为慢阻肺的常规检查项目，但对有疑问病例的鉴别诊断有较高价值；高分辨率 CT 对辨别小叶中心型或全小叶型肺气肿以及确定肺大疱的大小和数量，有很高的敏感性和特异性，对预测肺大疱切除或外科减容手术等效果有一定价值。

（三）胸部 CT 检查

CT 检查可见慢阻肺小气道病变的表现、肺气肿的表现以及并发症的表现，但其主要临床意义在于排除其他具有相似症状的呼吸系统疾病。

（四）血气检查

慢阻肺晚期患者可发生低氧血症、高碳酸血症、酸碱平衡失调以及呼吸衰竭等改变，血气分析对判断具有重要价值。

（五）其他

慢阻肺合并细菌感染时，血白细胞增高、核左移，血 C-反应蛋白浓度可增高。痰培养可能检出病原菌，常见病原菌为肺炎链球菌、流感嗜血杆菌、卡他莫拉菌、肺炎克雷白杆菌等，对于指导抗生素的选用具有一定意义。

【诊断与稳定期病情严重程度评估】　主要根据吸烟等高危因素史、临床症状、体征及肺功能检查等，并排除可以引起类似症状和肺功能改变的其他疾病，综合分析确定。肺功能检查见持续气流受限是慢阻肺诊断的必备条件，吸入支气管扩张剂后 FEV_1/FVC<0.70 为确定存在持续气流受限的界限。

目前多主张对稳定期慢阻肺采用综合指标体系进行病情严重程度评估。

1. 症状评估　可采用改良版英国医学研究委员会呼吸困难问卷（mMRC 问

卷)进行评估(表2-1)。

表2-1 mMRC 问卷

mMRC 分级	呼吸困难症状
0 级	剧烈活动时出现呼吸困难
1 级	平地快步行走或爬缓坡时出现呼吸困难
2 级	由于呼吸困难,平地行走时比同龄人慢或需要停下来休息
3 级	平地行走 100 米左右或数分钟后即需要停下来喘气
4 级	因严重呼吸困难而不能离开家,或在穿衣脱衣时即出现呼吸困难

2.肺功能评估 可使用 GOLD 分级:慢阻肺患者吸入支气管扩张剂后 $FEV_1/FVC<0.70$;再依据其 FEV_1 下降程度进行气流受限的严重程度分级,见表2-2。

表2-2 慢阻肺患者气流受限严重程度的肺功能分级

肺功能分级	患者肺功能 FEV_1 占预计值的百分比($FEV_1\%pred$)
GOLD1 级:轻度	$FEV_1\%pred \geqslant 80\%$
GOLD2 级:中度	$50\% \leqslant FEV_1\%pred < 80\%$
GOLD3 级:重度	$30\% \leqslant FEV_1\%pred < 50\%$
GOLD4 级:极重度	$FEV_1\%pred < 30\%$

3.急性加重风险评估 上一年发生 2 次或以上急性加重,或 $FEV_1\%pred<50\%$,均提示今后急性加重的风险增加。

依据上述症状、肺功能改变和急性加重风险等,即可对稳定期慢阻肺患者的病情严重程度做出综合性评估,并依据该评估结果选择稳定期的主要治疗药物。

在对慢阻肺患者进行病情严重程度的综合评估时,尚应注意慢阻肺患者的各种全身合并疾病,如心血管疾病、骨质疏松、焦虑和抑郁、肺癌、感染、代谢综合征和糖尿病等,治疗时应予兼顾。

【鉴别诊断】 与慢支和肺气肿需要进行的鉴别诊断相似。特别要注意排除其他一些已知病因或具有特征病理表现的气道阻塞和气流受限疾病,如支气管扩张症、肺结核病、间质性肺疾病、弥漫性泛细支气管炎以及闭塞性细支气管炎等。

慢阻肺与哮喘的关系比较复杂,多数患者临床鉴别诊断不难,但确有部分病例很难区分。主要鉴别点包括:①慢阻肺多于中年后起病,哮喘则多在儿童或青少年期起病;②慢阻肺症状缓慢进展,逐渐加重,哮喘则症状起伏大;③慢阻肺多有长期吸烟史和(或)有害气体接触史,哮喘则常伴过敏体质、过敏性鼻炎和(或)湿疹等,部分患者有哮喘家族史;④肺功能气道舒张试验检测时,慢阻肺气道阻塞和气流受限的可逆性比较小,哮喘的可逆性比较大。然而,部分病程长的哮喘患者已发生气道重塑,气流受限的可逆性减小;而少数慢阻肺患者伴有气道高反应性,气流受限可具有相当的可逆性,两者的鉴别诊断比较困难。此时应根据临床及实验室所见全面分析,进行鉴别。也有学者认为对这部分患者不必强调两者的鉴别诊断,因为此时两者的治疗手段是一致的。在少部分患者中这两种疾病可以重叠存在。

【并发症】 与阻塞性肺气肿的并发症相同。

【治疗】

(一)稳定期治疗

1. 教育与管理 其中最重要的是劝导吸烟的患者戒烟,这是减慢肺功能损害最有效的措施,但也是最难落实的措施。正常成年人的 FEV_1 随年龄增加而逐年下降,吸烟人群中的慢阻肺易患者其下降速率明显增快;戒烟后,FEV_1 的下降速率可以恢复至与正常人相似的水平,从而延缓气短症状出现的时间,减轻呼吸困难。医务人员自己首先应该不吸烟。对吸烟的患者采用多种宣教措施,有条件者可以考虑使用辅助药物。因职业或环境粉尘、刺激性气体所致者,应脱离粉尘环境。

2. 支气管舒张药 慢阻肺的气道阻塞和气流受限在很大程度上是不可逆性的,因此,支气管舒张药的疗效不如哮喘患者明显;然而,大多数慢阻肺患者的气道阻塞和气流受限还不是完全不可逆性的,尽管支气管舒张药的疗效不够显著,但气道阻塞很小程度的减轻有时就可以使患者的气短症状明显缓解,生活质量明显提高。因此,支气管舒张药是慢阻肺稳定期患者最主要的治疗药物。部分患者使用支气管舒张药后,虽然 $FEV_1\%$ 预计值和 FEV_1/FVC 等肺功能指标没有好转,但患者生活质量仍有显著改善。

(1)β_2 肾上腺素受体激动剂:短效制剂如沙丁胺醇(salbutamol)气雾剂,每次 $100\sim200\mu g$($1\sim2$ 喷),定量吸入,疗效持续 $4\sim5$ 小时,每 24 小时不超过 $8\sim12$ 喷。特布他林(terbutaline)气雾剂亦有同样作用。长效 β_2 肾上腺素受体激动剂有沙美特罗(salmeteml)、福莫特罗(formoterol)等,每日仅需吸入 2 次。

(2)抗胆碱能药:短效制剂如异丙托溴铵(ipratropium)气雾剂,定量吸入,起效较沙丁胺醇慢,持续 $6\sim8$ 小时,每次 $40\sim80\mu g$,每天 $3\sim4$ 次。长效抗胆碱药有噻托溴铵(tiotropium bromide),选择性作用于 Ml、M3 受体,每次吸入 $18\mu g$,每天一次。

(3)茶碱类:茶碱缓释或控释片,$0.2g$,每 12 小时 1 次;氨茶碱,$0.1g$,每日 3 次。

3. 糖皮质激素　对高风险患者(C 组和 D 组患者),有研究显示长期吸入糖皮质激素与长效 β_2 肾上腺素受体激动剂的联合制剂可增加运动耐量、减少急性加重发作频率、提高生活质量。目前常用剂型有沙美特罗加氟替卡松、福莫特罗加布地奈德。

4. 祛痰药　对痰不易咳出者可应用。常用药物有盐酸氨溴索,30mg,每日 3 次;N-乙酰半胱氨酸 0.6g,每日 1 次;或羧甲司坦 0.5g,每日 3 次。

5. 长期家庭氧疗(LTOT)对慢阻肺并发慢性呼吸衰竭者可提高生活质量和生存率,对血流动力学、运动能力和精神状态均会产生有益的影响。LTOT 的使用指征为:

(1)$PaO_2 \leqslant 55mmHg$ 或 $SaO_2 \leqslant 88\%$,有或没有高碳酸血症。

(2)PaO_2 55~70mmHg,或 $SaO_2 < 89\%$,并有肺动脉高压、右心衰竭或红细胞增多症(血细胞比容>0.55)。一般用鼻导管吸氧,氧流量为 1.0~2.0L/min,吸氧时间>15h/d。目的是使患者在海平面、静息状态下,达到 $PaO_2 \geqslant 60mmHg$ 和(或)SaO_2 升至 90%。

6. 康复治疗　可以使因进行性气流受限、严重呼吸困难而很少活动的患者改善活动能力、提高生活质量,是慢阻肺患者在稳定期重要的治疗手段,具体包括呼吸生理治疗、肌肉训练、营养支持、精神治疗与教育等多方面措施。

7. 免疫调节治疗　应按时接种流感病毒疫苗。多价肺炎球菌疫苗可能有用。

(二)急性加重期治疗

首先应确定导致病情急性加重的原因,最常见者是细菌或病毒感染,使气道炎症加重,气流受限加重,患者自觉症状加重,严重时并发呼吸衰竭和右心衰竭。应根据患者病情严重程度决定门诊或住院治疗。

1. 控制性氧疗　氧疗是慢阻肺加重期住院患者的基础治疗。无严重并发症的慢阻肺加重期患者氧疗后较容易达到满意的氧合水平($PaO_2 > 60mmHg$ 或 $SaO_2 > 90\%$),但有可能发生潜在的 CO_2 潴留。给氧途径包括鼻导管或文丘里(venturi)面罩。鼻导管给氧时,吸入的氧浓度与给氧流量有关,估算公式为吸入氧浓度(%)= 21+4×氧流量(L/min)。一般吸入氧浓度为 28%~30%,吸入氧浓度过高时引起 CO_2 潴留的风险加大。应注意复查动脉血气以确定氧合满意而未引起 CO_2 潴留或酸中毒。

2. 抗生素　由于多数慢阻肺急性加重由细菌感染诱发,故抗生素在慢阻肺急性加重的治疗中具有重要地位。慢阻肺急性加重并有脓性痰是应用抗生素的指征。开始时应根据患者所在地常见病原菌类型经验性地选用抗生素,如给予 β 内

酰胺类或 β 内酰胺酶抑制剂、大环内酯类或喹诺酮类。若对最初选择的抗生素反应欠佳，应及时根据痰培养及抗生素敏感试验结果调整药物。长期应用广谱抗生素和激素者易继发真菌感染，宜采取预防措施。

3. 支气管舒张药　药物同稳定期所使用者。有严重喘息症状者可给予较大剂量雾化吸入治疗，如应用沙丁胺醇 2500μg 或异丙托溴铵 500μg，或沙丁胺醇 1000μg 加异丙托溴铵 250~500μg，通过小型雾化吸入器给患者吸入治疗以缓解症状。对喘息症状较重者常给予静滴茶碱，应注意控制给药剂量和速度，以免发生中毒，有条件者可监测茶碱的血药浓度。

4. 糖皮质激素　慢阻肺急性加重期住院患者宜在应用支气管舒张剂基础上口服或静脉使用糖皮质激素。可口服泼尼松龙 30~40mg/d，有效后即逐渐减量，一般疗程为 10~14 天。也可静脉给予甲泼尼龙，一般 40mg/d，3~5 天，有效后可改为口服并逐渐减量。

5. 机械通气　对于并发较严重呼吸衰竭的患者可使用机械通气治疗，具体见本篇第十四章。

6. 其他治疗　合理补充液体和电解质以保持身体水电解质平衡。注意补充营养，根据患者胃肠功能状况调节饮食，保证热量和蛋白质、维生素等营养素的摄入，必要时可以选用肠外营养治疗。积极排痰治疗，最有效的措施是保持机体有足够体液，使痰液变稀薄；其他措施有刺激咳嗽、叩击胸部、体位引流等方法，并可酌情选用祛痰药。积极处理伴随疾病（如冠心病、糖尿病等）及并发症（如自发性气胸、休克、弥漫性血管内凝血、上消化道出血、肾功能不全等）。

(三) 外科治疗

慢阻肺主要依赖内科方法进行治疗，外科方法只适用于少数有特殊指征的患者，病例选择恰当时可以取得一定疗效，使患者肺功能有所改善，呼吸困难有所减轻，生活质量有所提高。由于手术风险较大而获益有限，且费用较昂贵，故对于决定进行手术治疗应十分慎重。术前必须进行胸部 CT 检查、肺功能测定和动脉血气分析，全面评价呼吸功能。手术方式包括肺大疱切除术和肺减容手术。肺移植术为终末期慢阻肺患者提供了一种新的治疗选择，但存在着技术要求高、供体资源非常有限、手术风险大及费用昂贵等诸多问题。

【预后】　慢阻肺是慢性进行性疾病，目前尚无法使其病变完全逆转；但积极采用综合性治疗措施可以延缓病变进展。晚期常继发慢性肺源性心脏病。

第三章 支气管哮喘

【概述】 支气管哮喘(bronchial asthma,简称哮喘)是由多种细胞包括气道的炎性细胞(如嗜酸粒细胞、肥大细胞、T淋巴细胞、中性粒细胞)和结构细胞(如平滑肌细胞、气道上皮细胞等)以及细胞组分参与的气道慢性炎症性疾病。主要特征包括气道慢性炎症,气道对多种刺激因素呈现的高反应性,广泛多变的可逆性气流受限,以及随病程延长而导致的一系列气道结构的改变,即气道重构。临床表现为反复发作的喘息、气急、胸闷或咳嗽等症状,常在夜间及凌晨发作或加重,多数患者可自行缓解或经治疗后缓解。哮喘临床症状在不同时间及发作时的严重程度均表现为多变性。根据全球和我国哮喘防治指南提供的资料,经过长期规范化治疗和管理,80%以上的患者可以达到哮喘的临床控制。

哮喘是常见的慢性呼吸道疾病之一,全球约有3亿哮喘患者。各国哮喘患病率从1%~16%不等,我国约为1.24%,且呈逐年上升趋势,世界卫生组织估计到2025年全球哮喘患者将增加1亿人。一般认为儿童患病率高于青壮年,男性儿童患病率为女性儿童2倍,成人男女患病率大致相同,发达国家高于发展中国家,城市高于农村,但随着发展中国家城市化进程的加快,哮喘患病率近年来显著上升。哮喘病死率在(1.6~36.7)/10万,目前全世界大约每年由于哮喘死亡350 000人,多与哮喘长期控制不佳、最后一次发作时治疗不及时有关,其中大部分是可预防的。目前我国已成为全球哮喘病死率最高的国家之一。

【病因和发病机制】

(一)病因

哮喘与多基因遗传有关,同时受遗传因素和环境因素的双重影响。常见的哮喘危险因素及促发因素包括:

1. 内源性因 素包括哮喘易感基因、过敏体质等。传统的遗传易感基因研究从病例和家系人手,通过连锁分析或关联分析方法发现了多种哮喘相关基因,最具代表性的为决定哮喘特征性气道炎症的细胞因子基因$5q^{31\text{-}33}$。近年来,点阵单核苷酸多态性基因分型技术,也称全基因组关联研究(GWAS)的发展给哮喘的易感基因研究带来了革命性的突破。目前采用GWAS鉴定了多个哮喘易感基因位点,如$5q^{12,22,23}$,$17q^{12\text{-}17}$,$9q^{24}$等。过敏体质是哮喘的主要危险因素,哮喘患者通常合并其他过敏性疾病如过敏性鼻炎、湿疹等。

2.环境因素 包括室内变应原(尘螨、家养宠物、蟑螂)、室外变应原(花粉、草粉)、职业暴露(油漆、饲料、活性染料)、食物(鱼、虾、蟹、蛋类、牛奶)、被动吸烟、大气污染、呼吸道感染等。

3.促发因素 运动、冷空气、二氧化硫、药物(β_2受体阻滞剂、阿司匹林)、精神及心理因素等。

(二)发病机制

哮喘的发病机制非常复杂,目前可概括为气道免疫-炎症机制、神经调节机制及其相互作用。T淋巴细胞(即T细胞)介导的免疫调节的失衡与慢性气道炎症的发生是最重要的哮喘发病机制。气道重构与慢性炎症和上皮损伤修复相关,并越来越受到重视。气道慢性炎症与气道重构共同导致气道高反应性的发生。

1.气道免疫-炎症机制

(1)气道炎症形成机制:气道慢性炎症反应是由多种炎症细胞、炎症介质和细胞因子共同参与、相互作用的结果。

外源性变应原通过吸入、食入或接触等途径进入机体后被抗原递呈细胞(如树突状细胞、巨噬细胞、嗜酸粒细胞)内吞并激活T细胞。一方面,活化的辅助性Th2细胞产生白介素(interleii-kin,IL)如IL-4、IL-5和IL-13等激活B淋巴细胞,使之奋成特异性IgE,后者结合于肥大细胞和嗜碱粒细胞等表面的IgE受体。若变应原再次进入体内,可与结合在细胞表面的IgE交联,使该细胞合成并释放多种活性介质导致气道平滑肌收缩、黏液分泌增加和炎症细胞浸润,产生哮喘的临床症状,这是一个典型的变态反应过程。另一方面,活化的辅助性Th2细胞分泌的IL等细胞因子可直接激活肥大细胞、嗜酸粒细胞及肺泡巨噬细胞等,并使之聚集在气道。这些细胞进一步分泌多种炎症因子,如组胺、白三烯、前列腺素、活性神经肽、血小板活化因子、嗜酸粒细胞趋化因子、转化生长因子(transforming growth factor,TGF)等,构成了一个与炎症细胞相互作用的复杂网络,导致气道慢性炎症。Th17细胞是Th家族的新成员,主要产生IL-17A/F和IL-22,目前认为Th17型淋巴细胞在部分以中性粒细胞浸润为主的激素耐受型哮喘和重症哮喘中起重要作用。

根据变应原吸入后哮喘发病的时间,可分为早发型哮喘反应、迟发型哮喘反应和双相型哮喘反应。早发型哮喘反应几乎在吸入变应原的同时立即发生,15~30分钟达高峰,2小时后逐渐恢复正常。迟发型哮喘反应约6小时左右发生,持续时间长,可达数天,约半数以上患者出现迟发哮喘反应。

(2)气道高反应性(airway hyperresponsiveness,AHR):是指气道对各种刺激因

子如变应原、理化因素、运动、药物等呈现的高度敏感状态,表现为患者接触这些刺激因子时气道出现过强或过早的收缩反应。AHR 是哮喘的基本特征,可通过支气管激发试验来量化和评估,有症状的哮喘患者几乎都存在 AHR,然而,出现 AHR者并非都是哮喘,如长期吸烟、接触臭氧、病毒性上呼吸道感染、慢性阻塞性肺疾病等也可出现 AHR,但程度相对较轻。因此,支气管激发试验阴性对未接受过 ICS 治疗的患者可排除哮喘诊断,但阳性并非一定诊断为哮喘。AHR 的发生与气道炎症、气道重构和神经调节的异常相关。

（3）气道重构(airway remodeling)：是哮喘的重要病理特征,表现为气道上皮细胞黏液化生、网状基底膜增厚、平滑肌肥大/增生、上皮下胶原沉积和纤维化、血管增生等,多出现在反复发作、长期没有得到良好控制的哮喘患者。气道重构使哮喘患者对吸入激素的敏感性降低,出现不可逆气流受限以及持续存在的 AHR。气道重构的发生主要与持续存在的气道炎症和反复的气道上皮损伤/修复有关。多种炎症介质参与哮喘的气道重构过程,其中最主要的有：TGF-p、血管内皮生长因子(VEGF)、白三烯、基质金属蛋白酶-9(MMP-9)、解聚素和金属蛋白酶-33(AD-AM-33)。

2. 神经调节机制　　神经因素是哮喘发病的重要环节之一。支气管受复杂的自主神经支配,除肾上腺素能神经、胆碱能神经外,还有非肾上腺素能非胆碱能(NANC)神经系统。肾上腺素能神经系统包括交感神经、循环儿茶酚胺、α 受体和β 受体,任何一方面的缺陷或损伤均可导致气道高反应性,并引起哮喘发病。从大气道直到终末细支气管,β 受体的密度随气道管径变小而逐渐增高,β 受体激动剂是支气管和细支气管的强力扩张剂。β 受体功能低下是哮喘发病的一个重要环节。胆碱能神经系统是引起人类支气管痉挛和黏液分泌的主要神经,包括胆碱能神经(迷走神经),神经递质乙酰胆碱(Ach),胆碱受体。当胆碱能神经受刺激其末梢释放 Ach,后者与 M 受体结合引起气道痉挛和黏液分泌增加。从大气道到终末细支气管,随着气道变小,胆碱能神经纤维的分布也越来越稀疏。胆碱能神经对大气道的作用显著大于对小气道的作用,同样抗胆碱药物对大、中气道的扩张作用亦明显大于对小气道的作用。哮喘患者对吸入组胺和乙酰甲胆碱反应性显著增高,其刺激阈值明显低于正常人,提示可能存在一种胆碱能神经张力的增加。NANC能释放舒张支气管平滑肌的神经介质如血管活性肠肽、一氧化氮及收缩支气管平滑肌的介质如 P 物质、神经激肽,两者平衡失调,则可引起支气管平滑肌收缩。此外,从感觉神经末梢释放的 P 物质、降钙素基因相关肽、神经激肽 A 等导致血管扩张、血管通透性增加和炎症渗出,此即为神经源性炎症。神经源性炎症能通过局部轴突反射释放感觉神经肽而引起哮喘发作。

【病理】　气道慢性炎症作为哮喘的基本特征,存在于所有的哮喘患者,表现为纤毛上皮细胞脱落、杯状细胞增殖及气道分泌物增加、气道上皮下肥大细胞、嗜酸粒细胞、巨噬细胞、淋巴细胞及中性粒细胞等的浸润,以及气道黏膜下组织水肿、微血管通透性增加、支气管平滑肌痉挛等病理改变。若哮喘长期反复发作,可见上皮下基底膜增厚、支气管平滑肌肥大/增生、气道上皮细胞黏液化生、上皮下胶原沉积和纤维化、血管增生等气道重构的表现。

疾病早期,肉眼观解剖学上很少见器质性改变。随着疾病发展,病理学变化逐渐明显。肉眼可见肺膨胀及肺气肿,支气管及细支气管内含有主要由糖蛋白组成的黏稠痰液及黏液栓,尤其在致命性的重症哮喘患者可见大量黏液栓导致气道广泛阻塞。

【临床表现】

(一)典型哮喘的表现

典型哮喘表现为反复发作性的喘息,可伴有气促、胸闷或咳嗽。多与接触变应原、冷空气、理化刺激、病毒性上呼吸道感染、运动等有关。哮喘症状在不同时间及发作时的严重程度均表现为多变性。夜间及凌晨发作和加重常是哮喘的特征之一。症状可在数分钟内发作,经数小时至数天,用支气管舒张药后缓解或自行缓解,也有少部分不缓解而呈持续状态。

不典型者可表现为咳嗽或胸闷。所谓咳嗽变异性哮喘(cough variant asthma,CVA)指以咳嗽为唯一的表现,常于夜间及凌晨发作,运动、冷空气等诱发加重,气道反应性增高,使用支气管舒张剂或吸入糖皮质激素治疗有效。

(二)特殊类型哮喘的临床表现

1. 运动性哮喘　有些青少年患者,其哮喘症状表现为运动时,尤其同时伴有遭遇冷空气时出现胸闷、咳嗽和呼吸困难,其症状通常在运动结束之后而不是运动过程中出现。

2. 阿司匹林哮喘常具备哮喘、鼻息肉及阿司匹林不耐受三联征,也称阿司匹林综合征,其发病率占所有哮喘患者的 2%~3%,占重症哮喘患者的 20%,其治疗较难,常出现激素治疗抵抗,发病机制与过多的白三烯生成及肥大细胞过度活化有关。

3. 哮喘-慢性阻塞性肺疾病(COPD)重叠综合征(asthma-COPD overlap syndrome,ACOS)　指存在持续性的气流受限并同时具备哮喘和慢阻肺的多项临床特征,起病年龄常>40 岁,但在儿童或青少年时期即存在相关症状。重叠综合征常有哮喘家族史或既往曾诊断为哮喘;存在持续性的活动后呼吸困难,但症状多变性更明显;肺功能检查显示气流受限不完全可逆,但存在广泛多变性。

(三)体征

典型哮喘的体征是呼气相哮鸣音,呼气音延长。但非常严重的哮喘发作,由于气道极度收缩加上黏液栓阻塞,气流反而减弱,这时哮鸣音减弱,甚至完全消失,表现为"沉默肺",这是病情危重的表现。非发作期体检可无异常发现,故如未闻及哮鸣音,不能排除哮喘。哮喘发作时还出现肺过度充气体征,如桶状胸,叩诊过清音,呼吸音减弱等。

【实验室和辅助检查】

(一)血液常规检查

过敏性哮喘患者可有血嗜酸粒细胞增高。

(二)痰液检查

可见较多嗜酸粒细胞。通过诱导痰液中细胞因子和炎性介质含量的测定,有助于哮喘的诊断和病情严重度的判断。

(三)肺功能检查

肺功能检查在哮喘诊断、病情严重程度分级及治疗效果评估方面具有关键作用,主要包括:

1. 通气功能检测 哮喘发作时呈阻塞性通气功能障碍表现,用力肺活量(FVC)正常或下降,1 秒钟用力呼气容积(FEV_1)、FEV_1 占预计值百分率($FEV_1\%$)、1 秒率($FEV_1/FVC\%$)、最大呼气中期流速(MMFR)以及最高呼气流量(PEF)均下降。以 $FEV_1/FVC\% < 70\%$ 或 $FEV_1\% < 80\%$ 为判断气流受限的最重要指标。缓解期上述通气功能指标可逐渐恢复。病变迁延、反复发作者,其通气功能可逐渐下降。

2. 支气管激发试验(bronchial provocation test,BPT) 用以测定气道反应性。常用吸入激发剂为乙酰甲胆碱和组胺,其他激发剂包括变应原、单磷酸腺苷、甘露糖醇、高渗盐水等,也有用物理激发因素如运动、冷空气等作为激发剂。观察指标包括 FEV_1、PEF 等。结果判断与采用的激发剂有关,通常以使 FEV_1 下降 20% 所需吸入乙酰甲胆碱或组胺累积剂量($PD20-FEV_1$)或浓度($PC20-FEV_1$)来表示,如 FEV_1 下降 ≥20%,判断结果为阳性,提示存在气道高反应性。BPT 适用于非哮喘发作期、FEV_1 在正常预计值70%以上患者的检查。

3. 支气管舒张试验(bronchial dilation test, BDT)　用以测定气道可逆性。支气管舒张药可使哮喘发作时的气道痉挛得到改善，肺功能指标好转。常用的吸入型支气管舒张剂有沙丁胺醇、特布他林。舒张试验阳性诊断标准:①FEV_1 较用药前增加12%或以上，且其绝对值增加200ml或以上;②PEF较治疗前增加60L/min或增加≥20%。

4. 呼气峰流速(PEF)及其变异率测定　由于哮喘有通气功能随时间节律变化的特点，常见夜间或凌晨症状发作或加重，通气功能下降。监测PEF日间、周间变异率有助于哮喘的诊断和病情评估。若昼夜PEF波动率≥20%，提示存在气道可逆性的改变。PEF可采用微型峰流速仪测定，操作方便，适用于患者自我病情监测与评估。

(四)特异性过敏源检查

外周血变应原特异性IgE增高结合病史有助于病因诊断，血清总IgE测定对哮喘诊断价值不大，但其增高的程度可作为重症哮喘使用抗IgE抗体治疗及调整剂量的依据。皮肤过敏源测试用于指导避免过敏源接触和脱敏治疗，临床较为常用。需根据病史和当地生活环境选择可疑的过敏源进行检查，可通过皮肤点刺等方法进行，皮试阳性提示患者对该变应原过敏。

(五)胸部X线/CT检查

哮喘发作早期可见两肺透亮度增加，呈过度充气状态，在缓解期多无明显异常。部分患者胸部CT可见支气管壁增厚、黏液阻塞。

(六)动脉血气分析

轻度哮喘发作时，PaO_2 和 $PaCO_2$ 正常或轻度下降;中度哮喘发作时，PaO_2 下降而 $PaCO_2$ 正常;重度哮喘发作时，PaO_2 明显下降而 $PaCO_2$ 超过正常，出现呼吸性酸中毒和(或)代谢性酸中毒。

【诊断和鉴别诊断】

(一)诊断标准

1. 反复发作喘息、气急、胸闷或咳嗽，多与接触变应原、冷空气、物理、化学性刺激以及病毒性上呼吸道感染、运动等有关。

2. 发作时在双肺可闻及散在或弥漫性、以呼气相为主的哮鸣音，呼气相延长。

3. 上述症状和体征可经治疗缓解或自行缓解。

4.除外其他疾病所引起的喘息、气急、胸闷和咳嗽。

5.临床表现不典型者(如无明显喘息或体征),应至少具备以下一项试验阳性:①支气管激发试验或运动激发试验阳性;②支气管舒张试验阳性;③昼夜 PEF 变异率≥20%。

符合 1~4 条或 4、5 条者,可以诊断为支气管哮喘。

(二)哮喘的分期

哮喘可分为急性发作期、非急性发作期。

1.急性发作期　指喘息、气急、胸闷或咳嗽等症状突然发生或加重,伴有呼气流量降低,常因接触变应原等刺激物或治疗不当所致。哮喘急性发作时其程度轻重不一,病情加重可在数小时或数天内出现,偶尔可在数分钟内即危及生命,故应对病情做出正确评估并及时治疗。急性发作时严重程度可分为轻度、中度、重度和危重 4 级。

轻度:步行或上楼时气短,可有焦虑,呼吸频率轻度增加,闻及散在哮鸣音,肺通气功能和血气检查正常。

中度:稍事活动感气短,讲话常有中断,时有焦虑,呼吸频率增加,可有三凹征,闻及响亮、弥漫的哮鸣音,心率增快,可出现奇脉,使用支气管舒张剂后 PEF 占预计值 60%~80%,$SaO_2$91%~95%。

重度:休息时感气短,端坐呼吸,只能发单字表达,常有焦虑和烦躁,大汗淋漓,呼吸频率>30 次/分,常有三凹征,闻及响亮、弥漫的哮鸣音,心率增快常>120 次/分,奇脉,使用支气管舒张剂后 PEF 占预计值<60%或绝对值<100L/min 或作用时间<2 小时,PaO_2<60mmHg,$PaCO_2$>45mmHg,SaO_2≤90%,pH 可降低。

危重:患者不能讲话,嗜睡或意识模糊,胸腹矛盾运动,哮鸣音减弱甚至消失,脉率变慢或不规则,严重低氧血症和高二氧化碳血症,pH 降低。

2.非急性发作期　亦称慢性持续期,指患者虽然没有哮喘急性发作,但在相当长的时间内仍有不同频度和不同程度的喘息、咳嗽、胸闷等症状,可伴有肺通气功能下降。可根据白天、夜间哮喘症状出现的频率和肺功能检查结果,将慢性持续期哮喘病情严重程度分为间歇性、轻度持续、中度持续和重度持续 4 级,但这种分级方法在日常工作中已少采用,主要用于临床研究。

(三)哮喘控制水平的分级

目前最常用的非急性发作期哮喘严重性评估方法为哮喘控制水平,这种评估方法包括了目前临床控制评估和未来风险评估,临床控制又可分为控制、部分控制和未控制 3 个等级,这种分级方法更容易被临床医师掌握,有助于指导临床治疗,以取得更好的哮喘控制。

(四)鉴别诊断

应除外其他各种可能引起气喘或呼吸困难的疾病,方可作出支气管哮喘的诊断(表3-1)。

表 3-1　其他可能引起气喘的疾病

常见病	少见病
急性细支气管炎	肿块阻塞气道
(感染因素、化学因素)	外压:中央型胸内肿瘤、上腔静脉压迫综合征、胸腺瘤
异物吸入	气道内:原发性肺癌、气管肿瘤、转移性乳腺癌
支气管狭窄	类癌综合征
慢性支气管炎	肺栓塞
心力衰竭	囊性肺纤维化(CF)
嗜酸性粒细胞肺浸润症	全身血管炎(结节性多动脉炎)

1. 左心衰竭引起的呼吸困难　过去称为心源性哮喘,发作时的症状与哮喘相似,但其发病机制与病变本质则与哮喘截然不同,为避免混淆,目前已不再使用"心源性哮喘"一词。患者多有高血压、冠状动脉粥样硬化性心脏病、风心病二尖瓣狭窄等病史和体征,常咳出粉红色泡沫样痰,两肺可闻及广泛的水泡音和哮鸣音。左心界扩大,心率增快,心尖部可闻及奔马律。胸部 X 线检查可见心脏增大,肺瘀血征。若一时难以鉴别,可雾化吸入短效 β_2-受体激动剂或静脉注射氨茶碱缓解症状后进一步检查。忌用肾上腺素或吗啡。

2. 慢性阻塞性肺疾病　多见于中老年人,临床主要表现为进行性加重的活动后气急。患者多有长期吸烟或接触有害气体的病史。有肺气肿体征,两肺或可闻及湿啰音。对中老年患者严格将慢阻肺和哮喘区分有时十分困难,肺功能检查及支气管激发试验或舒张试验有助于鉴别。如患者同时具有哮喘和慢阻肺的特征,可以诊断 ACOS。

3. 上气道阻塞　可见于中央型支气管肺癌、气管支气管结核、复发性多软骨炎等气道疾病或异物气管吸入,导致支气管狭窄或伴发感染时,可出现喘鸣或类似哮喘样呼吸困难、肺部可闻及哮鸣音。但根据临床病史,特别是出现吸气性呼吸困难,以及痰液细胞学或细菌学检查,胸部 X 线摄片、CT 或 MRI 检查和支气管镜检查等,常可明确诊断。

4. 变态反应性支气管肺曲菌病(allergic bronchopulmonary aspergillosis, ABPA)
常以反复哮喘发作为特征,伴咳嗽、咳痰,痰多为黏液脓性,有时伴血丝,可分离出棕黄色痰栓,常有低热,肺部可闻及哮鸣音或干啰音,X线检查可见浸润性阴影,段性肺不张,牙膏征或指套征(支气管黏液栓塞),外周血嗜酸性粒细胞明显增高,曲菌抗原皮肤试验呈双相反应,曲菌抗原特异性沉淀抗体(IgG)测定阳性,血清总IgE 显著升高。

【并发症】　严重发作时可并发气胸、纵隔气肿、肺不张;长期反复发作或感染可致慢性并发症,如慢阻肺、支气管扩张、间质性肺炎和肺源性心脏病。

【治疗】　虽然目前哮喘不能根治,但长期规范化治疗可使大多数患者达到良好或完全的临床控制。哮喘治疗的目标是长期控制症状、预防未来风险的发生,维持肺功能水平接近正常,避免因哮喘药物治疗导致的不良反应,在使用最小有效剂量药物治疗的基础上或不用药物,能使患者与正常人一样生活、学习和工作。

(一)确定并减少危险因素接触

部分患者能找到引起哮喘发作的变应原或其他非特异刺激因素,使患者脱离并长期避免接触这些危险因素是防治哮喘最有效的方法。早期确定职业性致敏因素,并防止患者进一步接触,是职业性哮喘管理的重要组成部分。

(二)常用治疗哮喘药物

治疗哮喘的药物可分为控制性药物和缓解性药物两大类:

控制性药物:是指需要长期每天使用的药物。这些药物主要通过抗炎作用使哮喘维持临床控制,其中包括吸入型糖皮质激素(ICS)、白三烯调节剂、长效 β_2 受体激动剂(LABA,不单独使用)、缓释茶碱、色苷酸钠、抗 IgE 抗体、联合药物(如ICS/LABA)及其他有助于减少全身激素剂量的药物等。

缓解性药物:是指按需使用的药物。这些药物通过迅速解除支气管痉挛从而缓解哮喘症状,其中包括短效吸入 β_2 受体激动剂(SABA)、全身用糖皮质激素、短效吸入抗胆碱药物(SAMA)、短效茶碱。

1. 糖皮质激素　简称激素,是最有效的哮喘治疗药物。激素通过作用于气道炎症形成过程中的诸多环节,如抑制嗜酸粒细胞等炎症细胞在气道的聚集、抑制炎症因子的生成和介质释放、增强平滑肌细胞 β_2 受体的反应性等,有效抑制气道炎症。给药途径包括吸入、口服和静脉注射,吸入为首选途径。

(1)吸入给药:ICS 的局部抗炎作用强,通过吸药物直接作用于呼吸道,所需剂量较小。通过消化道和呼吸道进入血液后大部分药物被肝脏灭活,因此全身性不良反应较少,已成为目前哮喘长期治疗的首选药物。ICS 可有效减轻哮喘症状、提高生活质量、改善肺功能、降低气道高反应性、减少哮喘发作频率和减轻发作时的严重程度,降低病死率。

常用吸入激素药物有倍氯米松(beclomethasone)、布地奈德(budesonide)、氟替卡松(fluticasone)、环索奈德(ciclesonide)、莫米松(momethasone)等。通常需规律吸入 1~2 周以上方能起效。根据哮喘病情选择吸入不同 ICS 剂量,以布地奈德为例,低剂量为 200~400μg/d,中剂量 400~800μg/d,高剂量>800μg/d。由于吸烟可以降低 ICS 的效果,故吸烟患者须戒烟并给予较高剂量的 ICS。少数患者吸入 ICS 可出现口咽念珠菌感染、声音嘶哑,吸药后用清水漱口可减轻局部反应。长期高剂量吸入 ICS 可能出现全身副作用,包括皮肤瘀斑、肾上腺功能抑制和骨密度降低等,应注意预防。伴有活动性肺结核的哮喘患者,可以在抗结核治疗的同时给予 ICS 治疗。为减少吸入大剂量激素的不良反应,可采用低、中剂量 ICS 与长效 β_2 受体激动剂、白三烯调节剂或缓释茶碱联合使用。布地奈德还有雾化用混悬液制剂,经以压缩空气为动力的射流装置雾化吸入,起效快,与短效 β_2 受体激动剂联用适用于轻、中度哮喘急性发作的治疗。

(2)口服给药:适用于轻、中度哮喘发作,慢性持续哮喘大剂量 ICS 联合治疗无效的患者,或作为静脉应用激素治疗后的序贯治疗。一般使用半衰期较短的激素,如泼尼松、泼尼松龙或甲泼尼龙等。起始 30~60mg/d,症状缓解后逐渐减量至≤10mg/d,然后停用或改用吸入剂。长期口服激素可以引起骨质疏松症、高血压、糖尿病、下丘脑-垂体-肾上腺轴的抑制、肥胖症等,不主张长期使用。对伴有结核病、骨质疏松、糖尿病、严重忧郁或消化性溃疡的哮喘患者,全身给予糖皮质激素治疗时应慎重,并应密切随访。

(3)静脉用药:严重哮喘发作时,应经静脉及时给予琥珀酸氢化可的松或甲泼尼龙。地塞米松因在体内半衰期较长、不良反应较多,宜慎用。无激素依赖倾向者,可在短期(3~5 天)内停药;有激素依赖倾向者应延长给药时间,控制哮喘症状后改为口服给药,并逐步减少激素用量。

2.β_2 受体激动剂　通过对气道平滑肌和肥大细胞等细胞膜表面的 β2 受体的作用舒张气道平滑肌,增加气道上皮纤毛的摆动,缓解哮喘症状。此类药物较多,可分为短效(SABA,作用维持 4~6 小时)和长效(LABA,维持≥12 小时)。LABA又可分为速效(数分钟起效)和缓慢起效(≥半小时起效)两种。

(1)短效 β_2 受体激动剂(SABA):常用的药物如沙丁胺醇(salbutamol)和特布他林(terbutalin)等。有吸入、口服和静脉三种制剂,首选吸入给药。①吸入:吸入

SABA 通常在数分钟内起效,疗效可维持数小时,是缓解轻度至中度急性哮喘症状的首选药物,也可用于运动性哮喘。有定量气雾剂(MDI)、干粉吸入剂和雾化溶液三种剂型。对轻度或中度哮喘发作,可吸入沙丁胺醇 $100 \sim 200 \mu g$/次或特布他林 $250 \sim 500 \mu g$/次,必要时 20 分钟重复 1 次。SABA 溶液(如沙丁胺醇、特布他林、非诺特罗及其复方制剂)经雾化泵吸入适用于轻度至重度哮喘发作。②口服:如沙丁胺醇、特布他林、丙卡特罗片等,通常在服药后 15 ~ 30 分钟起效,疗效维持 4 ~ 6 小时。使用虽较方便,但心悸、骨骼肌震颤等不良反应比吸入给药时明显。缓释剂型和控释剂型的平喘作用维持时间可达 8 ~ 12 小时,适用于夜间哮喘患者的预防和治疗。SABA 应按需间歇使用,不能单一、长期应用 SABA 治疗哮喘。③注射:虽然平喘作用较为迅速,但因全身不良反应的发生率较高,临床较少使用。

(2)长效 β_2 受体激动剂(LABA):吸入型 LABA 有两种:①沙美特罗(salmeterol):30 分钟起效,平喘作用维持 12 小时以上;②福莫特罗(fomioterol):给药后 3 ~ 5 分钟起效,平喘作用维持 8 ~ 12 小时以上。LABA 不推荐长期单独使用。

目前多采用联合吸入 ICS 和 LABA 的联合吸入制剂治疗哮喘,包括布地奈德/福莫特罗、丙酸氟替卡松/沙美特罗、丙酸倍氯米松/福莫特罗等。含福莫特罗的联合制剂可同时作为维持和缓解治疗的药物。联合治疗适合于中度至重度持续哮喘患者的长期治疗。

3. 白三烯调节剂　包括半胱氨酰白三烯受体拮抗剂和 5 - 脂氧化酶抑制剂。目前临床上主要应用的是半胱氨酰白三烯受体拮抗剂。它通过对气道平滑肌和其他细胞表面白三烯(CysLTl)受体的拮抗,抑制肥大细胞和嗜酸性粒细胞释放出的半胱氨酰白三烯的致喘和致炎作用,产生轻度支气管舒张和减轻变应原、运动和二氧化硫(SO_2)诱发的支气管痉挛等作用,并具有一定程度的抗炎作用。本品可减轻哮喘症状、改善肺功能、减少哮喘的恶化。本品可作为轻度哮喘的一线治疗药物,联合应用可减少中度至重度哮喘患者 ICS 的剂量。服用方便,安全性较好,尤适用于伴有过敏性鼻炎哮喘患者、阿司匹林哮喘、运动性哮喘的治疗。常用白三烯受体拮抗剂孟鲁司特 10mg,每天 1 次。扎鲁司特、异丁司特较少应用。

4. 茶碱　具有舒张支气管平滑肌和强心、利尿、扩张冠状动脉、兴奋呼吸中枢、呼吸肌等作用。低浓度茶碱具有抗炎和免疫调节作用。作为症状缓解药,尽管现在临床上在治疗重症哮喘时仍然静脉使用茶碱,但短效茶碱治疗哮喘发作或恶化还存在争议。因为它在舒张支气管,与足量使用的速效 β_2 受体激动剂对比,没有优势,但是它可改善呼吸驱动力。不推荐已经长期服用缓释型茶碱的患者使用短效茶碱,除非该患者的血清中茶碱浓度较低或者可以进行血清茶碱浓度监测时。

（1）口服给药：包括氨茶碱和控（缓）释型茶碱。用于轻度至中度哮喘发作和维持治疗。一般剂量为每天 6~10mg/kg。口服控（缓）释型茶碱后昼夜血药浓度平稳，平喘作用可维持 12~24 小时，尤适用于夜间哮喘症状的控制。联合应用茶碱、激素和抗胆碱药物具有协同作用。但本品与 β_2 受体激动剂联合应用时，易出现心率增快和心律失常，应慎用并适当减少剂量。

（2）静脉给药：氨茶碱加入葡萄糖溶液中，缓慢静脉注射，速度不宜超过 0.25mg/（kg·min）或静脉滴注，适用于哮喘急性发作且近 24 小时内未用过茶碱类药物的患者。负荷剂量为 4~6mg/kg，维持剂量为 0.6~0.8mg/（kg·h）。由于茶碱的"治疗窗"窄，以及茶碱代谢存在较大的个体差异，可引起心律失常、血压下降甚至死亡，在有条件的情况下应监测其血药浓度，及时调整浓度和滴速。茶碱有效、安全的血药浓度范围在 6~15mg/L。

影响茶碱代谢的因素较多，如发热性疾病、妊娠、应用抗结核药物可降低茶碱的血药浓度；而肝脏疾患、充血性心力衰竭以及合用西咪替丁或喹诺酮类、大环内酯类等药物均可影响茶碱代谢，而使其排泄减慢、增加茶碱的毒性作用，应引起临床医师的重视并酌情调整剂量。多索茶碱的作用与氨茶碱相同，但不良反应相对较轻。双羟丙茶碱的作用较弱，不良反应也较少。

5. 抗胆碱药物　通过阻断节后迷走神经通路，降低迷走神经张力而起到舒张支气管、减少黏液分泌的作用，但其舒张支气管的作用比 β2 受体激动剂弱，起效也较慢，但长期应用不易产生耐药。抗胆碱药物分为短效抗胆碱药 SAMA（维持 4~6 小时）和长效抗胆碱药（LAMA，维持 24 小时）。常用的 SAMA 异丙托溴铵（ipratropine bromide）有 MDI 和雾化溶液两种剂型。SAMA 主要用于哮喘急性发作的治疗，多与 β2 受体激动剂联合应用。少数患者可有口苦或口干感等不良反应。常用的 LAMA 噻托溴铵（tiotropium bromide）是选择性 M1、M3 受体拮抗剂，作用更强，持续时间更久（可达 24 小时），目前只有干粉吸入剂。LAMA 主要用于哮喘合并慢阻肺以及慢阻肺患者的长期治疗，对妊娠早期妇女和患有青光眼或前列腺肥大的患者应慎用。

6. 抗 IgE 治疗　抗 IgE 单克隆抗体（omalizumab）是一种人源化的重组鼠抗人抗 IgE 单克隆抗体，具有阻断游离 IgE 与 IgE 效应细胞表面受体结合的作用，但不会诱导效应细胞的脱颗粒反应。主要用于经吸入 ICS 和 LABA 联合治疗后症状仍未控制且血清 IgE 水平增高的重症哮喘患者。使用方法为每 2 周皮下注射 1 次，至少 3~6 个月。但因该药临床使用的时间尚短，其远期疗效与安全性有待进一步观察。价格昂贵也使其临床应用受到限制。

7. 变应原特异性免疫疗法(SIT)　　通过给予常见吸入变应原提取液(如尘螨、猫毛、豚草等),可减轻哮喘症状和降低气道高反应性,适用于过敏源明确但难以避免的哮喘患者。其远期疗效和安全性尚待进一步研究与评价。哮喘患者用此疗法应严格在医师指导下进行。可选择皮下注射或舌下含服方法进行 SIT 治疗。

8. 其他治疗哮喘药物

(1)抗组胺药物:口服第二代抗组胺药物(H1 受体拮抗剂)如酮替芬、氯雷他定、阿司咪唑、氮斯汀、特非那定等具有抗变态反应作用,在哮喘治疗中的作用较弱。可用于伴有变应性鼻炎哮喘患者的治疗。这类药物的不良反应主要是嗜睡。阿司咪唑和特非那定可引起严重的心血管不良反应,应谨慎使用。

(2)其他口服抗变态反应药物:如曲尼司特(tranilast)、瑞吡司特(repirinast)等可应用于轻

度至中度哮喘的治疗。其主要不良反应是嗜睡。

(3)可能减少口服激素剂量的药物:包括口服免疫调节剂(甲氨蝶呤、环孢素、金制剂等)、某些大环内酯类抗生素和静脉应用免疫球蛋白等。其疗效尚待进一步研究。

(4)中医中药:采用辨证施治,有助于慢性缓解期哮喘的治疗。有必要对临床疗效较为确切的中(成)药或方剂开展多中心随机双盲的临床研究。

9. 新的治疗药物和方法

(1)生物制剂:①抗 IL-5 治疗:IL-5 是促进嗜酸粒细胞增多、在肺内聚集和活化的重要细胞因子。抗 IL-5 单抗(mepolizumab)治疗哮喘,可以减少患者体内嗜酸粒细胞浸润,减少哮喘急性加重和改善患者生命质量,对于高嗜酸粒细胞血症的哮喘患者效果好。该药目前已处于临床研究阶段。②IL-4Rα 亚基治疗:Dupilmnab 是一种全人源化单克隆抗体,通过阻断 IL-4Rα 亚基以调节 Th2 免疫应答中驱动子 IL-13 和 IL-4 的信号通路。前期临床研究显示该抗体可显著减少中重度持续性哮喘的发作。

(2)支气管热成形术(bronchial thermoplasty):平滑肌增生肥大是哮喘气道重构的重要组成部分之一。支气管热成形术是经支气管镜射频消融气道平滑肌治疗哮喘的技术。该治疗方法可减少哮喘患者的支气管平滑肌数量,降低支气管收缩能力和降低气道高反应性。支气管热形成术的近期疗效较好,但远期疗效还需要更大样本量的临床研究。

(三)急性发作期的治疗

哮喘急性发作的治疗取决于发作的严重程度以及对治疗的反应。治疗的目的

在于尽快缓解症状、解除气流受限和改善低氧血症,同时还需要制定长期治疗方案以预防再次急性发作。

对于具有哮喘相关死亡高危因素的患者,需要给予高度重视。高危患者包括:①曾经有过气管插管和机械通气的濒于致死性哮喘的病史;②在过去1年中因为哮喘而住院或看急诊;

③正在使用或最近刚刚停用口服激素;④目前未使用吸入激素;⑤过分依赖速效 β2 受体激动剂,特别是每月使用沙丁胺醇(或等效药物)超过1支的患者;⑥有心理疾病或社会心理问题,包括使用镇静剂;⑦有对哮喘治疗计划不依从的历史。

(1)轻度:经 MDI 吸入 SABA,在第1小时内每20分钟吸入1~2喷。随后可调整为每3~4h吸入1~2喷。效果不佳时可加缓释茶碱片,或加用短效抗胆碱药气雾剂吸入。

(2)中度:吸入 SABA(常用雾化吸入),第1小时内可持续雾化吸入。联合应用雾化吸入短效抗胆碱药、激素混悬液。也可联合静脉给予茶碱类药物。如果治疗效果欠佳,尤其是在控制性药物治疗的基础上发生的急性发作,应尽早口服激素,推荐用法:泼尼松龙30~50mg/d 或等效的其他激素。

(3)重度至危重度:持续雾化吸入 SABA,联合雾化吸入短效抗胆碱药、激素混悬液以及静脉给予茶碱类药物。吸氧。尽早静脉应用激素,待病情得到控制和缓解后改为口服给药。静脉激素用量:甲泼尼龙80~160mg/d 或氢化可的松400~1000mg/d。地塞米松因半衰期较长,对肾上腺皮质功能抑制作用较强,一般不推荐使用。静脉给药和口服给药的序贯疗法有可能减少激素用量和不良反应,如静脉使用激素2~3天,继之以口服激素3~5天。不推荐常规使用镁制剂。经过上述治疗,临床症状和肺功能无改善甚至继续恶化,应及时给予机械通气治疗,其指征主要包括:呼吸肌疲劳、$PaCO_2 \geq 45mmHg$、意识改变(需进行有创机械通气)。

对重度哮喘发作的治疗,需重视补液,纠正酸中毒及电解质紊乱,并发症的处理。不推荐常规使用抗生素,但如存在呼吸道和肺部感染的证据应酌情选用广谱抗生素。由于部分哮喘患者属于特应症,对多种药物过敏,应防止药物变态反应的发生。

(四)慢性持续期的治疗

哮喘的治疗应以患者的病情严重程度为基础,根据其控制水平选择适当的治疗方案。哮喘药物的选择既要考虑药物的疗效及其安全性,也要考虑患者的实际状况,如经济收入和当地的医疗资源等。要为每个初诊患者制定个体化的治疗计划,定期随访、监测,改善患者的依从性,并根据患者病情变化及时修订治疗方案。

对以往未经规范治疗的初诊轻症哮喘患者可选择第 2 级治疗方案；如哮喘患者症状明显，应直接选择第 3 级治疗方案。从第 2 级到第 5 级的治疗方案中都有不同的哮喘控制药物可供选择。而在每一级中都应按需使用缓解药物，以迅速缓解哮喘症状。

如果使用该级治疗方案不能够使哮喘得到控制，治疗方案应该升级直至达到哮喘控制为止。当达到哮喘控制并维持至少 3 个月后，治疗方案可考虑降级。GINA 和我国哮喘防治指南的建议减量方案如下：①单独使用中至高剂量吸入激素的患者，将吸入激素剂量减少 50%；②单独使用低剂量激素的患者，可改为每日 1 次用药；③联合吸入激素和 LABA 的患者，将吸入激素剂量减少约 50%，仍继续使用LABA 联合治疗。当达到低剂量联合治疗时，可选择改为每日 1 次联合用药或停用LABA，单用吸入激素。若患者使用最低剂量控制药物达到哮喘控制 1 年，并且哮喘症状不再发作，可考虑停用药物治疗。上述减量方案尚待进一步验证。

通常情况下，患者在初诊后 2~4 周回访，以后每 1~3 个月随访 1 次。出现哮喘发作时应及时就诊，哮喘发作后 2 周~1 个月内进行回访。

咳嗽变异性哮喘的治疗原则与典型哮喘治疗相同。大多数患者吸入低剂量 ICS 联合支气管舒张剂（β2 受体激动剂或缓释茶碱）即可，或用两者的联合制剂如布地奈德/福莫特罗、氟替卡松/沙美特罗，必要时可短期口服小剂量糖皮质激素治疗。疗程则可以短于典型哮喘。CVA 治疗不及时可以发展为典型哮喘。难治性哮喘，指采用包括吸入 ICS 和 LABA 两种或更多种的控制药物，规范治疗至少 6 个月仍不能达到良好控制的哮喘。治疗包括：①首先排除患者治疗依从性不佳，并排除诱发加重或使哮喘难以控制的因素；②给予高剂量 ICS 联合/不联合口服激素，加用白三烯调节剂、抗 IgE 抗体联合治疗；③其他可选择的治疗包括免疫抑制剂、支气管热成形术等。

（五）免疫疗法

分为特异性和非特异性两种。特异性免疫治疗是指将诱发哮喘发作的特异性变应原（如螨、花粉、猫毛等）配制成各种不同浓度的提取液通过皮下注射、舌下含服或其他途径给予对该变应原过敏的患者，使其对此种变应原的耐受性增高，当再次接触此变应原时，不再诱发哮喘发作，或发作程度减轻，此法又称脱敏疗法或减敏疗法。一般需治疗 1~2 年，若治疗反应良好，可坚持 3~5 年。非特异性免疫治疗，如注射卡介苗及其衍生物、转移因子、疫苗等，有一定辅助的疗效。

（六）哮喘并发症的治疗

哮喘，尤其是难治性哮喘常存在多种并发症，包括肥胖、胃食管反流病、焦虑及抑郁、食物过敏、鼻炎、鼻窦炎及鼻息肉。合并肥胖的哮喘更难治疗,易并发阻塞性睡眠呼吸暂停低通气综合征及胃食管反流病。治疗上仍以吸入激素治疗为主,减肥锻炼甚至减肥手术可改善哮喘控制;合并胃食管反流病(GERD)的哮喘患者,可予以质子泵抑制剂、胃动力剂治疗。焦虑及抑郁会增加哮喘急性发作,药物及认知-行为疗法可改善哮喘控制。哮喘合并食物过敏的患者常表现为致命性哮喘发作,该类患者需常备肾上腺素自动注射装置,并注意避免进食过敏的食物。经鼻吸入激素治疗合并过敏性鼻炎、鼻窦炎的哮喘患者,可显著降低哮喘住院率。

(七)哮喘合并妊娠的治疗

无论是原有哮喘合并妊娠,还是妊娠期出现哮喘,妊娠对哮喘以及哮喘对孕妇和胎儿均有一定程度的相互影响。妊娠期哮喘的发生率约为1%~4%,哮喘患者在妊娠期约1/3病情加重、1/3减轻、1/3病情无变化。哮喘反复发作对妊娠可产生不良影响,它对胎儿可致早产、胎儿发育不良、过期产、低体重等,对孕妇可引起先兆子痫、妊娠高血压、难产等,严重者对母亲和婴儿的生命构成威胁。因此哮喘未控制好的妇女应接受以吸入ICS为主的规范治疗使哮喘达到临床控制后才受孕,产前咨询非常重要。

为了达到哮喘的控制,妊娠期间哮喘患者可以继续原来吸入的ICS(推荐布地奈德定量气雾剂或干粉剂),以控制症状的最小剂量维持。若出现哮喘症状但没有进行规范化治疗,应给予规则吸入ICS。出现急性发作时应及时吸入速效β_2受体激动剂以尽快控制症状,同时吸氧,必要时短期加用全身激素。妊娠期间慎用的药物包括吸入长效β_2受体激动剂、肾上腺素、色甘酸钠等。分娩期哮喘发作较少,对平时规则使用激素或妊娠期经常使用激素者,为了应急之需和防止哮喘发作,可以补充全身激素。如果哮喘得到良好的控制,就不会增加围产期及分娩的危险,也不会对胎儿产生不良后果。

(八)哮喘患者的管理

1.患者教育　教育患者建立医患之间的合作关系是实现有效的哮喘管理的首要措施。患者教育的目标是增加理解、增强技能、增加满意度、增强自信心、增加依从性和自我管理能力,增进健康,减少卫生保健资源使用。教育内容包括:①通过长期规范治疗能够有效控制哮喘;②避免触发、诱发因素的方法;③哮喘的本质、发病机制;④哮喘长期治疗方法;⑤药物吸入装置及使用方法;⑥自我监测:如何测定、记录、解释哮喘日记内容:症状评分、应用药物、PEF,哮喘控制测试(ACT)变化;⑦哮喘先兆、哮喘发作征象和相应自我处理方法,如何、何时就医;⑧哮喘防治药物知识;⑨如何根据自我监测结果,判定控制水平、选择治疗;⑩心理因素在哮喘发病中的作用。哮喘教育是一个长期、持续过程。

2. 新的哮喘管理模式——评估、治疗和监测　哮喘患者的起始治疗及调整是以患者的哮喘控制水平为依据,包括评估哮喘控制、治疗以达到控制,以及监测以维持控制这样一个持续循环过程,评估、治疗和监测哮喘治疗的目标是达到并维持哮喘控制。

【预后】　多数哮喘患者通过合理使用现有的防治哮喘药物,可以控制哮喘症状,避免急性发作。约一半的哮喘儿童在发育期中哮喘症状可自行缓解,其中约半数在数年、十几年或数十年后哮喘复发。近年来有人报道,年龄和症状较轻、血 IgE较低并且治疗及时正确的成年哮喘患者也可临床治愈。相反,未经合理治疗的哮喘患者,反复发作,病情逐渐加重,可并发肺气肿、肺源性心脏病,预后较差。

第四章　支气管扩张症

支气管扩张症(bronchiectasis)主要指反复的气道感染与炎症所导致的支气管与细支气管的不可逆性扩张。典型症状为慢性咳嗽、咳大量脓痰和反复咯血。随着人民生活与卫生条件的改善,麻疹、百日咳疫苗的预防接种以及抗生素的应用等,发病率明显降低,但仍然是造成社会经济负担的常见公共健康问题,尤其在发展中国家。

【病因与发病机制】许多感染或非感染因素都可引起不可逆的支气管扩张。临床上以支气管-肺感染所致的支气管扩张(感染后支气管扩张)为最常见,尤其在欠发达国家,包括我国。发病机制没有完全阐明,目前认为关键环节为支气管-肺感染与支气管阻塞,二者相互影响,形成恶性循环,导致进行性支气管壁破坏和支气管扩张。支气管外部纤维的牵拉也可引起支气管扩张。

(一)支气管-肺感染

约1/3的支气管扩张发生于支气管-肺感染后。婴幼儿时期严重的病毒(如麻疹病毒)或细菌(如百日咳杆菌)感染引起支气管炎和支气管肺炎,或成人慢性支气管-肺感染,导致支气管管壁破坏并黏液高分泌与黏液纤毛清除能力下降,黏液栓形成与气道阻塞,后者又进一步诱发感染,形成恶性循环,最终导致支气管管壁破坏和支气管扩张,甚至肺实质破坏。

(二)支气管阻塞

支气管因肿瘤、异物或淋巴结压迫等造成部分阻塞,阻塞部位以下的支气管内压逐渐增高,造成管腔扩张。同时部分阻塞使得引流不畅,易引起继发感染而破坏管壁,形成支气管扩张。由于左下叶支气管较细长,且受心脏血管的压迫而引流不畅,容易招致继发感染,故左下叶支气管扩张多于右下叶。舌叶支气管开口接近下叶背段,易受下叶感染的影响发生支气管扩张。右中叶支气管较细长,周围有内、外、前3组淋巴结围绕,易引起肺不张及继发感染,反复发作也可发生支气管扩张。

(三)支气管外部的牵拉作用

肺组织的慢性感染或结核病灶愈合后的纤维组织牵拉,也可形成支气管扩张。特发性肺纤维化或其他原因所致肺纤维化因肺脏扭曲变形引起牵拉性支气管扩张

(traction bronchiectasis)。肺结构破坏和支气管扭曲、变形使得分泌物不易被清除，容易继发感染，加重肺脏损害。

（四）遗传因素

原发性纤毛运动障碍（primary ciliary dyskinesia）由于纤毛细胞发育不全阻碍正常纤毛摆动，导致呼吸道纤毛-黏液清除功能降低，故易发生支气管扩张、鼻窦炎、中耳炎、支气管炎和肺炎等。由于胚胎发育早期纤毛功能异常，使内脏不能进行正常转位，从而形成右位心和其他内脏反位，并发鼻窦炎和支气管扩张，即为卡特金纳综合征（Kartagener syndrome）。囊性纤维化（cystic fibrosis）是引起支扩的常见原因，在白种人较常见，而我国罕见病例报道。

（五）其他

先天性或获得性免疫缺陷、慢性吸入及其他慢性呼吸道疾病等都可以因宿主免疫功能低下和肺脏防御机制受损导致反复支气管-肺感染，进而发生支气管扩张。免疫介导的炎症反应可能涉及自身免疫疾病相关的支气管扩张。变应性支气管肺曲霉病（allergic broncho pulmonary aspergillosis，ABPA）因免疫反应性炎症和黏液痰栓导致中心支气管扩张。

【病理】　支气管扩张累及肺脏或局灶或弥漫。病理主要所见为段或亚段支气管扩张与管壁破坏，管壁弹性组织、平滑肌和软骨消失，被纤维组织替代，形成三种不同表现。分别为：①柱状扩张；②囊状扩张；③不规则扩张。小气道管壁增厚，伴炎症、水肿及黏液腺增生，黏膜溃疡、化脓，黏膜纤毛上皮细胞破坏，鳞状上皮化生。相邻肺实质可有纤维化、肺气肿、支气管肺炎和肺萎陷。炎症可致支气管壁血管增多，并伴相应支气管动脉扩张及支气管动脉和肺动脉吻合，有的毛细血管扩张形成血管瘤，以致患者常有咯血。

【临床表现】

（一）症状

1. 慢性咳嗽、咳大量脓痰　是最常见症状，每天痰量可达数百毫升，若有厌氧菌混合感染则有臭味。无明显诱因者常隐匿起病，无症状，或仅轻微咳嗽。病变累及范围广或肺功能障碍者可有呼吸困难。

2. 咯血　多数患者有反复咯血，血量不等，可为痰中带血或小量咯血，亦可表现为大咯血。部分病例以咯血为唯一表现，称干性支扩。咯血通常与感染加重有关。

3. 反复肺部感染　因扩张的支气管发生扭曲、变形，痰引流不畅，常反复加重或于同一肺段反复发生肺炎,表现上述症状加重,或伴发热、胸痛,尤其铜绿假单胞菌长期定植者。

（二）体征

早期或轻度支气管扩张可无异常体征。病变严重或继发感染可在病变部位闻及固定而持久的局限性湿啰音。出现慢性缺氧、肺心病者可有发绀、杵状指(趾)等体征。

【实验室和辅助检查】

（一）影像学检查

1. X 线胸片　典型表现为轨道征,不规则环状透光阴影,或呈蜂窝状(所谓卷发影),甚至有液平面。

2. 胸部 CT　CT 尤其 HRCT 可以清楚显示支气管扩张的各种征象,明确病变累及的部位、范围和性质,已经取代了支气管碘油造影而成为确诊支气管扩张的金标准。柱状扩张表现为双轨征,并延伸至肺的周边;囊状扩张表现为成串或成簇囊样病变,可含气液面;扩张的支气管与伴行的支气管动脉在横截面上表现为印戒征;常伴支气管管壁增厚,树芽征。

（二）纤维支气管镜(纤支镜)检查

对一些因阻塞引起的局限性支气管扩张,纤支镜可以发现阻塞的原因和部位,取出异物。对于某些需明确感染病原者,可以考虑经纤支镜取下呼吸道分泌物检查。

（三）肺功能检查

支气管扩张的肺功能改变与病变的范围及性质有密切关系。病变局限者,肺功能一般无明显改变。病变严重者肺功能的损害多表现为阻塞性通气功能障碍,或伴弥散量降低,动脉血氧分压降低及动脉血氧饱和度下降。

（四）血液化验

急性加重或继发感染时血白细胞计数和中性粒细胞比例多增高,C-反应蛋白增高,血沉增快。

（五）痰微生物检查

痰涂片可发现革兰阴性及革兰阳性细菌;培养可检出致病菌,多见流感嗜血杆菌和铜绿假单胞菌等;药物敏感试验对于临床正确选用抗生素具有指导价值。

（六）其他

检测血清 IgG、IgA、IgM，了解免疫功能状况。对怀疑 ABPA 者检测血嗜酸粒细胞和 IgE 等；怀疑其他原因者应进行相应检查，以了解其基础疾病。

【诊断与鉴别诊断】

（一）诊断

根据慢性咳嗽、咳大量脓痰、反复咯血及肺部感染等病史，肺部听诊闻及固定而持久的局限性湿啰音，结合胸部 X 线，尤其 HRCT 显示的支气管扩张改变即可作出诊断。

对于明确诊断支气管扩张者还要注意了解其基础疾病。CT 显示的支气管扩张部位对于病因判断有一定提示。感染后性支气管扩张多见于下叶基底段支气管的分支。结核后性支气管扩张多位于肺上叶，下叶背段，特别多见于上叶尖、后段支气管及其分支。非结核分枝杆菌感染引起的支气管扩张明显增多，多累及右中叶和左舌叶，常伴细支气管感染呈树芽征。ABPA 多为中心性支气管扩张，伴指套征。

（二）鉴别诊断

1. 慢性支气管炎　多发生于 40 岁以上的患者，有吸烟史，咳嗽、咳痰症状以冬、春季节为主，痰为白色泡沫样黏痰，感染急性发作时可呈脓性，痰量较少，且无反复咯血史。

2. 肺脓肿　急性起病，咳嗽、咳大量脓臭痰，伴高热，胸部 X 线或 CT 检查可发现脓肿伴空洞液平。

3. 肺结核　慢性咳嗽、咳痰，但常有午后低热、盗汗、消瘦等结核中毒症状。病变多位于上叶。胸部 X 线或 CT 结合痰抗酸杆菌检查可作出诊断。

4. 支气管肺癌　多发生于 40 岁以上的男性吸烟患者，可有咳嗽、咳痰、咯血等表现。行胸部 X 线或 CT、纤维支气管镜检查、痰细胞学检查等可作出鉴别。

5. 弥漫性泛细支气管炎　慢性咳嗽、咳痰伴气短，慢性鼻窦炎，胸部 HRCT 显示双肺弥漫分布的小结节影，大环内酯类抗生素治疗有效。

6. 先天性肺囊肿　X 线和胸部 CT 可见边缘整齐光滑、圆形或卵圆形，有时可有液平，周围肺组织无炎症浸润。

【治疗】　治疗目的是减轻症状，改善生活质量，减少急性加重，预防进展，防止肺功能下降。治疗关键是控制感染，促进痰液引流，降低气道微生物负荷和反复感染或急性加重的风险。

1. 基础疾病治疗　有基础疾病者需进行治疗,低免疫球蛋白血症者给予替代治疗,ABPA 需予激素抗感染治疗。

2. 控制感染　急性加重必须根据感染病原给予针对性抗生素治疗。常见病原菌是流感嗜血杆菌、铜绿假单胞菌等,在无病原学结果时,需根据病情经验性选择抗生素,再根据疗效和痰培养结果选择特异和敏感的抗生素。病情较轻者可口服抗生素(如阿莫西林、克拉霉素、喹诺酮类药),病情较重者需静脉给予抗生素,铜绿假单胞菌感染通常予以哌拉西林/他唑巴坦或三代头孢菌素,或联合氨基糖苷类或环丙沙星治疗,疗程常需要 2 周。对于频繁急性加重或铜绿假单胞菌长期定植的患者,可试用经气道吸入妥布霉素或庆大霉素进行治疗。

3. 清除气道分泌物

(1) 体位引流和理疗:可促进脓痰排出,应根据病变部位采用相应体位。一般要求病变部位肺处于高位,引流支气管开口向下。采用手拍或机械振动等方法,使振动波从胸壁传导到支气管,松动分泌物,以利排出。每天 2 次,每次 30 分钟。能耐受者可适当增加引流时间或次数。

(2) 雾化吸入:可稀释分泌物,使其易于排出,促进引流,有利于控制感染。可选用生理盐水、β2 受体激动剂等进行雾化吸入,每天 2~3 次。物理排痰前雾化吸入可增强其效果。

(3) 药物治疗:祛痰药物如溴己新(必漱平)、盐酸氨溴索、N-乙酰半胱氨酸等可促进痰液排出。

4. 改善气流受限　支气管舒张剂可改善气流受限,帮助清除分泌物,伴有气道高反应及可逆性气流受限的患者常有明显疗效。目前尚无循证医学证据支持常规应用吸入激素进行抗感染治疗。

5. 咯血治疗　如果咯血量少,可以对症治疗或口服卡巴克络、云南白药。若出血量中等,可静脉给予垂体后叶素或酚妥拉明;若为大咯血,经内科治疗无效,可考虑介入栓塞治疗或手术治疗。同时,必须保持气道通畅,维持氧合,保持血流动力学稳定。

6. 外科治疗　对于支扩局限而内科治疗仍顽固反复者或大咯血可考虑手术治疗。终末期患者有条件者可以考虑肺移植。

【预后】　取决于基础病因、支气管扩张范围和有无并发症。严重肺功能障碍与慢性铜绿假单胞菌感染者预后差。

【预防】　应用流感疫苗和肺炎疫苗预防或减少急性加重,进行教育与康复训练,劝导戒烟,加强营养,调节免疫,对于减少加重、减轻症状、改善生活质量可能有一定帮助。积极防治呼吸道感染,尤其是幼年时期的鼻窦炎、支气管肺炎、肺结核,对预防支气管扩张症的发生具有重要意义。

第五章 肺 炎

第一节 概 述

肺炎(pneumonia)是指肺泡、远端气道和肺间质的感染性炎症。临床上通常以发热、寒战、胸痛、咳嗽和咳脓痰为其特征;X线胸片上至少见一处不透光阴影或CT见类似改变,有别于细支气管以近的气道感染。

【分类】

(一)根据解剖学或影像学分类

1. 大叶性肺炎 病变起始于肺泡,经肺泡间孔(Cohn孔)蔓延至邻近肺泡,直至整个肺叶或肺段。影像学表现为肺渗出性阴影,通常不累及细支气管。当大量肺泡或肺腺泡充满炎性渗出物变得密实无气时,唯含气支气管清晰可见,称为支气管充气征。典型的大叶性肺炎呈整叶肺实变。由于抗菌药物广泛应用,典型大叶性肺炎已少见,而多数仅表现肺段或亚肺段的渗出和实变。

2. 小叶性肺炎 也称支气管肺炎。病变常起于支气管或细支气管,继而累及肺腺泡或肺泡。影像学特征是沿肺纹理分布的小片状或斑片阴影,密度不均匀,边缘淡薄而模糊,以两下肺、内中带多见。病灶亦可融合成片状或大片状,密度深浅不一,且不受肺叶或肺段限制。

3. 间质性肺炎 病变位于肺泡壁及其支持组织,影像学上表现为弥漫性、不规则条索状及网织状阴影,其间可散布有密度增高的小点状阴影。近年来有人进一步划分出粟粒状肺炎,指来自血源播散性感染形成肺内无数类似粟粒的微结节状阴影。

(二)根据病程分类

可分为急性、亚急性和慢性,因其时间界定并不很明确,故应用较少。但慢性肺炎在临床上每有所见,乃指预期病变吸收时间内,影像学上病变持续存在,且临床症状体征没有消退。其重要性在于必须进一步进行病原(因)学诊断,需要警惕某些殊病原体或酷似感染性肺炎的非感染性肺浸润。

（三）根据病原体分类

在抗感染化学治疗时代，病原学诊断对于肺炎的治疗具有决定性意义，在分类上更强调根据病原学分类。根据病原生物学的通常分类将肺炎分为：

1. 细菌性肺炎　常见细菌有肺炎链球菌、流感嗜血杆菌、卡他莫拉菌、金黄色葡萄球菌、肺炎克雷白杆菌、铜绿假单胞菌等。此外，分类学上不属于细菌、但某些特征类似于细菌的肺炎支原体（mycoplasma pneumoniae）、肺炎衣原体（chlamydia pneumoniae）以及分类学上属于细菌的细胞内病原体军团菌（legicmella）常被统称作"非典型病原体"，也是肺炎的常见病原体。结核分枝杆菌所致肺结核病虽然有时被称作为结核性肺炎，但通常作为特殊类型独立分出。

2. 病毒性肺炎　以儿童最常见，主要有流感病毒、腺病毒、呼吸道合胞病毒、麻疹病毒等呼吸道病毒。流感病毒（包括 1997 年出现的 H_5N_1 禽流感病毒、2009 年新出现的变异株甲型流感病毒、2013 年出现的 H_7N_9 禽流感病毒）和副流感病毒均可以引起肺炎，除病毒本身所致肺炎外，更常见者为继发性细菌性肺炎。免疫抑制宿主易罹患巨细胞病毒和其他疱疹病毒性肺炎。1993 年在美国出现的汉坦病毒（hantavirus）肺炎（肺出血综合征）、2002 年在我国出现的严重急性呼吸综合征冠状病毒（severe acute respiratory syndrome coronavirus，SARS-CoV）肺炎和 2012 年出现在中东的类 SARS（新型冠状）病毒性肺炎是新的、具备不同程度流行性的、病死率极高的病毒性肺炎。

3. 真菌性肺炎　亦称肺真菌病，病原体除了我国很少的地方性致病性真菌，大多为条件致病性真菌，主要有念珠菌、曲霉、隐球菌和毛霉。真菌性肺炎大多为继发性的，有时也发生于无危险因素的健康人。肺孢子虫在分类学上倾向于归为真菌，现称为肺孢子菌，是免疫抑制宿主肺炎的常见病原体之一。

4. 寄生虫性肺炎（肺寄生虫病）　阿米巴原虫、弓形体、肺吸虫和棘球绦虫、血吸虫等均可以引起或主要引起肺部感染。某些寄生虫病如肺吸虫病、绦虫病具有地域性（疫区）特点，但现在人口流动性增加，在非疫区也应予警惕。

（四）根据发病场所和宿主状态分类

虽然根据病原学诊断是一种理想的分类，但是迄今肺炎的病原学诊断仍有很多技术及其实施上的困难，而在不同环境或场所以及不同宿主所发生的肺炎，其病原学分布和临床表现等方面各有特点，临床处理和预后亦多差异。因此近年来关于肺炎分类倾向于根据发病场所和宿主状态进行划分：

1. 社区获得性肺炎（community acquired pneumonia，CAP）　最为常见，临床病

情轻重不一。80%患者可以在门诊治疗;20%患者需要住院治疗,其中占总数1%~2%的患者为重症肺炎,需要人住重症监护病房(ICU)治疗。

2. 医院获得性肺炎(hospital acquired pneumonia,HAP) 患病人数与CAP相比约为1∶4。HAP在医院感染中常居第一、第二位。因其高发病率、高病死率和高医疗资源消耗,目前受到很大关注。

3. 健康护理相关肺炎(health-care associated pneumonia,HCAP) 随着社会老年人口和病残人员增加,在发达国家老年护理院以及慢性病护理院大批建立。在护理院生活者肺炎发病率高,其临床特征和病原学分布介于CAP和HAP之间,被单列为护理院获得性肺炎(nursing home acquired pneumonia,NHAP)。近年来美国疾病预防控制中心主张将NHAP改称健康护理相关肺炎(health-care associated pneumonia,HCAP)。2005年美国胸科学会(ATS)/美国感染病学会(IDSA)在HAP处理指南中规定HCAP包括下列人群所患肺炎:①近90天内曾住院≥2次;②长期居住在护理院或慢性病护理机构;③近30天内接受过静脉治疗(抗生素、化学药物)、伤口处理;④在医院或血液透析门诊部接受透析治疗。但是,HCAP的界定和涵盖范围仍有较大争议,近年对于HCAP是否有着独特的病原学特点并影响临床治疗讨论尤多,HCAP概念可能会导致广谱抗生素的过度使用和滥用,近年来根据研究结果更倾向用耐药病原体危险因素评估模型来调整HCAP标准,因此本书不予单列。建议参照发病场所和其他相关危险因素进行病情评估和初始经验性治疗,如果其后确定病原学诊断和获得药敏测试结果,则结合临床再作决策。

4. 免疫低下宿主肺炎(immunocompromised host pneumonia,ICHP) 由于HIV/AIDS流行,肿瘤放、化疗,器官移植和接受免疫抑制剂治疗者增多,免疫低下宿主作为一组特殊人群对病原微生物极度易感,肺是最常见的感染靶器官。免疫低下宿主肺炎既可以是HAP亦可以是CAP,但因其诊治的特殊性,有必要单独列为一种类型。

其他尚可根据年龄分出老年人肺炎、儿童肺炎等类型。

【诊断】

(一)病史和体格检查

详细采集病史和体检是诊断肺炎的临床基础。病史必须回答"5W":Who、When、Where、Why和How。"Who"就是要了解患者的基本情况,如年龄、职业、嗜好(吸烟、酗酒、吸毒)、免疫状态、性生活史(多个性伴侣或同性恋)、职业或不良环境接触史、并发症等。"When"即暴露和发病时间、是否处于某种疾病的流行期。"Where"首先要区分社区感染还是医院感染,有无疫区居留或旅游史。"Why"和

"How"则要求询问患者可能的发病原因和发病方式、自觉症状及其特征。体检必须全面、细致,除详细胸部体检外,要特别注意全身状况和肺外体征,当怀疑血源性感染或对于免疫低下患者更不能忽略系统性检查。

(二)影像学检查

X线检查是诊断肺炎的重要依据。患者临床表现为发热和咳嗽、咳痰,X线检查如果未显示肺内炎症浸润,往往提示急性气管-支气管炎,多数为病毒感染,没有使用抗菌药物的指征。X线上病变范围是病情严重程度评价的重要参考指标。形态特征(叶段实变、斑片状浸润、从粟粒至大小不等的结节影、空洞形成、间质性病变等)虽然对病原学诊断并无特异性,但结合病史对推测病原(因)诊断仍有重要参考意义,可以缩小鉴别诊断的范围。CT对揭示病变性质、隐匿部位病变和其他伴随改变(胸腔积液、纵隔和肺内淋巴结肿大)很有帮助,适用于需要鉴别诊断时。B超用于探测胸腔积液和贴近胸壁的肺实质病灶,并可指导穿刺抽液和经胸壁穿刺活检。

(三)病原学检查

显微镜镜检与病原体培养是传统的,但迄今仍是最基本和最重要的病原学诊断技术。痰或下呼吸道采样标本涂片革兰染色镜检适用于普通细菌的检查,而特殊病原体常需借助特种染色(如萋-尼抗酸染色、吉姆萨染色等)。培养需按不同病原体(如病毒、细菌、真菌)采用相应培养技术。细菌培养根据形态和生化反应等特征可将其鉴定至种,并可进行抗菌药物敏感性测定。肺炎病原学诊断的标本质量及其采集是影响诊断特异性和敏感性的重要环节。应注意在抗菌药物使用之前采集标本。此外,口咽部存在大量定植菌,经口咳痰标本易遭污染,其培养结果很难判断其临床意义。因此为消除或防止污染,提倡或有选择性使用以下方法。

1.痰标本　①细胞学筛选:必须指导或辅助患者从深部咳痰,并及时运送至实验室。接种前应确定痰标本质量是否合格。非粒细胞减少或者下呼吸道感染的合格痰标本应是含脓细胞和支气管柱状上皮细胞较多,而受唾液严重污染的不合格标本则有较多来自颊黏膜的扁平鳞状上皮细胞。通用的标准是直接涂片镜检每个低倍视野白细胞>25个或鳞状上皮细胞<10个;或鳞状上皮细胞:白细胞<1:2.5。丢弃不合格标本,并要求临床重送标本。合格痰液标本接种培养,可减少培养结果解释上的混乱。②定量或半定量培养:感染性体液或渗出液(包括痰液)细菌浓度高于污染菌。痰定量培养每毫升分离的致病菌或条件致病菌浓度≥10^7菌落形成单位(cfu/ml)或半定量培养(4区划线法)4+,可以认为是肺炎的致病菌。

2.下呼吸道标本 直接采样环甲膜穿刺经气管吸引(transtracheal aspiration, TTA)、经人工气道或纤维支气管镜气管内吸引(endotracheal aspiration,ETA)、防污染样本毛刷(protected specimen brush,PSB)、支气管肺泡灌洗(bronchial alveolar lavage,BAL)、经胸壁穿刺肺吸引(lung aspimtion,LA)等方法,属创伤性技术,仅在重症疑难以及免疫低下合并肺部感染患者选择性采用。目前应用较多的是经支气管镜BAL,并结合定量培养。

3.血和胸液培养 部分肺炎患者合并菌血症或胸腔积液,而血液和胸液属无污染体液标本,虽然培养阳性率不高,但特异性很高。凡住院CAP和HAP患者均应同时自两处静脉抽取血培养,有胸腔积液者尽可能诊断性胸腔穿刺抽液进行涂片、培养和相关检查。

4.免疫学检测 用已知抗原或抗体与待测标本的抗体或抗原发生反应,借助肉眼、荧光或核素标记技术进行定性或定量测定。优点是快速、简便、不受抗菌治疗的影响。测定感染微生物的特异性抗体目前应用较多,IgM抗体通常在感染后7~10天达到高峰,有一定临床诊断参考价值;而IgG抗体于感染后4~6周才达到高峰,仅适用于回顾性诊断和流行病学调查。特定病原体的特异性抗原检测是一种理想的诊断技术,但目前多数尚处于研究阶段。

5.分子生物学技术 又称基因诊断,有DNA探针和体外扩增法。前者操作复杂、费用昂贵,后者常用聚合酶链反应(PCR)法,适合临床实验室使用,新近研发的多重PCR技术能够同时检测多个病原体。随着商业化试剂盒的问世,PCR检测的质量控制有了很大提高,但在实验室检测中仍要注意污染等问题。

近年来,基质辅助激光解吸/电离飞行时间质谱分析(matrix-assisted laser desorption/ionization time-of-flight mass spectrometry,MALDI-TOF-MS)在临床微生物中的应用可以说是一场技术革命,该方法检测细菌的核糖体蛋白,大大地缩短了微生物鉴定所需要的时间,随着研究的进一步深入,这项技术可能应用于细菌的耐药性检测、毒力因子的检测等领域。

除体液和分泌物标本外,对有指征的患者应采集肺或肺外组织活检标本,同时作病理组织学和微生物学检查,特别是当怀疑特殊病原体感染时。临床应根据可能的病原体确定检测目标,选择适合的标本和适当的检测方法。

【治疗】

(一)抗微生物化学治疗的一般原则和合理应用

1.抗菌药物经验性治疗和靶向治疗(目标治疗)的结合与统一 根据病原微生物学诊断选择相应抗微生物化学治疗是肺炎现代治疗的原则。但是微生物学诊断包括从标本采集到病原体的分离鉴定需要时间,而且诊断的敏感性和特异性不高,为等待病原学诊断而延迟初始抗微生物治疗会贻误治疗时机,明显影响预后。另一方面,肺炎以细菌性感染最为常见,抗菌药物的发展使抗菌治疗足以覆盖可能的病原菌,获得治疗成功。有鉴于此,细菌性肺炎应在获得病原学诊断前尽早(4~8小时内)开始经验性抗菌治疗。经验性治疗不是凭个人的狭隘经验,而应当参考不同类型肺炎病原谱的流行病学资料,结合具体患者感染某种病原体的危险因素、临床与影像特征,估计最可能的病原菌。依据抗菌药物的基本理论知识,并尽量寻找和参考不同抗菌治疗方案的循证医学证据,从而选择药物和制订治疗方案。在48~72小时后对病情再次评价,根据治疗反应和病原学检查结果,确定下一步处理。如果病原学检查结果无肯定临床意义,而初始经验性治疗有效,则继续原方案治疗。倘若获得特异性病原学诊断结果,而初始经验治疗方案明显不足或错误,或者治疗无反应,则应根据病原学诊断结合药敏测试结果,选择敏感抗菌药物,重新拟定治疗方案,此即靶向(目标)治疗。所以经验性治疗与靶向治疗是整个治疗过程的两个阶段,是有机的统一。不应片面强调靶向治疗而贻误时机;经验性治疗也应在治疗前留取诊断标本,尽可能获取特异性病原学诊断并转为特异性病原学治疗,不应仅仅停留在经验性水平。凡抗菌治疗无反应(non-response)的肺炎患者都应该努力确立特异性病原(因)学诊断,而不是凭个人经验频繁更换抗菌药物。

2.熟悉和掌握抗菌药物的基本药理学知识是合理抗菌治疗的基础 每种抗菌药物的抗菌谱、抗菌活性、药动学和药效学参数、组织穿透力及其在肺泡上皮衬液以及呼吸道分泌物中浓度、不良反应,以及药物经济学评价是正确选择药物和安排治疗方案的基础,必须熟悉和准确掌握。近年来关于药动学(pharmacokinetics)/药效学(pharmacodynatics)(PK/PD)的理论对于抗菌药物的临床合理应用有重要指导意义。β-内酰胺类和大环内酯类(除外阿奇霉素)抗菌药物属时间依赖性杀菌作用,要求血药浓度高于最低抑菌浓度的时间占给药间歇时间(T>MIC%)至少达到40%~50%,此类药物大多半衰期较短,且抗生素后效应时间很短或没有,因此必须按半衰期所折算的给药间歇时间每天多次规则给药,不能任意减少给药次数,必要时应增加给药次数或延长滴注时间。氨基糖苷类和喹诺酮类药物则属浓度依赖性杀菌作用,前者要求血药峰值浓度与最低抑菌浓度之比(Cmax/MIC)达到8~10倍;后者要求Cmax/MIC达到10~12倍,或给药24小时曲线下面积(AUC0-24)与最低抑菌浓度之比(AUC0-24/MIC,即AUIC0-24)在G$^+$球菌(如肺炎链球菌)达到25~35、G$^-$杆菌达到100~125以上,才能取得预期临床疗效,并避免耐药性产生。目前主张,过去常用的氨基糖苷类每天 2 次给药方案在多数情况下可以改为两次剂量集中 1 天 1 次使用;喹诺酮药物如环丙沙星治疗严重 G⁻杆菌或铜绿假单胞菌肺部感染至少 400mg,每天 2 次给药。

3. 参考指南、结合本地区耐药情况选择药物 目前包括中国在内许多国家都制订了社区和医院获得性肺炎诊治指南,提供了初始经验性治疗的抗菌药物推荐意见。不少推荐意见都有循证医学的支持证据,是肺炎抗菌治疗的基本参考。但不同国家或一国之内不同地区细菌耐药情况不尽相同,肺炎经验性抗菌治疗的药物选择还应当结合本国或本地区的耐药监测资料。

(二)问题和展望

1. 病原学诊断 肺炎的病原学诊断十分重要,但目前技术水平远远不能满足临床需求。迫切需要研究和发展新技术(包括采样和实验室处理),以提高临床抗微生物化学治疗的针对性。

2. 细菌耐药 细菌耐药是抗菌药物治疗的重大难题,甚至是一场灾难。耐药问题需要综合治理,而合理用药是避免和减少耐药的关键,临床医师负有重大责任。据美国资料,抗生素处方中 3/4 系用于呼吸系统感染,其中大约一半属不合理用药。合理用药需要从教育和管理多方面入手,科学治理。

3. 新出现病原体 新出现的病原微生物和感染,如 SARS、高致病性禽流感(H_5N_1、H_7N_9)所致肺炎及其高病死率、甲型 H_1N_1 流感的高传播力,给医学研究提出了许多新的重大课题。需要加强公共卫生体系建设,增加科学研究的投入与推动。

4. 特殊人群 特殊人群如老年人和免疫低下患者肺炎的患病率和病死率很高,基础和临床研究亟待加强。

第二节 社区获得性肺炎

社区获得性肺炎(community-acquired pneumonia,CAP)亦称院外肺炎,是指在社区环境中机体受微生物感染而发生的肺炎,包括在社区感染,尚在潜伏期,因其他原因住院后而发病的肺炎,并排除在医院内感染而于出院后发病的肺炎。

【病原学】 细菌、真菌、衣原体、支原体、病毒和寄生虫均可引起 CAP,其中以细菌最为常见,肺炎链球菌居首位;在我国衣原体、支原体等非典型病原体并不少见,部分为混合性感染;近年来病毒性肺炎日益受到重视,例如流感病毒性肺炎等,此外,幼年时的呼吸道合胞病毒可能和哮喘发病有关。由于地理位置的差异、研究人群的不同、采用的微生物诊断技术及方法各异等原因,CAP 病原体分布或构成比不尽一致。不同病情严重程度和治疗场所 CAP 的主要病原体分布亦有差异:①门诊治疗患者,依次是肺炎链球菌、肺炎支原体、嗜血流感杆菌、肺炎衣原体、呼吸道病毒(流感病毒、腺病毒、呼吸道合胞病毒和副流感病毒);②住院患者,依次为肺炎链球菌、肺炎衣原体、军团菌,以及吸入性病原体(含口咽部菌群特别是厌氧菌);③入住 ICU 患者,依次为肺炎链球菌、金黄色葡萄球菌、G⁻杆菌和嗜血流感杆菌。宿主状态及其相关状况是影响 CAP 病原体分布的重要因素,是经验性治疗估计可能病原体的参考的要点之一。

作为 CAP 的首位病原体,肺炎链球菌的耐药情况总体呈上升趋势。如果存在以下危险因素,需考虑到耐药病原体感染:在 90 天之内使用抗生素或住院超过 48小时、长期卧床、胃肠营养、免疫抑制状态、使用制酸剂。

【流行病学】　　虽然强杀菌、超广谱抗菌药物不断问世,CAP 仍然是威胁人类健康的重要疾病,其患病率约占人群的 12%。根据 2012 年世界卫生组织的统计,全球人口死亡顺位中肺炎居第四位,每年有 310 万人因此死亡。在美国,每年因肺炎的直接医疗费用和间接劳动力损失约 200 亿美元。我国尚缺乏可靠的 CAP 流行病学资料,据估计每年我国有 250 万 CAP 患者,死于 CAP 者超过 12 万人,上述数字显然被低估。年龄、社会地位、居住环境、基础疾病和免疫状态、季节等诸多因素可影响 CAP 的发病与预后。

在北半球 1~3 月份是肺炎链球菌、金黄色葡萄球菌、卡他莫拉菌和甲型流感病毒呼吸道感染和肺炎的好发季节;乙型流感自 1 月份起,高峰在 3 月份,延续至 4月份;4~6 月份可出现立克次体感染(Q 热),7~8 月份肠道病毒,8~10 月份军团菌和副流感 3 型病毒;而 11 月至翌年 2 月份则是流感嗜血杆菌、呼吸道合胞病毒以及副流感病毒 1 型和 2 型的好发季节。肺炎支原体每 3~6 年出现流行,持续2~3 个冬季;肺炎衣原体感染亦有散发和流行交替出现的特点,流行期持续 2~3年,而散发期则持续 3~4 年,没有季节性;军团菌肺炎虽然好发在夏季,但散发病例一年四季均有所见。

【病理学】

(一)大叶性病变

以叶间胸膜为界,病变局限叶、段。炎症过程分 4 期,即充血期、红色肝变期、灰色肝变期和消散期。这 4 期有时并不完全按时序出现,可以在同一病肺有 2~3期病变同时存在。典型的大叶性肺炎主要见于肺炎链球菌,而肺炎克雷白杆菌、流感嗜血杆菌、金黄色葡萄球菌、军团菌和其他链球菌肺炎也可呈大叶性改变。

（二）小叶性病变

表现为一个或多个肺小叶实变。因为渗出物（分泌物）重力作用，病变通常在肺底部或后部。病变界限不清楚，呈现较干的颗粒状，灰红色或黄色。有时病变影响整个肺小叶，而间隔的另一侧肺组织完全正常。组织学上见化脓性中性粒细胞渗出物充满支气管、细支气管和毗邻肺泡。常见病原体为葡萄球菌、链球菌、流感嗜血杆菌、铜绿假单胞菌和大肠杆菌。

（三）间质性病变

病灶呈斑片状或弥漫性，单侧或双侧性分布。肉眼观肺实质呈现红色和充血，无明显实变。胸膜光滑，很少出现胸膜炎或胸腔渗液。镜下炎症过程累及肺间质（包括肺泡壁和支气管血管周围的结缔组织）。肺间隔见单核细胞（淋巴细胞、浆细胞、组织细胞）浸润。没有明显的肺泡渗出，但不少病例在肺泡腔内见有蛋白样物质。常见病原体包括肺炎支原体、病毒（呼吸道病毒、带状疱疹病毒）、衣原体、考克斯体以及肺孢子菌等。

（四）混合性病变

病毒性肺炎并发细菌二重感染时，间质和肺泡的病变同时存在，导致纤维脓性气腔炎症反应，有单核细胞间质性炎症和细支气管上皮坏死。

（五）粟粒性病变

除血行播散性肺结核外，粟粒性病变亦可见于疱疹病毒、难治性组织胞浆菌、球孢子菌等所致肺炎。其组织学表现从干酪性肉芽肿到灶性坏死、纤维素渗出、急性坏死性出血灶各不相同，但共同特点是细胞反应甚少。

【临床表现】

（一）起病

CAP 大多呈急性起病，但可以因病原体、宿主免疫状态和并发症、年龄等不同而有差异。

（二）胸部症状

咳嗽是最常见症状，见于 80%～90% 的患者，大多（64% 左右）伴有咳痰，呼吸困难占 66%～75%，此 3 种症状频率在成年人和老年人各年龄段的分布上无甚差别。胸痛的发生率随年龄增长而减少（从 60% 左右降至 30% 左右）。而呼吸增速的发生率随增龄呈现增加（从 36% 增至 65%）。咯血在 CAP 并不少见（10%～20%）。

（三）全身症状和肺外症状

绝大多数有发热和寒战。高热见于超过30%的患者，随增龄而略减。乏力很常见（90%左右）。其他常见（>60%）症状为出汗、头痛、肌肉酸痛、厌食，老年组发生率低于青壮年组。相对少见症状（<50%）有咽痛、不能进食、恶心、呕吐、腹泻等，不同年龄段差别不大。有研究认为老人肺炎临床表现常不典型，呼吸道症状少，而精神不振、神志改变、活动能力下降和心血管方面改变较多。

（四）体征

患者常呈热性病容，重者有呼吸急促、发绀。胸部检查可有患侧呼吸运动减弱、触觉语颤增强、叩诊浊音、听诊闻及支气管呼吸音或支气管肺泡呼吸音，可有湿啰音。如果病变累及胸膜可闻及胸膜摩擦音，出现胸腔积液则有相应体征。胸部体征随病变范围、实变程度、累及胸膜与否等情况而异。心率通常加快，如并发中毒性心肌病变，可出现心音低钝、奔马律、心律失常和周围循环衰竭。老年人心动过速可以比较常见。相对缓脉见于军团菌病、Q热和鹦鹉热支原体肺炎，有诊断参考价值。

【实验室和辅助检查】

（一）血细胞计数

中、重症细菌性肺炎常见外周血白细胞升高，伴菌血症者的白细胞总数大多超过 $10 \times 10^9/L$。部分患者白细胞减少。出现白细胞减少、酗酒和肺炎链球菌感染"三联征"是年轻 CAP 患者不良预后的重要征兆。一般来说，非典型病原体支原体和衣原体所导致的肺炎白细胞很少升高，军团菌肺炎白细胞计数超过 $10 \times 10^9/L$ 的比率亦低于肺炎链球菌肺炎（分别为60%和85%）。但各家报道并不完全一致。

（二）C-反应蛋白

C-反应蛋白（C-reactive protein，CRP）是一种机体对感染或非感染性炎症刺激产生应答的急性期蛋白，由肝脏合成。它是细菌性感染很敏感的生物反应标志物，感染后数小时即见升高，在肺炎患者大多超过 100mg/L，而急性支气管炎和慢性阻塞性肺疾病急性加重（AECOPD）患者的 CRP 虽亦升高，但数值较低；病毒性肺炎 CRP 通常较低。抗菌药物治疗后 CRP 迅速下降，而持续高水平或继续升高则提示抗菌治疗失败或出现感染性并发症（静脉炎、二重感染、肺炎旁渗液等）。

（三）降钙素原

降钙素原（procalcitonin，PCT）是降钙素的前肽物，可能代表一种继发性介质，对感染的炎症反应具有放大效应,本身并不启动炎症反应。对入住 ICU 的 CAP 患者研究发现,细菌性感染血浆 PCT 升高是病毒性感染的 2 倍,是正常人的 5 倍;以 PCT>0.1μg/L 为界,PCT 诊断细菌性感染的敏感性特异性分别在 64.4% 和 79.6%。连续监测 PCT 水平可以作为评估 CAP(也包括 HAP/VAP)严重程度和预测预后的指标,并且可以指导临床抗菌治疗,减少不必要的抗菌药物使用和早期停药。

(四)血氧

脉氧仪测定血氧饱和度被不少 CAP 指南列为常规,包括门诊 CAP 初诊患者。入院的 ICU 患者则需行动脉血气分析,以了解动脉血氧分压(PaO_2)和酸碱状态。氧合状态是肺炎严重程度的基本评价参数,也是估计预后的重要参考。

(五)血生化

血清电解质、肝肾功能是住院患者包括 ICU 患者的基本检测项目。低钠血症在 CAP 颇常见,低钠血症和低磷血症是军团菌肺炎诊断的重要参考。尿素氮是 CAP 严重程度的评价参数之一,肝肾功能是选择抗菌药物的基本考虑因素。

(六)影像学检查

1. 胸部 X 线检查　是确立肺炎(实质)还是气道感染(传导性)的基本检查,也是评估病情严重程度的必要资料。

2. 胸部 CT 扫描　CT 特别是薄层 CT 或高分辨率 CT(HRCT)的敏感性更高,在显示气腔病变、腺泡水平的细小结节、磨玻璃样阴影、支气管充气征以及病灶分布等方面远较普通 X 线胸片为优,而在肺间质病变的发现和病变特征的揭示上更是普通 X 线胸片所不能达到的。此外 CT 对于了解肺炎并发症(类肺炎性胸腔积液等)、发现掩蔽部位肺炎(心脏后、纵隔)等非常有帮助。对于普通胸片上病灶显示不清、怀疑掩蔽部位病变、结节性肺炎、弥漫性肺炎、病灶需要鉴别诊断、重症肺炎而需要更进一步评估、免疫抑制宿主肺炎、抗菌治疗无反应性肺炎等患者胸部 CT 检查是必要的。

3. 超声检查　肺炎患者的超声检查目的在于探测肺炎旁胸腔积液和贴近胸膜病灶的引导经皮穿刺肺活检。超声检查可以显示胸液是否分隔,用以指导胸腔穿刺;缺点是不能显示叶间积液、纵隔胸膜积液以及被肩胛遮盖的包裹性积液。超声引导经皮肺活检较 CT 定位方便且可实时监测,不足之处是显像分辨率不高。

【诊断】

(一)临床诊断

诊断标准:①新出现或进展性肺部浸润性病变;②发热≥38℃;③新出现的咳嗽、咳痰,或原有呼吸道疾病症状加重,并出现脓性痰;伴或不伴胸痛;④肺实变体征和(或)湿性啰音;⑤白细胞>10×10⁹/L 或<4×10⁹/L 伴或不伴核左移。以上①+②~⑤中任何一项,并除外肺结核、肺部肿瘤、非感染性肺间质病、肺水肿、肺不张、肺栓塞、肺嗜酸性粒细胞浸润和肺血管炎等,CAP 的临床诊断即可确立。

(二)病原学诊断

门诊治疗患者病原学检查可以不列为常规,但对怀疑有抗菌治疗方案通常不能覆盖的病原体感染(如结核)或初始经验性抗菌治疗无反应者,需要进一步做病原学检查。住院患者应做血培养(2 次)、痰涂片与培养。经验性抗菌治疗无效者、免疫低下者、怀疑特殊感染而咳痰标本无法获得或缺少特异性者、需要鉴别诊断者,可选择性通过纤维支气管镜下呼吸道防污染样本毛刷采样或 BAL 采样做细菌或其他病原体检测。重症 CAP 应作军团菌有关检测。

(三)病情评估

需要通过病情严重程度的评估对 CAP 患者治疗做出安排(门诊还是住院),并预估其预后。

评估内容包括年龄、生活状况、基础疾病(免疫低下,酒精中毒,慢性心、肝、肾疾病,糖尿病,肿瘤,贫血等)、体检发现(意识和神志、呼吸频率、心率、血压等)、动脉血气和血液生化检测等。现行 CAP 病情评估方法有多种,为应用方便,目前大多推荐英国胸科学会制定的 CURB-65 计分法(表 5-1)。重症肺炎患者需要入住 ICU,病死率高,医疗资源消耗显著增加,因此有主张重症肺炎诊断需要更多参数和更严格的标准。美国感染病学会/美国胸科学会(IDSA/ATS)提出的重症肺炎诊断标准包括:主要标准:①有创机械通气;②脓毒性休克需要血管加压素。次要标准:①呼吸频率≥30 次/分;②PaO₂/FiO₂≤250;③多肺叶浸润;④意识模糊、定向力障碍;⑤高尿素血症(尿素氮≥20mg/dl);⑥感染致白细胞减少(周围血白细胞<4×10⁹/L);⑦血小板减少(血小板计数<100×10⁹/L)低体温(肛温<36℃);⑨低血压(收缩压<90mmHg)需要积极的液体复苏。诊断必须符合 1 项主要标准或 3 项次要标准。近年来,低氧血症、低二氧化碳血症、酸中毒也被认为是重症的重要指标。

表 5-1 CAP 病情评估的 CURB-65 计分法

指 标	计分
新出现的意识障碍（confusion）	1
尿素血症（ureamia）：BUN>7mmol/L，即 20mg/dl	1
呼吸频率>30 次/分（respiratory）	1
血压（blood pressure）：舒张压<60mmHg 或收缩压<90mmHg	1
年龄≥65 岁	1

解释：1 组：积分 0 或 1 分，病死率 1.5%，适合居家治疗；2 组：积分 2 分，病死率 9.2%，住院治疗；3 组：积分>3 分，病死率 22%，可能需要住 ICU

【治疗】

（一）抗感染治疗

按不同病情和治疗场所，参考影响病原体的宿主因素、所在地区和医院抗菌药物敏感性监测资料，在留取病原学检测标本时，指南建议立即（距就诊不超过 4 小时）开始经验性抗菌治疗。但近来有研究显示并非所有 CAP 患者都需要在 4 小时内应用抗菌药物，严格按照这一原则可能造成 CAP 诊断的不准确及抗菌药物应用的不合理。

与 IDSA/ATS 2007 年 CAP 指南比较，我国指南根据成人 CAP 中肺炎链球菌对青霉素耐药率不高的特点，以及我国幅员辽阔、经济社会发展不平衡的现状，青霉素类（青霉素 G、阿莫西林）和第一、二代头孢菌素仍作为重要选择。其次是呼吸喹诺酮类在青壮年、无基础疾病组也作为推荐用药，是考虑到可能部分患者近期或患病以来已应用抗菌药物和 β-内酰胺类过敏等情况的需要。在我国肺炎链球菌对大环内酯类的耐药率较美国明显为高，不推荐单独使用。针对病毒性肺炎，冬季流感季节的重症肺炎患者可以考虑经验性抗病毒治疗。抗感染治疗一般可于热退和主要呼吸道症状明显改善后 3~5 天停药，但疗程视不同病原体、病情严重程度而异。初始治疗后 48~72 小时应对病情和诊断进行评价。病情稳定后可转换成口服抗菌药物序贯治疗。

（二）并发症的处理

1. 类肺炎性胸腔积液（parapneumonic effusion） 是指肺炎、肺脓肿和支气管扩张等感染引起的胸腔积液。肺炎时其发生率约 40%，病死率远高于单纯性肺炎，双侧性者更高于单侧性者。类肺炎性胸腔积液的发生分为 3 个阶段，即渗出期、纤维脓性期和机化期。初始经验性抗生素治疗药物选择和剂量并不影响积液的出现，影响类肺炎性胸腔积液和脓胸预后的因素包括：脓胸、细菌涂片和培养阳性、胸液葡萄糖<2.2mmol/L(40mg/dl)、胸液 pH<7.0、胸液 LDH>血清 LDH 正常上限、胸液局限化。临床处理的关键在于早期发现，如果游离积液且宽度(经侧卧位 X 线摄片评估)>10mm，必须诊断性胸穿采样，以了解胸液的性质和对预后的影响。凡胸液 pH<7.0 和(或)葡萄糖<2.2mmol/L 和(或)革兰染色和培养阳性，无局限化，即使外观呈非明显脓性，也需要胸腔置管引流。

2. 呼吸衰竭、脓毒性休克、多器官衰竭　60%~85%重症 CAP 出现需要机械通气的呼吸衰竭，其低氧血症纠正颇为困难，早期实施无创机械通气可以避免部分患者的有创机械通气。约5%的重症肺炎可发展为 ARDS，病死率达 70%。其治疗参考相关指南和教材。

【预防】

1. 戒烟、避免酗酒　有助于预防肺炎的发生。

2. 接种疫苗　多价肺炎链球菌疫苗是从多种血清型中提取的多糖荚膜抗原，可以有效预防侵袭性肺炎链球菌的感染。建议接种肺炎链球菌疫苗的人员包括：体弱的儿童和成年人，60 岁以上老年人，反复发生上呼吸道感染(包括鼻窦炎、中耳炎)的儿童和成年人，具有肺脏、心脏、肝脏或肾脏慢性基础疾病者，糖尿病患者，癌症患者，镰状细胞贫血患者，霍奇金病患者，免疫系统功能紊乱者，脾切除者，需要接受免疫抑制治疗者，长期居住在养老院或其他长期护理机构者。流感疫苗可以保护易感人群，减少流感及其并发症肺炎的发生，接种的范围可以较肺炎链球菌疫苗更广。接种人员包括：60 岁以上老年人，慢性病患者及体弱多病者，医疗卫生机构工作人员特别是临床一线工作人员，小学生和幼儿园儿童，养老院、老年人护理中心、托幼机构的工作人员，出租车司机，民航、铁路、公路交通的司乘人员，商业及旅游服务的从业人员等以及经常出差或到国内外旅行的人员。

第三节　医院获得性肺炎

医院获得性肺炎(Hospital-acquired pneumonia, HAP)简称医院内肺炎(nosocomial pneumonia, NP)，是指患者入院时不存在、也不处于感染潜伏期，而是入院≥48 小时在医院内发生的肺炎，包括在医院内获得感染而于出院后 48 小时内发病的肺炎。其中以呼吸机相关肺炎(ventilator associated pneumonia, VAP)最为常见，它是指建立人工气道(气管插管/切开)和接受机械通气(mechanical ventilation, MV)48

小时后发生的肺炎。美国胸科协会（ATS）曾提出医疗保健相关性肺炎（healthcare-associated pneumonia，HCAP）的概念，近来研究发现该分类不仅不能改善患者生存率，而且还会增加抗生素不合理应用的风险。

【病原学】 细菌是 HAP/VAP 最常见的病原体，约占90%，其中1/3为复数菌感染。常见病原体构成见表2-6-6。不同发病时间、基础状况、病情严重程度，甚至不同地区、医院和部门，HAP/VAP 的病原谱存在明显差异。轻、中度和早发性（入院后或接受 MV<5 天发生）HAP/VAP，以肺炎链球菌（5%~20%）、流感嗜血杆菌（5%~15%）、甲氧西林敏感金黄色葡萄球菌（MSSA）和抗生素敏感肠杆菌科细菌为常见；重症、晚发性和免疫低下宿主的 HAP/VAP，则以多耐药的革兰阴性杆菌（20%~60%）如铜绿假单胞菌、不动杆菌、肠杆菌科细菌以及革兰阳性球菌（20%~40%）如甲氧西林耐药金黄色葡萄球菌（methicillin-resistance staphylococcus aureus，MRSA）多见。由于第三代头孢菌素的广泛应用，产超广谱 β-内酰胺酶（ESBLs）菌株，特别是肺炎克雷白杆菌和大肠杆菌已在国内许多地区和医院流行，并成为晚发性 HAP 的重要病原。沙雷菌可污染呼吸器械导致 HAP/VAP 暴发流行，军团菌肺炎亦可呈暴发流行。厌氧菌所致的 HAP 报道少见，多见于容易出现误吸的基础疾病如脑中风患者。真菌感染特别是急性侵袭性肺曲霉病（IPA）的发病率近年来有上升趋势，值得重视。巨细胞病毒（CMV）肺炎，多见于免疫低下宿主。呼吸道合胞病毒（RSV）和流感病毒可引起 HAP 暴发流行，多见于婴幼儿病房。SARS-CoV 作为具有高度传染性的重要病原体，其医院感染主要发生在与 SARS 患者密切接触且缺乏严格防护的医务人员、陪护人员以及同居室的其他患者。

【流行病学】 根据全国医院感染监测资料，HAP 是我国居首位的医院感染类型，在欧美等发达国家则居第二至第四位。全球范围内 HAP 的发病率为 0.5%~5.0%。教学医院 HAP 发病率是非教学医院的2倍；ICU 是普通病房的数倍至数十倍；胸腹部手术患者是其他手术患者的38倍；MV 患者是非 MV 患者的 7~21 倍。HAP 病死率为 20%~50%，明显高于 CAP 的 5%~6.3%。MV 患者中，VAP 累积发病率为18%~60%。按呼吸机日（ventilator-days，VDs）计，内外科 ICU 成年患者 VAP 发病率为 15~20 例次/1000VDs；ARDS 患者 VAP 发病率高达42例次/1000VDs。VAP 患者病死率25%~76%，归因病死率24%~54%。荟萃分析显示，我国 HAP 总体发病率为2.33%。在不同人群发病率差异很大，老年、ICU 和 MV 患者 HAP 发病率分别为普通住院患者的5倍、13倍和43倍。病死率为24.08%。上海市调查资料显示，因 HAP 造成住院期延长31天，每例平均增加直接医疗费用 1.8 万元。

【感染来源和途径】

(一)误吸(aspiration)

口咽部定植菌吸入是 HAP 的最主要感染来源和感染途径。50%~70%的健康人睡眠时可有口咽部分泌物吸入下呼吸道。吞咽和咳嗽反射减弱或消失者如老年、意识障碍、食管疾患、气管插管、留置鼻胃管、胃排空延迟及张力降低者更易发生误吸。正常成人口咽部 G⁻杆菌分离率低于 5%,住院后致病性 G⁻杆菌定植明显增加。口咽部 G⁻杆菌定植增加的相关因素还有抗生素应用、胃液反流、大手术、基础疾病,以及内环境紊乱如慢性支气管肺疾病、糖尿病、酒精中毒、白细胞减少或增高、低血压、缺氧、酸中毒、氮质血症等。胃内细菌可能是口咽部定植致病菌的来源之一。正常情况下,胃液 pH 为 1.0 左右,胃内极少有细菌。胃液酸度下降、老年、酗酒、各种胃肠道疾病、营养不良和接受鼻饲、应用制酸剂或 H_2 受体阻滞剂,可使胃内细菌定植大量增加。胃液 pH>4.0 时细菌检出率为 59%,pH<4.0 时细菌检出率仅为 14%。胃内定植菌引起 HAP 的机制可能为直接误吸胃液,也可能为细菌先逆向定植于口咽部,再经吸入而引发肺炎。

(二)气溶胶吸入(inhalation)

是 HAP 的另一发病机制。曾有报道雾化器污染导致 HAP 暴发流行。呼吸机雾化器、氧气湿化瓶水污染是引发 HAP 的重要来源。儿科病房的医院获得性病毒性肺炎大多通过气溶胶传播。SARS 的传播途径主要为近距离飞沫传播,部分可由接触污染分泌物经黏膜感染。受军团菌污染的淋浴水和空调冷凝水可产生气溶胶引起 HAP。经空气或气溶胶感染的 HAP 其病原体以呼吸道病毒、结核杆菌、军团菌、曲霉菌等为多见。

(三)其他

吸痰过程中交叉污染和细菌直接种植是医院感染管理和控制不力的 ICU 发生 VAP 的重要原因。血道播散引起的 HAP 较少,见于机体免疫低下、严重腹腔感染、大面积皮肤烧伤等易于发生菌血症的患者。

【病理】 HAP/VAP 的病理形态学改变是各种各样的,取决于病原体、感染发生至组织取样的时间、宿主的基础免疫状态以及抗菌治疗等。从各个不同角度进行的病理学描述和界定如下。

(一)病理学分级

1. 细支气管炎 细支气管腔内多形核白细胞大量聚集和增殖,伴脓性黏液栓和支气管壁的改变。

2. 灶性支气管肺炎 终末细支气管和肺泡周围中性粒细胞散在性浸润。

3. 融合性支气管肺炎 上述改变扩展至若干毗邻的肺小叶。

4. 肺脓肿支气管肺炎 融合并伴随组织坏死,正常肺结构破坏。

(二)病理严重性分度

1. 轻度 终末细支气管及某些周围肺泡散在中性粒细胞浸润。

2. 中度 毗邻小叶间病变大片融合,细支气管内出现脓性黏液栓。

3. 重度 炎症广泛融合,偶见组织坏死。

(三)病理学分期

1. 早期(0~2 天) 毛细血管充血伴多形核白细胞数量增加,肺泡腔可见纤维素渗出。

2. 中期(3~4 天) 肺泡腔内出现纤维素,少量红细胞和若干多形核白细胞。

3. 后期(5~7 天) 大多数肺泡内充满多形核白细胞、巨噬细胞、吞噬细胞脱屑。

4. 消散期(>7 天) 由于单核-巨噬细胞的吞噬作用,使炎性渗出消散。

对于 HAP/VAP 病理学的研究,有助于对本病的理解和认识。但由于方法学的限制和影响因素众多,病理和临床相关性很难确定,如 VAP 患者死后研究表明,VAP 病理上的炎症程度与细菌负荷之间并不平行;而病理上 VAP 的早期病变在临床上很难发现和诊断。

【临床表现】 HAP 多为急性起病,但不少情况下被基础疾病掩盖,或因免疫功能差、机体反应削弱致使起病隐匿。常见呼吸道症状有咳嗽、咳脓痰,部分患者因咳嗽反射抑制使咳嗽轻微甚至无咳嗽;有的仅表现为精神萎靡或呼吸频率增加。在 MV 患者,常表现为需要加大吸氧浓度或出现气道阻力上升。发热为最常见的全身症状,少数患者体温正常,甚至体温不升。重症 HAP 可并发急性肺损伤和 ARDS、左心衰竭、肺栓塞等。查体可有肺部湿性啰音甚至实变体征,视病变范围和类型而定。

【辅助检查】 胸部 X 线可呈现新的或进展性肺泡浸润和实变,范围大小不等,严重者可出现组织坏死和多个小脓腔形成。在 VAP,可以因为 MV 肺泡过度充气使浸润和实变阴影变得不清晰,也可以因为合并肺损伤、肺水肿或肺不张等发生鉴别困难。粒细胞缺乏、严重脱水患者并发 HAP 时,X 线检查可以阴性。

【诊断】

(一)临床诊断

一般采用的 HAP/VAP 临床诊断标准是:发热、白细胞增高和脓痰气道分泌物 3 项中具备 2 项,另加上 X 线影像学出现肺部新的或进展性的浸润病变。此标准敏感性高但特异性很低。即使临床 3 项和 X 线异常同时存在,其特异性仍低于 50%。

早期诊断有赖于对 HAP/VAP 的高度警惕性。高危人群如昏迷、免疫低下、胸腹部手术、人工气道机械通气者,凡出现原因不明发热或热型改变、咳嗽咳痰症状加重、痰量增加或脓性痰、所需吸氧浓度增加或机械通气者所需每分钟通气量增加,均应怀疑 HAP/VAP 可能,及时进行 X 线检查,必要时行 CT 检查。

(二)病原学诊断

某些基础疾病和危险因素有助于对感染病原体的估计,如昏迷、头部创伤、近期流感病毒感染、糖尿病、肾衰竭患者容易并发金黄色葡萄球菌肺炎;长期住 ICU、长期应用糖皮质激素、广谱抗生素、支气管扩张症、粒细胞缺乏、晚期 AIDS 患者易感染铜绿假单胞菌;军团菌感染的危险因素包括应用糖皮质激素、地方性或流行性因素;有腹部手术和吸入史者,则要考虑厌氧菌感染。由于 HAP 病原谱复杂、多变,而且多重耐药菌频发,应特别强调开展病原学诊断。HAP 特别是 VAP 应当常规做血培养。痰标本病原学检查存在的问题主要是假阳性,普通咳痰标本分离到的表皮葡萄球菌、除诺卡菌外的其他 G$^+$ 杆菌、除流感嗜血杆菌外的嗜血杆菌属细菌、微球菌、肠球菌、念珠菌属和厌氧菌,没有或很少有临床意义。应当根据临床需要和病情,衡量利弊,选择侵袭性技术如 PSB 和 BAL 采样,进行病原学检查。

(三)病情和耐多药(multiple drug resistance,MDR)菌感染危险因素的评估

1. 病情严重程度评估　缺少前瞻性研究,可以参考 CAP。

2. MDR 危险因素　MDR 菌在 HAP/VAP 患者很常见,而且呈上升趋势,给治疗增加了很大难度。因此,近年来强调对感染 MDR 菌的危险因素进行收集和评估,其重要性超过对病情严重程度的评估。这些危险因素包括:①近 90 天内接受过抗菌药物治疗或住院;②本次住院≥5 天,或 MV≥7 天;③定期到医院静脉滴注药物或透析治疗;④居住在护理院或长期护理机构;⑤免疫抑制性疾病或免疫抑制剂治疗;⑥所在社区或 ICU 存在高频率耐药菌。

【治疗】　综合治疗包括:抗感染治疗、呼吸治疗(吸氧和 MV)、支持治疗以及痰液引流等,以抗感染治疗最重要。

（一）早发、轻中症、无 MDR 危险因素的 HAP/VAP

以肺炎链球菌、肠杆菌科细菌、流感嗜血杆菌、MSSA 等常见,抗菌药物可选择第二、三代头孢菌素(不必包括具有抗假单胞菌活性者)、β 内酰胺类/β 内酰胺酶抑制剂。青霉素过敏者选用氟喹诺酮类如环丙沙星、左氧氟沙星或莫西沙星。

（二）晚发、重症、具有 MDR 危险因素的 HAP/VAP

以铜绿假单胞菌、不动杆菌、产 ESBLs 肠杆菌科细菌、MRSA 等多见,抗感染药物应选择左氧氟沙星/环丙沙星或氨基糖苷类联合下列药物之一:①抗假单胞菌 β 内酰胺类如头孢吡肟、头孢他啶、哌拉西林或头孢哌酮;②广谱 β 内酰胺类/β 内酰胺酶抑制剂如哌拉西林/他唑巴坦、头孢哌酮/舒巴坦,替卡西林/克拉维酸对嗜麦芽窄食单胞菌活性较强,但铜绿假单胞菌耐药率较高;③亚胺培南、美罗培南或比阿培南。在晚发、重症 HAP/VAP 病原体中,MRSA 的构成比占 20%~30%,感染的主要危险因素有:人住 ICU>7 天、先期抗菌治疗、>65 岁、金黄色葡萄球菌携带者、呼吸道分泌物涂片见到 G$^+$球菌、严重脓毒症/脓毒症休克,当危险因素≥2 项时,应联合利奈唑胺或糖肽类抗菌药物。

重症 HAP 或 VAP 的最初经验性抗生素治疗不恰当(覆盖不足和不及时)会增加病死率,是影响预后最重要的独立危险因素之一。近来有多项研究发现,针对革兰阴性菌的经验性联合用药并不能改善预后,反而会增加患者病死率。病原学诊断的重要价值在于证实诊断和为其后更改治疗特别是改用窄谱抗感染治疗提供可靠依据。对重症 HAP 的最初经验性治疗应覆盖铜绿假单胞菌、不动杆菌和 MRSA 等高耐药菌。48~72 小时后进行再评估,按下列情况分别处理:①临床和(或)微生物学证实诊断,继续抗感染治疗。如果微生物学诊断结果特异性较高(血、胸液、防污染下呼吸道直接采集标本培养和涂片),则减少联合用药,保留或选用针对性强的 1~2 种敏感药物。②临床诊断可能而微生物学诊断的临床意义不确定,无脓毒症或休克,继续抗感染治疗针对性不强,且会增加抗生素选择性压力,不用抗感染治疗亦可能对预后不利,决策颇为困难,但从临床角度出发,通常继续抗感染治疗,可按原方案用药或略作调整。③出现肺外感染或不能解释的严重脓毒症或脓毒症休克,根据感染类型和(或)培养结果强化抗感染治疗。④临床诊断不符合,同时培养结果无意义或防污染下呼吸道标本培养阴性,或已肯定其他非感染原因,无严重脓毒症和休克,应停用抗感染治疗。

抗感染治疗的疗程应在遵循普遍规律的同时提倡个体化,取决于感染的病原体、严重程度、基础疾病及临床治疗反应等,生物标记物如降钙素原(PCT)的动态监测有助于缩短抗生素疗程。根据近年临床研究结果,除铜绿假单胞菌等葡萄糖非发酵菌和 MRSA 外,多数情况下有效的抗感染治疗的疗程可从传统的 14~21 天缩短至 7~8 天。葡萄糖非发酵菌或 MRSA 感染、出现肺脓肿或伴有免疫功能损害者,应延长其疗程。

【预防与控制】

1. 防止吸入　患者采取半卧位(头部抬高 30°~45°)可以有效减少吸入和 HAP/VAP 的发病。尽量避免使用可以抑制呼吸中枢的镇静药、止咳药。对昏迷患者要定时吸引口腔分泌物。

2. 呼吸治疗器械严格消毒、灭菌　直接或间接接触下呼吸道黏膜的物品须经灭菌或高水平消毒(76℃,30 分钟加热,或适合的化学消毒剂如 2% 戊二醛溶液浸泡 20 分钟)。化学消毒后的物品应避免再次污染。

3. 优选通气技术　COPD 患者优选无创通气;需要有创通气患者只要无反指征,优先采用经口(非经鼻)气管插管。使用可吸引气管插管持续声门下吸引,可减少 VAP 发生。对同一患者使用的呼吸机,其呼吸回路管道,包括接管、呼气活瓣以及湿化器,不要过于频繁(<48 小时)更换消毒,除非有肉眼可见的分泌物污染;呼吸机在不同患者之间使用时,则要经过高水平消毒。湿化器水要用无菌水,连接呼吸机管道上的冷凝水收集瓶要及时倾倒,操作时要避免冷凝水流向患者侧。

4. 手卫生　手部清洁是预防 HAP 或 VAP 简便而有效的措施。严格执行洗手规则,可减少 ICU 内 HAP 至少 20%~30%。不论是否戴手套,接触黏膜、呼吸道分泌物及其污染的物品之后,或接触气管插管或气管切开患者前后,或接触患者正在使用的呼吸治疗设施前后,或接触同一患者不同的污染部位后,均应洗手。

5. 疫苗　肺炎链球菌肺炎疫苗对易感人群如老年、慢性心肺疾病、糖尿病等患者有一定预防作用。

第四节　免疫低下宿主肺炎

免疫低下宿主(immunocompromised host,ICH)按其起因分为先天性和获得性。按免疫防御机制分为特异性和非特异性。前者又区分为 B 细胞介导免疫损害和 T 细胞介导免疫损害;后者主要有中性粒细胞数量减少或功能异常、补体缺乏和物理屏障破坏(如体内留置导管、气管插管或切开等)。而临床上通常按其病因粗略区分为 HIV/AIDS 和非 HIV-ICH,本节主要讨论非 HIV-ICH 的肺炎,关于 HIV 或 AIDS 请参考传染病学教科书。

【病原体】　虽然 ICH 对各类病原微生物感染的易感性均增高,但不同类型免疫损害的感染在病原体分布上存在显著差异。当然 ICH 肺部感染病原体的流行病学分布还受到其他多种因素制约,例如同样是以细胞免疫抑制为主,不同原因或基础疾病及免疫受损的不同病期其病原体分布会有很大差异。实体器官移植后的早期(术后第 1 个月)细菌性肺炎多系强毒力致病菌,G⁻杆菌、肺炎链球菌、金黄色葡萄球菌居前三位,合计占 80% 以上。术后 3~4 周内的肺炎很少是机会性致病菌,除了部分真菌感染。6 个月以后倘无附加危险因素(如排异反应需要强化免疫抑制剂治疗),致命性肺炎和其他严重感染比较少见,病原体则近似通常人群的社区感染。实体器官移植受者巨细胞病毒(cytomegalovims, CMV)感染多见于术后 1~4 个月,而 CMV 肺炎发病高峰在第 4 个月;PCP 大多发生在术后 2~6 个月,未见有短于 6 周者;真菌感染多在术后 2~3 周,肝移植受者可以早在第 1 周。与实体器官移植不同,骨髓移植后早期(<1 个月)感染主要为血流感染,肺部感染相对少见。

　　G⁺和 G⁻杆菌细菌和白念珠菌是主要病原体,近年来凝固酶阴性葡萄球菌有增加趋势。中期(1~3 个月)虽然细菌和真菌 iS 染仍有发生,但以 CMV 肺炎最常见,其次是 PCP。后期(>3 个月)则以 CMV 以外的疱疹病毒最常见,但很少侵犯内脏;肺部感染仍以细菌性为主特别是肺炎链球菌、金黄色葡萄球菌,据认为与移植后期的体液免疫缺陷有关。未经化疗的白血病和淋巴瘤其感染病原体与免疫损害类型有一定相关性,如粒细胞白血病容易发生化脓菌感染,而淋巴瘤易罹患结核和真菌感染。但在接受化疗的患者这种相关性大多不复存在。接受化疗者在最初诱导阶段以敏感菌多见如葡萄球菌、大肠杆菌;由于反复应用抗生素,其后感染则多为耐药 G⁻杆菌和真菌。激素对淋巴细胞白血病和淋巴瘤的良好疗效将减少感染危险,但强化阶段长时间应用激素可以发生 PCP、真菌和其他机会性感染。未达到缓解或疾病复发,在白细胞计数偏低条件下继续化疗易导致耐药 G⁻杆菌和真菌菌血症及肺炎。总体上说,血液系统肿瘤患者不论全身或局部感染均以细菌为主,但在肺部感染中真菌等特殊病原体比例增高。在自身免疫性疾病如系统性红斑狼疮,无活动性者若发生感染以 G⁺细菌多见,而累及两个以上器官的活动性患者多为 G⁻杆菌感染;当激素和环磷酰胺治疗进一步加重免疫抑制时,则机会性病原体如曲霉、诺卡菌、新生隐球菌、肺孢子菌、CMV 等感染增加。需要强调指出,在我国结核菌感染率高,任何原因的免疫抑制患者潜伏结核的激发和复燃相当常见,应当警惕。

【临床表现】　肺炎作为一种微生物学现象,在 ICH 与免疫机制健全者并无本质不同。但宿主免疫炎症反应削弱可以显著改变肺部感染的临床和影像学表现,而激素和其他免疫抑制药物亦可以干扰或掩盖感染的症状及临床经过。概括起来,ICH肺炎有下列特点:①起病大多隐匿,不易察觉,临床一经发现,病情常急剧进展,呈暴发性经过,迅速发展至极期,甚至呼吸衰竭。②高热很常见,有时患者继续接受糖皮质激素治疗,体温亦不能降至正常;G⁻杆菌肺炎虽有高热,但很少寒战。而免疫健全者G⁻杆菌肺炎寒战被认为是一种颇为特征性的症状。③咳嗽咳痰相对少见,对接受强化化疗肿瘤患者并发G⁻杆菌肺炎的观察发现,咳嗽发生率仅41%,多属干咳,咳痰不足1/5,胸痛亦不常见。④病变大多为双侧性,体征和影像学上实变征象少见(仅约50%)。在粒细胞缺乏者肺部炎症反应轻微,肺不张可以是感染的一种早期或唯一征象,随着粒细胞恢复,炎症反应加剧,影像学上病变反见增加。⑤即使同属细胞免疫损害,在AIDS与非AIDS免疫损害患者的PCP表现可以有很大差异。与后者相比,前者起病隐潜而治疗反应慢,菌量负荷低,导痰诊断比较容易,临床治疗效果不与菌体消灭相关联,复发率高,应用SMZco治疗过敏反应发生率高,而喷他脒治疗毒副作用相对较少。⑥真菌性感染的炎症反应通常较细菌性感染为弱,在ICH犹然,如侵袭性肺曲菌病的肺部症状很轻,有时以脑或其他脏器迁徙性病变为首发表现。ICH并发肺结核与非ICH亦有显著不同,如播散广、病灶分布的叶段差异不明显、伴有纵隔或肺门淋巴结肿大和胸膜炎较多、合并其他感染的概率高。

【诊断】

(一)肺部病变的早期发现和病因鉴别

早期发现和确诊直接影响预后,如肾移植受者的发热和肺浸润在5天内发现并确诊者存活率为79%,而延误超过5天者仅35%。应加强临床观察,不放松任何细微的症状和体征。PaO_2对移植受者肺部疾病的早期发现和诊断有一定帮助,约80%的细菌性肺炎和70%肺栓塞患者$PaO_2 < 8.6kPa(65mmHg)$,而病毒、肺孢子菌、真菌或诺卡菌肺炎,仅有8%的患者PaO_2低于此限。X线检查对诊断虽非特异性,但仍是有帮助的。局限性病变常见于细菌、真菌、军团杆菌和分枝杆菌等感染以及肺出血、肺栓塞,有时也见于早期PCP;结节或空洞性病变常为隐球菌、诺卡菌、曲霉、分枝杆菌等感染,肺脓肿(包括迁徙性)和肿瘤;弥漫性间质/腺泡浸润性病变多由于PCP、病毒、弓浆虫、曲霉(少见)、分枝杆菌等感染,以及肺水肿(包括ARDS)、放射线或药物或癌性淋巴管炎等引起。核素肺扫描对PCP筛选和诊断有一定意义。CT对隐蔽部位如心脏移植后肺底部病变的发现和诊断很有价值。ICH发热伴肺浸润的病因颇多,准确的病因(原)诊断常常需要病原学或组织学证据。

(二)病原学诊断

1.标本采集 除尽量收集各种可能有意义的肺外标本如体液、分泌物以及肿大淋巴结、体表肿物活检标本外,呼吸道标本仍是最基本和最重要的。痰液需经筛选、洗涤或定量培养等处理,以减少污染和减少结果解释上的困难。为避免污染以及在无痰患者则需从下呼吸道直接采样。

2. 微生物学检查　应当强调:①标本必须新鲜,应及时送检和处理;②检测项目尽可能齐全,涂片和培养(除外培养不能生长的病原体)都应进行。因为 PSB 和活检标本少(小),仅供细菌和条件性真菌的培养。抗酸杆菌和原虫等检测只需吸引物或咳出物。故标本应合理分配检查项目。此外对严重免疫抑制如器官移植、粒细胞缺乏患者应常规进行口咽部、肛周及会阴部皮肤等处的微生物学监测。

3. 免疫学诊断和基因诊断技术　抗体检测可能因宿主免疫抑制影响其价值。抗原和基因检测迄今仅限于极少数特殊病原体的诊断研究。

(三)组织学诊断

组织学上,坏死性肺炎见于化脓菌、真菌及 CMV 等感染。前者多无病原特异性,但若见到"假单胞菌血管炎"则对铜绿假单胞菌感染有诊断意义。如果细菌和真菌阴性、而炎症病灶中有较多单核细胞,则应考虑军团菌肺炎的可能。银染或 PAS 染色对真菌诊断有决定性意义。CMV 肺炎在常规组织学上不易发现包涵体,需要应用组织化学及原位杂交方法揭示其抗原或 DNA。并发于 ICH 的肺结核其组织学改变可以很不典型或呈现"无反应性结核",应常规加做抗酸染色。PCP 在 HE 染色时见肺泡内大量嗜伊红泡沫样渗出物,借助哥氏银染可见浓染成黑色的菌体包囊壁;在印片和涂片标本中检查肺孢子菌需采用 Giemsa 或 Wright-Giemsa 染色,可以发现染成红或暗红色的囊内小体。

【治疗】

(一)抗微生物治疗

ICH 肺炎按病情可以分为两类①急性感染:需要紧急经验抗生素治疗,如患者有发热伴寒战或体温不升、低血压、高乳酸血症、酸中毒等,应立即进行临床和实验室检查与评估,在留取各种微生物检验标本后尽快静脉应用抗生素经验性治疗;②亚急性感染:病情允许,可进行详细的病原学诊断检查包括活组织检查,然后选择相应的敏感抗微生物药物治疗。药物治疗分为 3 种形式:第一种为靶向/目标治疗,针对确定的病原体选择敏感的抗微生物药物。第二种为预防用药,在高危患者应用安全性高的抗微生物药物以预防常见和重要的微生物,如在移植患者常规应用 SMZ-TMP 预防肺孢子菌感染便是成功的实例。第三种为经验性或先发(pre-emptive)治疗。

在实验室监测和临床观察基础上对某些具有严重感染高危指征、而预计抗微生物药物干预可以取得最大益处的患者亚群进行治疗。在粒细胞缺乏和器官移植早期感染患者 G⁻杆菌感染最常见,经验性抗生素治疗应覆盖包括铜绿假单胞菌在内的联合治疗方案。鉴于目前产 ESBLs 和产 I 型酶耐药菌株增加,在危重患者可选择性地应用碳青霉烯类、哌拉西林或他唑巴坦、头孢哌酮或舒巴坦、第四代头孢菌素联合氨基糖苷类作为第一线用药。在体液免疫缺陷患者或 X 线上呈现局限性炎症且临床显示急性感染征象者应该选择针对肺炎链球菌的抗感染治疗。所谓先发治疗是造血干细胞移植患者抗真菌治疗中提出的治疗策略,指没有组织学或其他特异性方法(如血培养)确诊、而具有提示真菌感染的实验室阳性证据时实施抗真菌治疗,其针对性增强,但仍属于经验性治疗。总之,应当根据免疫损害类型、临床和 X 线表现、病情严重和紧迫程度、本地区(医院)耐药率分布、治疗史、疾病前景和耗费-效益等,全面综合评价,慎作定夺。免疫抑制并发肺部感染抗微生物治疗受到微生物负荷、免疫抑制程度与所用药物、感染累及器官和组织以及机体全身状态等许多因素的影响,许多感染的自然病程与免疫健全宿主可能存在很大差异,故抗微生物治疗药物的剂量需要足够,疗程需要充分。

(二)免疫重建

尽可能停用或减量使用免疫抑制药物。集落刺激因子(G-CSF 或 GM-CSF)可增加白细胞数和吞噬功能,在白细胞减少患者有肯定应用指征,而在非白细胞减少者其应用价值尚难评价。先天性 IgG 减少和重症患者补充 IgG 或与抗生素联用具有肯定价值。其他免疫调节剂的临床价值不能肯定。

(三)支持治疗

营养、心肺功能和心理支持都十分重要。在有指征者应给予人工气道和 MV,并有助于经人工气道,从下呼吸道采样进行病原学诊断。

第六章　心力衰竭

心力衰竭(Heart failure,简称心衰)是由心脏结构或功能异常所导致的一种临床综合征。由于各种原因的初始心肌损害(如心肌梗死、心肌炎、心肌病、血流动力负荷过重等)引起心室充盈和射血能力受损,导致心室泵血功能降低,患者主要表现为呼吸困难、疲乏和液体潴留。心力衰竭是一种进展性疾病,表现为渐进性心室重构(ventricular remodeling);心力衰竭是一种症状性疾病,表现为血流动力学障碍(hemodynamics disorder),心室腔压力高于正常[左室舒张末期压>18mmHg(2.4kPa),右室舒张末期压>10mmHg(1.3kPa)]即为心功能不全(cardiac insu-fficiency);心力衰竭是心血管疾病的最严重阶段,死亡率局,预后不良。

随着心力衰竭病理生理机制的研究进展,促进了心力衰竭治疗学的进步。针对液体潴留应用利尿剂和针对血流动力学异常应用扩血管药和强心剂,改善了心衰患者症状;针对神经-内分泌异常激活应用神经激素拮抗剂,改善了心衰患者预后;针对炎症免疫异常激活,探索心衰患者的免疫调节治疗。依据心衰发生速度分为急性心力衰竭和慢性心力衰竭。

第一节　慢性心力衰竭

慢性心力衰竭(chronic heart failure,简称慢性心衰)是不同病因引起器质性心血管病的临床综合征,是临床常见的危重症。我国对 35~74 岁城乡居民共 15518 人随机抽样调查的结果:心力衰竭患病率为 0.9%,估计我国心力衰竭患者有 400 万,其中男性为 0.7%,女性为 1.0%,女性高于男性($P<0.05$),不同于西方国家的男性高于女性,主要是由于引起心力衰竭病因构成存在差异。随着年龄增高,心力衰竭的患病率显著上升。

【病因】

(一)基本病因

1.心肌病变

(1)原发性心肌损害:冠状动脉疾病导致缺血性心肌损害如心肌梗死、慢性心肌缺血。炎症和免疫性心肌损害如心肌炎、扩张型心肌病。遗传性心肌病如家族性扩张型心肌病、肥厚型心肌病、右室心肌病、心室肌致密化不全、线粒体心肌病。

（2）继发性心肌损害：代谢内分泌性疾病（如糖尿病、甲状腺疾病）、结缔组织病、心脏毒性药物和系统性浸润性疾病（如心肌淀粉样变性）等并发的心肌损害，酒精性心肌病和围产期心肌病也是常见病因。

（3）心脏舒张受限：常见于心室舒张期顺应性减低（如冠心病心肌缺血、高血压心肌肥厚、肥厚型心肌病）、限制型心肌病和缩窄性心包炎。二尖瓣狭窄和三尖瓣狭窄限制心室充盈，导致心房衰竭。

2.心脏负荷过度

（1）压力负荷过度：又称后负荷过度，是心脏收缩时承受的阻力负荷增加。左心室压力负荷过度见于高血压、主动脉流出道受阻（主动脉瓣狭窄、主动脉缩窄）；右心室压力负荷过度见于肺动脉高压、肺动脉瓣狭窄、肺阻塞性疾病和肺栓塞等。

（2）容量负荷过度：又称前负荷过度，是心脏舒张时承受的容量负荷过重。左心室容量负荷过度见于主动脉瓣、二尖瓣关闭不全，先天性心脏病右向左或左向右分流；右心室容量负荷过度见于房间隔缺损、肺动脉瓣或三尖瓣关闭不全等；双心室容量负荷过度见于严重贫血、甲状腺功能亢进、脚气性心脏病、动静脉瘘等。

（二）诱因

1.感染　感染是常见诱因，以呼吸道感染占首位，感染后加重肺瘀血，使心力衰竭诱发或加重。

2.心律失常　快速心房颤动时心排血量降低，心动过速增加心肌耗氧，加重心肌缺血，诱发或加重心力衰竭。严重心动过缓降低心排血量，也可诱发心力衰竭。

3.肺栓塞　心力衰竭病人长期卧床容易产生深部静脉血栓，发生肺栓塞，增加右心室负荷，加重右心力衰竭。

4.劳力过度　体力活动、情绪激动和气候突变、进食过度或摄盐过多均可以引发血流动力学变化，诱发心力衰竭。

5.妊娠和分娩　有基础心脏病或围产期心肌病患者，妊娠分娩加重心脏负荷可以诱发心力衰竭。

6.贫血与出血　慢性贫血病人表现为高排血量性心力衰竭。大量出血引发低心排血量和反射性心率加快，诱发心力衰竭。

7.其他　输液过多过快可以引起急性肺水肿；电解质紊乱诱发和加重心力衰竭，常见于低血钠、低血钾、低血镁等。

【病理生理】　心脏做功维持机体血液循环，生理状态下受到神经介质和体液因子的调节。当心肌受到损害时，心肌会发生适应性的代偿，维持心脏做功，机体通过神经-体液-细胞因子的相互作用,使心脏代偿维持机体血液循环;由于神经-体液-细胞因子过度激活,使心室重构从适应性代偿到失代偿,最终发生心力衰竭。

(一)慢性心力衰竭的细胞和分子机制

心肌损伤后,心肌细胞发生能量代谢、细胞结构和调节蛋白的变化,以适应心力衰竭的代偿机制。

1.心脏收缩障碍　　心肌收缩力减低的发生机制包括收缩蛋白改变、调节蛋白异常、兴奋-收缩耦联障碍与钙运转失常。

(1)心肌收缩蛋白的改变:心力衰竭时,各种原因引起心肌细胞数量减少,收缩蛋白大量丧失,心肌收缩过程减弱,心输出量减少。心肌细胞数量减少主要因为心肌细胞坏死、凋亡和自噬所致,目前认为其主要机制与儿茶酚胺、血管紧张素Ⅱ、活性氧簇、炎症细胞因子等因素有关。心力衰竭时心肌收缩蛋白(如肌凝蛋白重链、肌纤蛋白)由正常成人型向胚胎型转化,导致 ATP 酶活性降低,心肌收缩功能受损。

(2)心肌调节蛋白异常:在机械应力增加和人类心力衰竭患者的心房和心室肌中,可以观察到肌钙蛋白亚型(T_2)表达增加,其表达水平与心力衰竭严重性相关,而正常心肌组织以肌钙蛋白 T 亚型(T_1)为主。

(3)兴奋-收缩耦联障碍与钙运转失常:钙在心肌收缩过程中起到关键作用。心力衰竭时,①肌浆网摄取钙的量减少:细胞外 Ca^{2+} 内流可以激发肌浆网释放 Ca^{2+},由于衰竭心肌细胞 Ca^{2+}-ATP 酶活性降低,肌浆网摄取和储存 Ca^{2+} 的量减少,影响心肌复极化,可能是心肌收缩性降低的重要原因;②肌浆网释放钙障碍:Ca^{2+} 内流受阻或肌浆网摄取 Ca^{2+} 障碍时,都可以影响肌浆网释放 Ca^{2+},从而妨碍心肌收缩;③心肌细胞内 cAMP 生成减少:已经证实人体衰竭心肌腺苷酸环化酶活性降低,cAMP 净生成降低约 50%,引起钙内流和肌浆网摄取钙的量减少,导致兴奋-收缩耦联障碍。

2.心肌能量代谢障碍　　心肌能量代谢过程大致分为三个阶段,能量产生、能量储存和运送、能量利用,任何一个环节发生障碍,均可以引起心力衰竭。

(1)心肌能量产生障碍:心肌能量几乎全部来自有氧氧化。当心肌缺血时,严重影响三羧酸循环和氧化磷酸化的正常进行,从而导致心肌能量产生障碍。心力衰竭时线粒体呼吸链功能明显降低,表现在线粒体的耗氧率和磷/氧比值减少,此时线粒体对 Ca^{2+} 的转运能力发生障碍,影响心肌舒缩和离子泵的运转,促使心力衰竭的发生发展。

（2）能量储存和转运障碍：心力衰竭时心肌中的 ATP 含量无明显减少，但肌酸磷酸（CP）含量却显著减少，并与心肌舒缩功能障碍呈正相关，一旦恢复 CP 的含量，心肌的舒缩功能也随之改善。可见心力衰竭早期心脏舒缩功能障碍不是由于 ATP 的产生和储存障碍所致，而是与 ATP 的转运和 CP 的形成障碍有关。

（3）能量利用障碍：心力衰竭时，心肌利用 ATP 化学能作机械功的过程出现障碍，即心肌能量利用发生障碍。随着心脏负荷过重而发生心肌肥大，肌凝蛋白头部 ATP 酶活性降低，致使 ATP 分解发生障碍，因而影响心肌舒缩功能。

（二）慢性心力衰竭的病理生理机制

当心肌收缩力减弱时，为了保证正常的心排血量，机体通过多种机制进行代偿以维持其泵功能。代偿能力有一定限度，长期维持时将出现失代偿，发生心力衰竭。

1. Frank-Starling 机制　主要通过调节心脏前负荷维持正常心排血量。中度收缩性心力衰竭，通过 Frank-Starling 机制的调节，心肌舒张末期容量即前负荷增加，静息时心排出量和心室做功可以维持在正常水平。

2. 心室重构　原发性心肌损害和心脏负荷过重使心脏功能受损，导致心室肥厚或心室扩大等代偿性变化，即心室重构，它包括心脏的几何形态、心肌细胞及其间质成分、心肌细胞的表型发生一系列改变的病理及病理生理现象。心室重构是心力衰竭发生发展的基本机制，具有三个主要特征：①伴有胚胎基因再表达的病理性心肌细胞肥大，②心肌细胞死亡，③心肌细胞外基质过度纤维化或降解增加。心室重构初期是对血流动力学等因素改变的适应性机制，目的是为了维持心输出量；在持久病理性情况下，这种心脏结构的改变最终导致失代偿性心力衰竭。影响心室重构的主要因素：①心肌机械张力，②交感神经系统，③肾素-血管紧张素系统，④醛固酮，⑤基质金属蛋白酶系统，⑥细胞因子，⑦内皮源性激素，⑧氧化应激。

3. 神经-体液-细胞因子的病理生理机制　当心脏排血量不足，心腔内压力升高时，机体全面启动神经-体液-免疫机制进行代偿，三大系统之间发生相互作用，促使心肌重构渐进性进展。

（1）神经介质

1）交感神经兴奋性增强：心力衰竭早期，通过颈动脉和主动脉压力感受器和化学感受器的调控引起交感神经兴奋性增强，大量肾上腺素（epinephrine，E）和去甲肾上腺素（norepinephrine，NE）释放入血中，维持心输出量。心力衰竭患者血中 NE 和 E 显著升高，但心肌组织中 NE 含量显著减少。血浆儿茶酚胺增高的范围与患者存活率的降低呈现强烈相关性，即心功能越差，血中儿茶酚胺含量越高。

2)副交感神经功能障碍:心力衰竭时,副交感神经对窦房结自律性的控制显著减低;在静息状态下,心力衰竭患者迷走神经张力降低,对动脉血压升高所致心率减慢的控制作用显著减弱。因此,心力衰竭时交感神经兴奋占主导,为应用 β_1-受体阻滞剂治疗心衰提供了理论依据。

（2）体液因子

1)肾素-血管紧张素-醛固酮系统(RAAS)失衡:急性心衰,低心输出量引起低肾脏灌注,刺激肾小球旁体的 β1-受体,这是急性心力衰竭引起 RAAS 激活的主要机理。慢性心衰,严格限钠和利尿剂的使用引起低血钠,低钠激活致密斑感受器,使 RAAS 异常激活;ACE-AngII-AT1 受体轴异常活跃,ACE2-Ang(1-7)-Mas 受体轴削弱,RAAS 系统失衡,引起水钠潴留、心肌重构,加重心肌损伤和心功能恶化,渐进性激活神经体液机制,形成恶性循环。

2)精氨酸加压素:精氨酸加压素(arginine vasopressin,AVP,又称抗利尿激素)是一个脑垂体激素,具有血管收缩作用和抑制利尿作用。AVP 有两种受体亚型即 V_1 和 V_2 受体,AVP 与 V_1 受体结合导致血管收缩,与肾脏集合管 V_2 受体结合导致水通道蛋白增加,促进水回吸收,增加液体潴留。心力衰竭时心房牵张受体的敏感性下降,使 AVP 的释放不能受到相应的抑制,导致血浆 AVP 水平升高。心力衰竭早期 AVP 效应有一定的代偿作用;长期 AVP 增加将使心力衰竭进一步恶化。

3)利钠肽类:已经证实人类有二种利钠肽:心钠肽(atrial natriuretic peptide,ANP)主要储存于右心房、脑钠肽(brain natriuretic peptide,BNP)主要储存于心室肌和 C-利钠肽(type C natriuretic peptide,CNP)主要存在于血管系统。压力负荷增加和牵拉机制激活引起利钠肽的分泌,生理作用是扩张血管、增加排钠、对抗肾上腺素、RAAS 的水钠潴留效应。心力衰竭时循环中脑钠肽水平升高,其增高程度与心力衰竭的严重程度呈正相关,可以作为评定心力衰竭进程和预后的指标。

4)内皮素:内皮素(endothelin,ET)是由循环系统内皮细胞释放的强力血管收缩肽。至少发现两种 ET 受体亚型,ET-A 和 ET-B。心力衰竭时,血浆 ET 水平升高,直接与肺动脉压力升高相关。急性心肌梗死时,血浆 ET 水平与泵功能的 Killip 分级平行。临床应用 ET 受体拮抗剂可以改善心力衰竭患者的血流动力学效应。

（3）细胞因子:急性心肌损伤后,机体免疫系统被激活,表现为 Th 亚群(Th_1/Th_2、Th_{17}/Treg)功能失衡,通过产生大量细胞因子介导心室重构;细胞因子还可以由局部组织细胞产生,近年我们发现缺血心肌细胞自分泌 TNF-α,以自分泌、旁分泌方式作用于靶细胞介导心肌细胞凋亡。慢性心力衰竭患者循环中促炎细胞因子(proinflammation cytokine)水平增高,包括肿瘤坏死因子-α(tumor necrosis factor-α,TNF-α)、白细胞介素(interleukin,IL)-1β、IL-17 和 IL-6 等,抗炎细胞因子如 IL-10 水平降低,转化生长因子-β(transforming growth factor-β,TGF-β)水平增加,这些细胞因子水平改变与心力衰竭发生发展相关。在左室肥厚发展过程中,TGF-β_1 促进左室肥厚发展,TGF-β_3 抑制左室肥厚。心源性恶病质(cardiac cachexia)时 TNF-α 水平显著增高。

(2)心力衰竭时神经-体液-细胞因子的相互作用

1)TGF-β 与血管紧张素Ⅱ(angiotensin,AngⅡ)在心脏重构中的作用:心脏受超压力负荷刺激,产生 AngⅡ,增加了 TGF-β_1 在心肌细胞表达,一方面导致 c-fos、c-jun 等原癌基因表达,致心脏收缩蛋白胚胎型 β-肌球蛋白重链、心房肽表达;另一方面通过与膜受体结合,激活细胞生长信号传递的第二信使如蛋白激酶 C、有丝分裂蛋白激酶,诱导 RNA 和蛋白质合成,而致心肌肥厚。

2)TNF-α 和 AngⅡ 在心力衰竭中的作用:在心脏限制性过度表达 TNF-α 的转基因小鼠模型中,心肌 RAAS 系统被选择性的激活,小鼠心脏向心性肥厚和心肌纤维化,提示持续的 TNF-α 信号刺激可以引起 RAAS 系统选择性激活,激活的 RAAS 系统可以诱导心肌肥厚。病理生理状态下 AngⅡ 的浓度足够通过 NF-κB 途径激活成年心脏中 TNF-αmRNA 和蛋白的合成。AngⅡ 和 TNF-α 可以通过共同信号途径-丝裂原活化蛋白激酶(mitogen activated protein kinase,MAPK)激活心肌细胞内ERK、JNK 和 p38,诱导氧化应激,引起心肌细胞肥大和凋亡。

3)交感神经系统和细胞因子在心力衰竭中的作用:慢性心衰过程中,交感神经系统慢性激活,通过儿茶酚胺与 β 肾上腺素能受体作用,诱导心肌细胞因子(TNF-α、IL-1β 和 IL-6)表达,用 β 受体阻滞剂治疗能改善 T 细胞亚群功能失衡,逆转交感神经引起的自然杀伤细胞、抑制性 T 细胞、细胞毒性细胞的变化以及丝裂原增殖和 IL-2 表达,从而使左心室功能改善。

总之,心力衰竭时机体神经-体液-细胞因子的激活及其相互作用,导致心室重构,使心力衰竭不断进展,发生心脏恶病质。

(三)舒张性心力衰竭

1.心肌舒张的分子基础 当肌浆中的 Ca^{2+} 浓度从 10~5mol 降至 10~7mol 时,Ca^{2+} 与肌钙蛋白解离,使肌钙蛋白-原肌凝蛋白的构型恢复原位,肌纤蛋白向肌节外滑行,肌节延长;ATP 的充分供应是心肌舒张的基础。当任何原因使心肌肌浆中的 Ca^{2+} 不能及时转移或使 ATP 供应障碍时,均可导致心脏的舒张异常和充盈受限,从而发生心力衰竭。

2. 心肌舒张异常的机制

（1）肌浆网对钙的摄取发生障碍：当心肌缺血时，cAMP 缺乏、钙调素不足或酸中毒，由于钙泵活性降低，或由于能量供应不足都可以因 Ca^{2+} 的转运障碍，使肌浆中的 Ca^{2+} 不能迅速移去，造成心脏早期舒张异常。

（2）心室舒张顺应性降低和充盈障碍：心室顺应性是指单位压力变化下所能引起的容积改变（dv/dp），顺应性的倒数称为心室僵硬度，即在单位容积变化下所能引起的压力改变（dP/dv）。心肌僵硬度的进行性增加是代偿性舒张功能不全向舒张性心力衰竭发展的重要因素。肌联蛋白（titin）的含量及其亚型 N2B 表达的增加和间质胶原重构，分别从心肌细胞本身和细胞间结构的改变两方面影响心肌僵硬度。Ⅰ型胶原和Ⅲ型胶原是细胞外基质的主要结构蛋白，成纤维细胞表达Ⅰ型胶原和Ⅲ型胶原。舒张性心力衰竭时存在以巨噬细胞为主的炎症因子激活，巨噬细胞分泌基质金属蛋白酶（MMPs）降解基质胶原蛋白，继发的纤维增生修复促进间质胶原重构，心肌僵硬度增加，舒张功能发生障碍。

3. 心肌肥厚　心肌肥厚是心脏对后负荷增加的主要代偿机制。肥大心肌细胞数量不增多，而以心肌纤维增多为主。心肌肥厚引起的早期变化是线粒体增加，为心肌提供能量；到后期，线粒体增大增多的幅度落后于心肌纤维的增多，心肌从整体上显得能源不足，进而逐渐发展为心肌细胞死亡。心肌肥厚使心室顺应性降低，心室舒张受限，导致心室舒张末期压力升高，引起舒张性心力衰竭。肥厚型心肌病、主动脉狭窄、高血压病以及可逆心肌缺血均存在心肌舒张功能异常，其机制是心脏舒张功能的损害和心室舒张末期压力–容积曲线左移，继而导致的心室充盈障碍。

【临床表现】　各种心脏病有各自的临床表现。心力衰竭的临床表现主要描述体循环、肺循环瘀血和心排血量降低引起的症状和体征。

（一）左心力衰竭

1. 症状　主要表现为肺循环瘀血和心排血量降低所致的临床综合征。

（1）呼吸困难：呼吸困难是左心力衰竭的主要症状，由于肺循环瘀血，肺顺应性降低，患者表现为不同程度的呼吸困难。

1）劳力性呼吸困难：呼吸困难发生在重体力活动时，休息后可自行缓解。不同程度运动量引发的呼吸困难，预示心力衰竭的程度不同。

2）夜间阵发性呼吸困难：阵发性呼吸困难发生在夜间，病人突然憋醒，感到窒息和恐怖，并迅速坐起，需要 30 分钟或更长时间方能缓解。其发生机制与平卧睡眠后回心血量增加、迷走神经张力增高使小支气管痉挛、膈肌抬高、肺活量减少等因素有关。

3)端坐呼吸:平卧几分钟后出现呼吸困难,需要坐位,仍然气喘。其发生机制是左心室舒张末期压力增高,使肺静脉和肺毛细血管压进一步增高,引起间质性肺水肿,增加气道阻力,降低肺顺应性,加重呼吸困难。

4)急性肺水肿:气喘伴哮鸣,是呼吸困难最严重状态,是急性心力衰竭的表现。

(2)咳嗽、咳痰和咯血:咳嗽是较早发生的症状,是肺瘀血时气道受刺激的反应,常发生在夜间,坐位或立位时咳嗽缓解。咳痰通常为白色泡沫样、痰带血丝,或粉红色泡沫样痰。肺毛细血管压很高时肺泡出现浆液性分泌物,痰带血丝提示肺微血管破损,血浆渗入肺泡时出现粉红色泡沫样痰。

(3)体力下降、乏力和虚弱:左心室排血量降低不能满足外周组织器官灌注,引起乏力,老年人还可出现意识模糊、记忆力减退、焦虑、失眠等精神症状。

(4)泌尿系统症状:夜尿增多,见于左心力衰竭早期血流再分布。尿量减少、少尿或血肌酐升高,见于严重心力衰竭时心排血量下降,肾血流减少,甚至发生肾前性肾功能不全。

2.体征　左心力衰竭程度的变化可表现出相应的体征。

(1)肺部体征:肺部湿性啰音是左心力衰竭的主要体征。劳力性呼吸困难时可闻及肺底少许湿性啰音,夜间阵发性呼吸困难时两肺较多湿性啰音、可伴哮鸣音及干啰音,急性肺水肿时两肺满布湿啰音、常伴哮鸣音。间质性肺水肿时,呼吸音减低,肺部可无干湿性啰音。约1/4左心力衰竭患者发生胸腔积液征。

(2)心脏体征:心尖搏动点左下移位,提示左心室扩大。心率加快、舒张早期奔马律(或病理性 S_3 心音)、P_2 亢进,心功能改善后 P_2 变弱,见于急性心肌损害,如急性重症心肌炎、急性心肌梗死、急性心力衰竭发作时。心尖部可闻及收缩期杂音,见于左心室扩大引起相对性二尖瓣关闭不全、瓣膜或腱索断裂引起二尖瓣关闭不全。交替脉见于左室射血分数增加引起的心力衰竭,如高血压、主动脉瓣狭窄、冠心病。

(3)一般体征:严重呼吸困难病人可出现口唇发绀、黄疸、颧部潮红、脉压减小、动脉收缩压下降,脉率加快。外周血管收缩表现为四肢末梢苍白、发冷、指趾发绀、窦性心动过速、心律失常等交感神经活性增高的伴随征象。

(二)右心力衰竭

1.症状　主要表现为体循环瘀血为主的临床综合征。

(1)消化系统症状:食欲缺乏、腹胀、恶心、呕吐、便秘、上腹痛等症状由长期胃肠道瘀血引起。右上腹饱胀、肝区疼痛由肝瘀血肿大,肝包膜被牵拉所致。长期肝瘀血可导致心源性肝硬化。

（2）泌尿系统症状：白天少尿、夜间多尿见于肾脏瘀血引起肾功能减退，可出现少量蛋白尿、透明或颗粒管型、红细胞、血尿素氮升高。

（3）呼吸困难：单纯右心力衰竭可表现轻度气喘，主要由于右心室扩大限制左室充盈，肺瘀血所致。二尖瓣狭窄发生右心力衰竭时，可出现轻度呼吸困难，因存在肺瘀血。

2.体征　右心力衰竭可表现出体循环瘀血的体征。

（1）颈外静脉体征：肝颈静脉反流征是指轻度右心力衰竭时，按压右上腹，使回心血量增加，出现颈外静脉充盈。颈外静脉充盈是右心力衰竭最早征象，有助于与其他原因引起的肝大相区别。

（2）肝大和压痛：瘀血性肝大和压痛常发生在皮下水肿之前，右心力衰竭短时间迅速加重，肝脏急剧增大，肝包膜被牵拉可出现压痛、黄疸、转氨酶升高。

（3）水肿：水肿是右心力衰竭的典型体征，发生于颈外静脉充盈和肝大之后。首先出现足、踝、胫骨前水肿，向上蔓延及全身，发展缓慢。早期白天站立后出现水肿，平卧休息后消失；晚期出现全身性凹陷性水肿，长期卧床患者表现为腰骶部和下肢水肿。伴有血浆白蛋白过低时，出现颜面水肿，提示预后不良。

（4）胸水和腹水：一般双侧胸水多见，常以右侧为甚，主要与体静脉和肺静脉压同时升高、胸膜毛细血管通透性增加有关。腹水见于病程晚期，与心源性肝硬化有关。

（5）心脏体征：心率加快，胸骨左缘或剑突下可见明显搏动，提示右心室肥厚和右心室扩大。三尖瓣听诊区可闻及右室舒张期奔马律、收缩期杂音，提示心肌损害、相对性三尖瓣关闭不全。右心力衰竭多由左心力衰竭引起，可见全心扩大征象。

（6）其他：发绀多为外周性，严重持久的右心力衰竭可有心包积液、脉压降低或奇脉等体征。

（三）全心力衰竭

全心力衰竭见于心脏病晚期，病情危重。同时具有左、右心力衰竭的临床表现，由左心力衰竭并发右心力衰竭患者，左心力衰竭症状和体征有所减轻。

【实验室和辅助检查】

1.常规化验检查　有助于对心力衰竭的诱因、诊断与鉴别诊断提供依据。

（1）血常规：血红蛋白降低，贫血为心力衰竭加重因素。白细胞增加、中性粒细胞增多提示感染诱因。

（2）尿常规和肾功能检查：少量蛋白尿、透明或颗粒管型、红细胞，血尿素氮和肌酐升高，有助于与肾脏疾病和肾病性水肿鉴别。心力衰竭合并肾功能不全时要注意洋地黄的合理使用。

（3）电解质和酸碱平衡检查：低钾、低钠血症和代谢性酸中毒是难治性心力衰竭的诱因，电解质要根据检查结果补充。

（4）肝功能检查：谷丙转氨酶（ALT）、谷氨酰胺转肽酶（γ-GT）和总胆红素轻度升高，有助于与非心源性水肿鉴别，低蛋白血症也见于右心力衰竭晚期。

（5）内分泌功能：心力衰竭晚期可见甲状腺功能减退，皮质醇减低，是心力衰竭诱发加重和难治的原因。

2. 生物学标记物检查

（1）血浆脑钠肽（BNP）和氨基末端脑钠肽前体（NT-proBNP）测定：有助于心力衰竭诊断和预后判断。NT-proBNP 是 BNP 激素原分裂后没有活性的 N-末端片段，血浆半衰期 NT-pmBNP 约 60~120 分钟，而 BNP 约 18 分钟，前者更稳定、更能反映 BNP 通路的激活。NT-proBNP<125ng/L、BNP<35ng/L 时不支持慢性心衰诊断，其诊断敏感性和特异性低于急性心衰诊断。NT-proBNP 和（或）BNP 显著升高，或降幅<30%，均预示心衰预后不良。

（2）心肌损伤标记物：心脏肌钙蛋白（cTn）升高提示心肌损伤。

（3）细胞因子：TNF-α 水平升高与心衰预后不良有关。

3. 超声心动图检查　是心力衰竭诊断中最有价值的检查方法，简便、价廉、便于床旁检查及重复检查。可用于：

（1）诊断心包、心肌或瓣膜疾病。

（2）定量或定性房室内径、心脏几何形状、室壁厚度、室壁运动，测量左心室射血分数（left ventricular ejection fraction，LVEF）、左室舒张末期容积（left ventricular end-diastolic volume，LVEDV）和左室收缩末期容量（left ventricular end-systolic volume，LVESV）。推荐采用 2DE 的改良 Simpson 法测量左室容量及 LVEF。

（3）区别舒张功能不全和收缩功能不全，左室舒张功能不全超声心动图有 3 种主要表现形式：①早期松弛受损型：表现为 E 峰下降和 A 峰增高，E/A 减小；②晚期限制型充盈异常：表现为 E 峰升高，E 峰减速时间缩短，E/A 显著增大；③中期假性正常化充盈：界于以上二者之间，表现为 E/A 和减速时间正常；松弛功能受损、假性正常化充盈和限制性充盈分别代表轻、中、重度舒张功能异常。

（4）估测肺动脉压。

（5）为评价治疗效果提供客观指标。

4.心电图检查　提供既往 MI、左室肥厚、广泛心肌损害及心律失常信息。有心律失常时应作 24 小时动态心电图记录。

5.X 线胸片检查　提供心脏增大、肺瘀血、肺水肿及原有肺部疾病的信息。

6.核素心室造影及核素心肌灌注显像检查　前者可准确测定左室容量、LVEF 及室壁运动。后者可诊断心肌缺血和 MI,对鉴别扩张型心肌病或缺血性心肌病有一定帮助。

7.其他检查　冠状动脉造影适用于缺血性心肌病的病因诊断,心内膜心肌活检适用于心肌疾病的病因诊断,心导管检查不作为心力衰竭的常规检查。

【诊断和鉴别诊断】

(一)诊断

根据:①心力衰竭的症状:休息或活动时呼吸困难、劳累、踝部水肿;②心力衰竭的体征:心动过速、呼吸急促、肺部啰音、颈静脉充盈、周围性水肿、肝大;③静息时心脏结构和功能的客观证据:心脏扩大、超声检查心功能异常、血浆脑钠肽升高,诊断慢性收缩性心力衰竭并不困难。临床诊断应包括心脏病的病因、病理解剖、病理生理、心律及心功能分级等诊断。

1.心功能的评估

(1)美国纽约心脏病协会(NYHA)心功能分级:Ⅰ级,日常活动无心力衰竭症状;Ⅱ级,日常活动出现心力衰竭症状(呼吸困难、乏力);Ⅲ级,低于日常活动出现心力衰竭症状;Ⅳ级,在休息时出现心力衰竭症状。NYHA 心功能分级使用最广,与反映左室收缩功能的 LVEF 并非完全一致。

(2)6 分钟步行试验:用于评定慢性心力衰竭患者的运动耐力。要求患者在平直走廊里尽可能快地行走,测定 6 分钟步行距离,6 分钟步行距离<150m 为重度心衰,150~450m 为中重度心衰,>450m 为轻度心衰。

(3)液体潴留的判断:液体潴留对决定利尿剂治疗十分重要。心衰患者自行测量记录体重,如果在 3 日内体重突然增加 2 公斤以上,应考虑隐性水肿。最可靠的容量超载体征是颈静脉怒张,肺部啰音只反映心力衰竭进展迅速而不能说明容量超载的程度。

2.心力衰竭的临床分类　临床分类是为了指导心力衰竭的评估和治疗。依据左心室射血分数,心力衰竭可分为:①收缩性心力衰竭(systolic heart failure),临床特点源于心排血量不足、收缩末期容积增大、射血分数降低和心脏扩大,即左心室射血分数降低性心衰(heart failure with reduced left ventricular ejection fraction, HF-REF);②舒张性心力衰竭(diastolic heart failure),因心室顺应性下降导致左室舒张末期压增高而发生心力衰竭,代表收缩功能的射血分数正常,临床描述为左心室射血分数保留性心衰(heart failure with preserved left ventricular ejection fraction, HF-PEF);收缩性心力衰竭和舒张性心力衰竭可以并存。

3. 舒张性心力衰竭的诊断　①有典型心衰的症状和体征;②LVEF 正常或轻度降低(≥45%),左心室腔大小可以正常;③超声心动图有左室舒张功能异常的证据(左室松弛异常或舒张僵硬);④超声心动图检查无心瓣膜病,并可排除心包疾病JE5 厚型心肌病、限制性(浸润性)心肌病等。

(二) 鉴别诊断

1. 左心衰的鉴别诊断　左心衰以呼吸困难为主要表现,应与肺部疾病引起的呼吸困难相鉴别。慢性阻塞性肺疾病发生呼吸困难常有咳嗽咳痰症状,肺部湿性啰音部位固定,可伴哮鸣音,咳痰后喘息减轻;急性心源性哮喘患者通常要端坐呼吸、咳粉红色泡沫痰、肺底部布满水泡音,既往有心脏病史也有助于鉴别。支气管哮喘以两肺哮鸣音为主、可有少许湿性啰音;而心源性哮喘出现哮鸣音是由于严重心衰伴发的支气管痉挛,患者同时合并有出汗、面色青灰、濒死等征象,端坐位不能减轻呼吸困难症状。床边检测血浆脑钠肽显著升高有助于鉴别诊断。

2. 右心衰的鉴别诊断　右心衰和/或全心衰引起外周水肿、肝大、腹水和胸水应与急性心包炎或慢性缩窄性心包炎、肾源性水肿、门脉性肝硬化引起的水肿相鉴别。肾源性水肿和门脉性肝硬化并非静脉压升高,通常没有颈静脉怒张或肝颈静脉回流征的表现,既往病史和辅助检查有助于鉴别。急性心包炎或慢性缩窄性心包炎,与右心衰竭外周水肿鉴别时,前者心影扩大呈烧瓶样,心界范围随体位变化,超声检查容易鉴别;后者心影通常不大,超声检查心包增厚、右心室不扩大有助于鉴别。甲状腺功能减退可伴有水肿呈非凹陷性,有水肿者在鉴别诊断时甲状腺功能检查也是必要的。老年人单纯下肢水肿需要注意下肢深部静脉瓣疾病,平卧时没有颈静脉怒张,需要超声检查下肢静脉。

【治疗】　心力衰竭的治疗目标是降低发病率和死亡率,改善患者的预后。对有症状患者应当缓解心力衰竭症状、改善生活质量和减少心衰住院;对无症状患者应当预防心肌损伤的发生和发展、延缓心脏疾病进展。心力衰竭的治疗策略包括短期应用改善血流动力学药物治疗,改善心衰症状;长期应用延缓心室重构药物治疗,改善衰竭心脏的生物学功能,减少心衰住院和降低死亡率。心力衰竭的治疗原则包括病因治疗,去除心力衰竭的基本病因;调整代偿机制,降低神经体液细胞因子活性,防止和延缓心室重构;缓解症状,改善患者的心功能状态。

（一）病因治疗

1. 病因治疗　冠心病通过经皮冠状动脉介入治疗或旁路手术改善心肌缺血，心脏瓣膜病行瓣膜置换手术，先天性心血管畸形行矫正手术，治疗心肌炎和心肌病，治疗高血压及其靶器官损害，控制糖尿病和血脂异常等。

2. 去除诱因　针对常见心衰诱因如感染、心律失常、肺梗死、贫血和电解质紊乱的治疗。

（二）一般治疗

1. 监测体重　在3天内体重突然增加2公斤以上，要考虑患者有液体潴留，需要利尿或调整利尿剂的剂量。

2. 调整生活方式

（1）限钠：轻度心衰患者钠摄入控制在2~3g/d（钠1g相当于氯化钠2.5g），中-重度心衰患者<2g/d。应用强效利尿剂患者限钠不必过严，避免发生低钠血症。

（2）限水：总液体摄入量每日1.5~2.0L为宜。重度心衰合并低钠血症者（血钠<130mmol/L）应严格限制水摄入量。

（3）营养和饮食：宜低脂饮食，肥胖者应减轻体重，戒烟限酒。严重心衰伴明显消瘦（心脏恶病质）者，应给予营养支持，包括给予血清白蛋白。

（4）休息和适度运动：失代偿期需卧床休息，多做被动运动，预防深部静脉血栓形成。稳定的慢性心衰患者可步行每日多次，每次5~10分钟，并酌情逐步延长步行时间。

3. 氧气治疗　氧气用于治疗急性心衰，对慢性心衰并无指征。无肺水肿的心衰患者，给氧可导致血流动力学恶化。心衰伴睡眠呼吸障碍者，无创通气加低流量给氧可改善睡眠时低氧血症。

4. 心理和精神治疗　心衰患者容易出现抑郁、焦虑、孤独，影响心衰患者预后。综合性情感干预包括心理疏导可改善心功能，必要时酌情应用抗焦虑或抑郁药。

（三）药物治疗

1. 改善血流动力学的治疗

（1）利尿剂的应用

1）利尿剂的作用：通过抑制肾小管特定部位钠或氯的重吸收，遏制心衰时钠潴留，减少静脉回流和降低前负荷，从而减轻肺瘀血、腹水、外周水肿和体重，提高运动耐量。利尿剂是控制心衰患者液体潴留的药物，是标准治疗的必要组成部分。

2)利尿剂的合理使用:①适应证:有液体潴留的心衰患者,均应给予利尿剂,且应早期应用;无液体潴留的心衰患者,不需应用利尿剂。②选择原则:轻中度心衰可选噻嗪类利尿剂;重度心衰选用襻利尿剂;急性心衰或肺水肿首选襻利尿剂静脉注射,伴发心源性休克时不宜使用;伴低钠血症心衰患者可选血管加压素拮抗剂托伐普坦,排水不利钠。③使用方法:通常从小剂量开始,如每日口服氢氯噻嗪25mg、呋塞米20mg或托拉塞米10mg,逐渐增加剂量直至尿量增加,体重每日减轻0.5~1.0kg,呋塞米的剂量与利尿效应呈线性关系;口服托伐普坦7.5~15mg,qd。④纠正水、电解质紊乱:应用利尿剂有效者应同时补钾,尿量过多时不要限制饮食钠盐,特别注意纠正低钾、低镁和低钠血症。⑤间断使用:液体潴留纠正后可短期停用利尿剂,可以避免利尿剂抵抗和电解质紊乱。⑥启动心室重构治疗:心衰症状得到控制,应开始应用 ACEI、β 受体阻滞剂和醛固酮拮抗剂。⑦利尿剂抵抗:当心衰进展恶化时常需加大利尿剂用量,最终增加剂量也无反应,即出现利尿剂抵抗。此时,可用以下方法克服:呋塞米静脉注射40mg,继以持续静脉滴注(10~40mg/h);2 种或 2 种以上利尿剂联合使用,短期应用小剂量多巴胺100~250μg/min 增加肾血流量。⑧不良反应:电解质丢失如低钾、低镁血症诱发心律失常,神经内分泌的激活,低血压和氮质血症是心衰恶化和外周有效灌注不足的反映。

(2)洋地黄的应用

1)洋地黄的作用:洋地黄通过抑制衰竭心肌细胞膜 Na^+/K^+-ATP 酶,使细胞内 Na^+ 水平升高,促进 Na^+-Ca^{2+} 交换,提高细胞内 Ca^{2+} 水平,从而发挥正性肌力作用。副交感传入神经的 Na^+/K^+-ATP 酶受抑制,提高左室、左房与右房入口处、主动脉弓和颈动脉窦的压力感受器的敏感性,抑制传入冲动的数量增加,进而使中枢神经系统下达的交感兴奋性减弱。肾脏的 Na^+/K^+-ATP 酶受抑制,可减少肾小管对钠的重吸收,增加钠向远曲小管的转移,降低肾脏分泌肾素。DIG 试验结果地高辛对总死亡率的影响为中性。

2)临床应用:①适应证:有症状的慢性收缩性心衰患者,心衰伴有快速心室率的房颤患者,不推荐应用于 NYHA 心功能 Ⅰ 级的患者。②禁忌证和慎用的情况:禁用于窦房传导阻滞、二度或高度房室阻滞患者和急性心肌梗死患者,与抑制窦房结或房室结功能的药物(如胺碘酮、β 受体阻滞剂)合用时必须谨慎。③应用方法:地高辛 0.125~0.25mg/d 口服,服用后经小肠吸收,2~3 小时血清浓度达高峰,4~8 小时获最大效应,85%由肾脏排出,半衰期为 36 小时,连续口服相同剂量经 5 个半衰期(约 7 天后)血清浓度可达稳态;控制房颤心室率,可与 β 受体阻滞剂联合使用,不推荐增加地高辛剂量。④不良反应:主要见于大剂量应用,洋地黄中毒的临床表现包括：心律失常（期前收缩、自主性心律失常和传导阻滞），胃肠道症状（厌食、恶心和呕吐），神经精神症状（视觉异常、定向力障碍、昏睡及精神错乱）。这些不良反应常出现在血清地高辛浓度＞2.0ng/ml 时，也可见于地高辛水平较低时，特别在低血钾、低血镁、甲状腺功能低下患者。

3）洋地黄中毒的治疗：①早期诊断立即停用洋地黄是关键；②有低钾低镁者需要补充钾盐和镁盐；③快速性室性心律失常可用 50～100mg 利多卡因溶于葡萄糖液 40ml 中，缓慢静脉推注，同时纠正低钾低镁血症，电复律治疗一般属禁忌；④缓慢型心律失常，如果心室率不低于 40 次/分可以观察等待，心率过缓可用阿托品0.5～1mg 静脉注射，伴发血流动力学障碍者可安置临时起搏器；⑤胃肠道症状和神经精神症状随着洋地黄排泄可以逐渐消失。

（3）正性肌力药物的静脉应用：①药物种类：正性肌力药物有两类，环腺苷酸依赖性正性肌力药 β 肾上腺素能激动剂如多巴胺、多巴酚丁胺和磷酸二酯酶抑制剂如米力农；②临床应用建议：慢性心衰进行性加重阶段、难治性终末期心衰患者、心脏手术后心肌抑制所致急性心力衰竭患者，可以短期应用正性肌力药物，以缓解心衰危重状态，临床试验证明正性肌力药物长期应用增加心衰死亡率；③应用方法：多巴酚丁胺 100～250μg/min，多巴胺 250～500μg/min，米力农 20～40μg/min，均予静脉滴注，疗程 3～5 天。

（4）血管扩张剂的应用：硝酸酯类常被合用以缓解心绞痛或呼吸困难的症状。A-HeFT 试验报告硝酸酯类和肼屈嗪两者合用对非洲裔美国人有益。ACEI 类药物具有良好的扩血管作用。

2.延缓心室重构的治疗　初始心肌损害，室壁应激、神经体液-细胞因子和氧化应激等刺激因子参与心室重构的发生与发展，临床试验证明神经-体液拮抗剂能够降低心衰患者的死亡率，这些药物不仅抑制神经-体液因子的活性，还能够调节细胞因子和氧化应激活性，改善衰竭心脏的生物学功能，从而延缓心室重构。因此，延缓心室重构是慢性心衰长期治疗的基本方法，应当尽早应用。

（1）血管紧张素转换酶抑制剂（angiotensin converting enzyme inhibitor，ACEI）

1）ACEI 的作用：ACEI 能够缓解慢性心衰症状，降低病人死亡率。ACEI 已经在 39 个安慰剂对照临床试验的 8308 例心衰患者中评估，使死亡风险下降 24%。亚组分析表明，ACEI 能延缓心室重构，防止心室扩大，降低神经体液和细胞因子水平，从而奠定了 ACEI 作为治疗心衰的基石。主要机制：①抑制血管紧张素转换酶（ACE）活性，降低循环和组织的血管紧张素（Ang）Ⅱ水平，增加 ACE2 活性，升高 Ang1-7 水平，通过对 RAAS 的 ACE-Ang Ⅱ-AT$_1$ 受体轴和 ACE2-Ang（1-7）-Mas

受体轴的调节,发挥扩张血管和抗增生作用;②作用于激肽酶Ⅱ,抑制缓激肽的降解,提高缓激肽水平,通过缓激肽-前列腺素-NO通路而发挥有益作用。

2)临床应用:①适应证:所有慢性心衰患者,只要没有禁忌证或不能耐受,均需终身应用ACEI。②禁忌证和慎用:应用ACEI曾引起血管性水肿导致的喉头水肿、无尿性肾衰竭或妊娠妇女绝对禁用;以下情况慎用:双侧肾动脉狭窄,血肌酐显著升高[>265.2μmol/L(3mg/dl)],高钾血症(>5.5mmol/L),有症状性低血压(收缩压<90mmHg),左室流出道梗阻的患者如主动脉瓣狭窄、梗阻性肥厚型心肌病。③应用方法:尽早使用,从小剂量开始,逐渐增加至最大耐受量。④不良反应:ACEI与AngⅡ抑制有关的不良反应包括低血压、肾功能恶化、钾潴留,与缓激肽积聚有关的不良反应如咳嗽和血管性水肿。

(2)β受体阻滞剂

1)β受体阻滞剂的作用:慢性心衰患者由于持续性交感神经系统异常激活,心脏中去甲肾上腺素的浓度足以引起心肌细胞损伤,介导心肌重构,β_1受体介导效应明显大于β_2、α_1受体,这就是应用β受体阻滞剂治疗慢性心衰的理论基础。治疗初期β受体阻滞剂具有负性肌力作用,长期应用β受体阻滞剂具有改善内源性心肌功能的"生物学效应"。20个以上安慰剂对照随机试验2万例心衰患者应用β受体阻滞剂,结果一致显示长期治疗能降低死亡率和心衰住院率,降低猝死率41%~44%。39个应用ACEI的临床试验死亡风险下降24%(95% CI 13%~33%),而ACEI联用β受体阻滞剂使死亡风险下降34%(95% CI 25%~45%)。临床应用从小剂量开始,缓慢递增剂量,可以避免β受体阻滞剂的负性肌力作用。

2)临床应用:①适应证:所有慢性心衰NYHAⅡ、Ⅲ级病情稳定患者应尽早开始应用β受体阻滞剂,需终身使用,除非有禁忌证或不能耐受;NYHAⅣ级心衰患者需待病情稳定后,在严密监护下应用。②禁忌证:支气管痉挛性疾病、心动过缓(心率<60次/分)、二度及以上房室阻滞(除非已安装起搏器)均不能应用;心衰患者有明显液体潴留时,应先利尿达到干体重后再开始应用。③应用方法:无液体潴留患者,β受体阻滞剂可以从小剂量开始,每2~4周剂量加倍,逐渐达到目标剂量,清晨静息心率55~60次/分即为β受体阻滞剂达到目标剂量或最大耐受量的指征,见表3-2-1。④不良反应:低血压:一般在首剂或加量的24~48小时内发生,首先停用不必要的扩血管剂;液体潴留:起始治疗前应确认患者已达到干体重状态,3天内体重增加>2kg者应加大利尿剂用量;心衰恶化:可将β受体阻滞剂暂时减量或逐渐停用,每2~4天减一次量,2周内减完,应避免突然撤药,病情稳定后需继续应用β受体阻滞剂,否则将增加死亡率;心动过缓:如心率<55次/分或伴有眩

晕等症状,应将β受体阻滞剂减量;房室传导阻滞:出现二、三度房室传导阻滞者,应当停用β受体阻滞剂。

伊伐布雷定是窦房结起搏电流(If)特异性抑制剂,减慢心率。SHIFT研究提示伊伐布雷定应用在心衰基础治疗后心率70次/分以上的患者,能够降低复合终点风险18%。伊伐布雷定2.5～7.5mg,bid,不良反应:心动过缓、光幻症、视力模糊、心悸、胃肠道反应等。

(3)醛固酮受体拮抗剂

1)醛固酮受体拮抗剂的作用:醛固酮在心肌细胞外基质重塑中起重要作用,人体衰竭心脏中心室醛固酮生成及活性增加,且与心衰严重程度成正比。心衰患者长期应用ACEI,常出现"醛固酮逃逸现象",即循环醛固酮水平不能保持稳定持续的降低。因此,在ACEI基础上加用醛固酮受体拮抗剂,进一步抑制醛固酮的有害作用。RALES和EPHESUS试验证明醛固酮受体拮抗剂螺内酯和依普利酮治疗心衰患者,能够降低心血管死亡风险24%和心衰住院风险42%。

2)临床应用:①适应证:适用于中、重度心衰,NYHA Ⅲ、Ⅳ级患者;AMI后并发心衰,且LVEF<40%的患者亦可应用。②禁忌证和慎用:高钾血症和肾功能异常列为禁忌,有发生这两种状况潜在危险的应慎用。③应用方法:螺内酯起始剂量10mg/d,最大剂量20mg/d;依普利酮国外推荐起始剂量为25mg/d,逐渐加量至50mg/d(表3-2-1)。④不良反应及注意事项:高钾血症:开始治疗后3天和1周要监测血钾和肾功能,前3个月每月监测1次,以后每3个月1次,如血钾>5.5mmol/L,即应停用或减量;一般停止使用补钾制剂,除非有明确的低钾血症。男性乳房增生:为可逆性,停药后消失。

(4)血管紧张素Ⅱ受体阻滞剂(Angiotensin Ⅱ receptor blocker,ARB):ARB阻断经ACE和非ACE途径产生的Ang Ⅱ与血管紧张素Ⅱ受体Ⅰ型(AT,)结合,理论上其阻断Ang Ⅱ作用更完全,在心衰发生发展中起重要作用。临床试验证明ARB治疗心衰有效,其效应与ACEI作用基本相当。目前,心力衰竭仍以ACEI为首选,不能耐受ACEI患者应用ARB,ARB应用注意事项与ACEI相同,小剂量起用,在患者耐受的基础上逐步将剂量增至推荐的最大剂量。

3.抗凝和抗血小板治疗　　心衰时由于扩大且低动力的心腔内血液淤滞、局部室壁运动异常,以及促凝因子活性升高,有血栓栓塞事件发生风险,其每年的发生率约为1%～3%。心衰时抗凝和抗血小板药物的应用建议:①抗血小板治疗:心衰伴有冠心病、糖尿病和脑卒中,有二级预防适应证的患者,必须应用阿司匹林75～150mg/d;②抗凝治疗:心衰伴房颤患者应长期应用华法林抗凝治疗,并调整剂量使国际标准化比率在 2~2.5 之间;窦性心律患者不推荐常规抗凝治疗,有心腔附壁血栓患者应行抗凝治疗。

（四）非药物治疗

1. 心脏再同步化治疗（CRT）　房室激动顺序异常表现为心电图中 P-R 间期延长,使左室充盈减少;左右心室间不同步激动表现为左束支传导阻滞,使右室收缩早于左室;室内传导阻滞在心电图上表现为 QRS 时限延长（>120ms）。心衰患者的左右心室及左心室内收缩不同步时,可致心室充盈减少、左室收缩力或压力的上升速度降低、时间延长,加重二尖瓣反流及室壁逆向运动,使心室排血效率下降。CRT 治疗可恢复正常的左右心室及心室内的同步激动,减轻二尖瓣反流,从而增加心输出量。临床试验证明,心功能 Ⅱ~Ⅳ 级心衰伴左右心室激动不同步（QRS ≥ 150ms）患者加用 CRT 比单纯采用优化内科治疗能显著改善生活质量和运动耐量,降低住院率和总死亡率。

2. 心脏移植　心脏移植可作为终末期心衰的一种治疗方式,主要适用于无其他可选择治疗方法的重度心衰患者。除了供体心脏短缺外,心脏移植的主要问题是移植排斥。近年的研究结果显示,联合应用 3 种免疫抑制治疗,术后患者 5 年存活率显著提高,可达 70%~80%。

（五）心衰伴随疾病的治疗

1. 心衰伴有高血压　在心衰常规药物治疗基础上,血压仍然不能控制者,可加用钙拮抗剂如氨氯地平、非洛地平缓释片。

2. 心衰伴有糖尿病和血脂异常　β 受体阻滞剂可以使用,尽管认为它对糖脂代谢有一定影响,但它对心衰病人全面保护的临床获益远远大于负面效应,心衰严重患者血胆固醇水平通常偏低,因心衰时肝脏合成能力已经降低。

3. 心衰伴有冠心病　他汀不是心衰治疗药物,可作为冠心病二级预防。心绞痛患者应选择硝酸盐和 β 受体阻滞剂,加用改善心肌能量代谢药物如曲美他嗪,应用 β 受体阻滞剂窦性心律的心率控制不佳者可加用伊伐布雷定。心肌梗死患者应用 ACEI、β 受体阻滞剂和醛固酮拮抗剂可以降低死亡风险。心肌衰竭患者进行血运重建术,对于心衰患者预后没有改善的证据。

4. 心衰伴有心律失常　无症状的室性心律失常不主张用抗心律失常药物治疗。心衰伴有室上性心律失常的基本治疗是控制心室率和预防血栓事件。室性心律失常可用 β 受体阻滞剂长期治疗,可以降低心衰猝死和心衰死亡率。反复发作致命性室性心律失常可用胺碘酮,有猝死、室颤风险的心衰患者建议植入心脏转复除颤器。

5.心衰伴有肾功能不全　动脉粥样硬化性疾病伴心衰患者容易合并肾功能损害,肾功能不全患者应慎用 ACEI,血肌酐>5mg/ml(442μmol/L)时应做血液透析。

（六）难治性心力衰竭的治疗要点

慢性心力衰竭患者经过合理的最佳方案治疗后,仍不能改善症状或持续恶化,称为难治性心力衰竭(refractory heart failure)。

1.难治性心力衰竭的原因　①重新评价心脏病因:基础心脏病发展到晚期,心肌功能衰竭是导致心衰难治的主要原因,缩窄性心包炎也导致液体潴留;②重新评价心衰类型:单纯舒张性心力衰竭按收缩性心力衰竭治疗,病情不能改善;③重新评价心衰诊断是否正确:如肝源性水肿、肾源性水肿、心包积液或心包缩窄误诊为心力衰竭;④寻找心衰潜在的诱因;⑤评价心衰治疗是否合理。

2.难治性心力衰竭的治疗要点

（1）调整心衰治疗的药物:此类患者对 ACEI 和受体阻滞剂耐受性差,宜减少剂量,心衰稳定后从极小剂量开始恢复使用。如收缩压<80mmHg,则二药均不宜应用。如有显著液体潴留,近期内曾应用静脉滴注正性肌力药者,不宜用 β 受体阻滞剂。醛固酮受体拮抗剂的临床试验证据仅限于肾功能正常的人群,对肾功能受损的患者则可引起危险的高钾血症。地高辛不能耐受时短期改用非洋地黄类正性肌力药物。加强利尿剂的使用。

（2）低钠血症的处理:低钠血症时常常合并低血压,肾脏血流灌注不足,利尿效果差。心衰患者血钠低于 135mmol/L 者饮食中不必过分限盐;血钠低于 130mmol/L 者应通过饮食适当补充钠盐,如加食榨菜;血钠低于 120mmol/L 者需要静脉补充氯化钠,10%氯化钠注射液 50~80ml/d 通过微泵 3~10ml/h 静脉注入,低血钠纠正后停用。临床试验证明难治性心力衰竭合并低钠血症者补钠后利尿比单纯利尿能够显著降低患者的死亡率。托伐普坦用于心衰低钠血症的治疗,该药排水不排钠。

（3）顽固性水肿的处理:患者尿少,治疗应严格限制入水量,记录 24 小时进出液体量,每天静脉补液量少于 800ml,尿量超过液体摄入量 800ml 以上。可用大剂量呋塞米 80~120mg/d 静注或托拉塞米 20~40mg/d 静注,也可应用利尿合剂:呋塞米 80~200mg 和多巴胺 40mg 溶于 50ml 生理盐水中以 3~10ml/h 微泵静注,使尿量达到 1500~3000ml,同时注意补充钠、钾和镁,保持电解质正常。如果肾功能不全严重,可应用超滤法或血液透析,患者有可能恢复对利尿剂的反应。

（4）静脉应用正性肌力药和血管扩张剂:静脉滴注正性肌力药如多巴酚丁胺、

米力农和血管扩张剂如硝酸甘油、硝普钠,可作为姑息疗法,短期(1~3天)应用以缓解症状。一旦情况稳定,即应改换为口服方案。

(5)机械和外科治疗:左室辅助装置可考虑应用于内科治疗无效、预期一年存活率<50%,且不适于心脏移植的患者。心脏移植适用于有严重心功能损害,或依赖静脉正性肌力药的患者。

(七)舒张性心力衰竭的治疗要点

1. 纠正液体潴留 利尿剂可缓解肺瘀血和外周水肿症状,但不宜过度,以免前负荷过度降低而致低血压。

2. 逆转左室肥厚 ACEI、ARB、β受体阻滞剂等治疗,可以逆转左室肥厚,改善心室舒张功能。β受体阻滞剂、钙拮抗剂可以松弛心肌,维拉帕米或地尔硫罩有益于肥厚型心肌病治疗。HF-PEF临床试验未能证实ACEI、ARB和β受体阻滞剂等治疗改善HF-PEF患者预后和降低心血管死亡率。

3. 积极控制血压 舒张性心衰患者血压控制目标为<130/80mmHg。

4. 血运重建治疗 由于心肌缺血可以损害心室的舒张功能,冠心病患者若有症状性或可证实的心肌缺血,应考虑冠脉血运重建。

5. 控制房颤心率和节律 心动过速时舒张期充盈时间缩短,心搏量降低。建议:①慢性房颤应控制心室率;②房颤转复并维持窦性心律可能有益。

6. 其他 不宜使用地高辛,同时合并有收缩性心衰,则以治疗后者为主。

【预防和预后】 积极治疗基础心脏病,可以延缓心室重构发生发展,早期控制心衰危险因素,可以预防心衰,降低慢性心衰患者的死亡率和住院率。神经激素拮抗剂不仅抑制心衰患者神经激素活性,而且降低心衰患者细胞因子水平。应用ACEI治疗慢性心衰,可以降低心衰死亡风险24%,联合β受体阻滞剂治疗可以降低心衰死亡风险34%。需要对心衰患者随访管理,加强对患者的教育,及时根据心衰病情变化调整治疗药物,减少再住院率,提高患者生活质量。

第二节 急性心力衰竭

急性心力衰竭(acute heart failure,简称急性心衰)是发生在原发性也、脏病或非屯、脏病基础上的急性血流动力学异常,导致以急性肺水肿、心源性休克为主要表现的临床综合征。急性心衰通常危及患者的生命,必须紧急实施抢救和治疗。对于慢性心功能不全基础上加重的急性心衰,若治疗后症状稳定,不应再称为急性心衰。

【病因与病理生理】 急性心力衰竭通常由一定的诱因引起急性血流动力学变化,常见病因可分为:

1. 心源性急性心衰 ①急性弥漫性心肌损害:如急性心肌梗死(约占15%)、急性心肌损害(急性重症心肌炎和产后心肌病),由于急性左心室心肌损害引发泵衰竭,心输出量减少,导致肺静脉压增高和肺瘀血,引起急性肺水肿;由于急性心肌梗死的机械并发症,引起急性血流动力学变化,产生急性肺充血;急性大面积右心室心肌梗死后出现低右室心输出量,颈静脉不怒张和低左室灌注压为特征的急性肺充血。②急性心脏后负荷过重:如突然动脉压显著升高或高血压危象、原有瓣膜狭窄(主动脉瓣、二尖瓣)或左室流出道梗阻者突然过度体力活动、急性心律失常并发急性心衰(快速性房颤或房扑、室性心动过速),由于后负荷过重导致心室舒张末期压力突然升高,导致肺静脉压显著增高,发生急性肺水肿,迅速降低后负荷可以缓解症状。③急性容量负荷过重:如新发心脏瓣膜反流(急性缺血性乳头肌功能不全、感染性心内膜炎伴发瓣膜腱索损害)、慢性心衰急性失代偿(约占70%),由于前负荷过重导致心室舒张末期容积显著增加,导致肺静脉压显著增高,引起急性肺水肿。④心源性休克:严重的急性心力衰竭,由于心衰导致的组织低灌注,通常表现为血压下降(收缩压<90mmHg,或平均动脉压下降>30mmHg)和少尿(尿量<17ml/h)。

2. 非心源性急性心衰 无心脏病患者由于高心排血量状态(甲亢危象、贫血、感染败血症)、急性肺静脉压显著增高(药物治疗缺乏依从性、容量负荷过重、大手术后、急性肾功能减退、吸毒、酗酒、哮喘、急性肺栓塞),引起急性肺水肿。

【临床表现】

1. 症状 发病急剧,病人突然出现严重呼吸困难、端坐呼吸,烦躁不安,呼吸频率达30~40次/分,频繁咳嗽,严重时咳白色泡沫状痰或粉红色泡沫痰,患者有恐惧和濒死感。

2. 体征 患者面色灰白、发绀、大汗、皮肤湿冷。心率增快、心尖部第一心音减弱、舒张期奔马律(S3)、P2亢进。开始肺部可无啰音,继之双肺满布湿啰音和哮鸣音。基础心脏病的相关体征。心源性休克时血压下降(收缩压<90mmHg,或平均压下降>30mmHg)、少尿(尿量<17ml/h)、神志模糊。

急性右心衰竭主要表现为低心血量综合征,右心循环负荷增加,颈静脉怒张、肝脏肿大、低血压。

【实验室和辅助检查】

1. 心电图 主要了解有无急性心肌缺血、心肌梗死和心律失常,可提供急性心衰病因诊断依据。

2. X 线胸片　急性心衰患者可显示肺门血管影模糊、蝶形肺门,重者弥漫性肺内大片阴影等肺瘀血征。

3. 超声心动图　床边超声心动图有助于评价急性心肌梗死的机械并发症、室壁运动失调,心脏的结构与功能评估,心脏收缩/舒张功能的相关数据,了解心包填塞。

4. 利钠肽检测　有助于急性心衰快速诊断与鉴别,NT-proBNP<300ng/L、BNP<100ng/L 为排除 AHF 的切点。诊断急性心衰的参考值与年龄:50 岁以下 NT-proBNP>450ng/L,50 岁以上>900ng/L,75 岁以上>1800ng/L。

5. 心肌损伤标记物检测　心肌肌钙蛋白(cTNT 或 cTNI)和 CK-MB 异常有助于诊断急性冠脉综合征。

6. 有创的导管检查　安置 SWAN-GANZ 漂浮导管进行血流动力学监测,有助于指导急性心衰的治疗(见 Forrester 分级)。急性冠脉综合征的患者酌情可行冠脉造影及血管重建治疗。

7. 其他实验室检查　①动脉血气分析:急性心衰时常有低氧血症,酸中毒与组织灌注不足可有二氧化碳潴留。②常规检查:血常规、电解质、肝肾功能、血糖、高敏 C 反应蛋白(hs-CRP)。

【诊断和鉴别诊断】

(一)诊断

根据急性呼吸困难的典型症状和体征、NT-proBNP 升高,一般诊断并不困难。进一步检查明确病因诊断,有助于进行针对性治疗。临床常用的急性心衰严重程度分级有两种:

1. Killip 分级　用于急性心肌梗死心功能损害的评价。

Ⅰ级:无心衰;

Ⅱ级:有心衰,肺部中下野湿性啰音(肺野下 1/2),可闻奔马律,X 片肺瘀血;

Ⅲ级:严重的心衰,有肺水肿,满布湿啰音(超过肺野下 1/2);

Ⅳ级:心源性休克、低血压(收缩压<90mmHg),发绀、少尿,出汗。

2. Forrester 分级　根据临床表现和血流动力学状态分级,主要用于急性心肌梗死患者,也可用于其他原因急性心衰评价。血流动力学分级根据肺毛细血管楔嵌压(PCWP)和心脏指数(CI)。

Ⅰ级:PCWP≤18mmHg,CI>2.2L/min/m², 无肺瘀血及周围灌注不良;

Ⅱ级:PCWP>18mmHg,CI>2.2L/min/m², 有肺瘀血;

Ⅲ级:PCWP<18mmHg,CI≤2.2L/min/m²,周围组织灌注不良;

Ⅳ级:PCWP>18mmHg,CI≤2.2L/min/m²,有肺瘀血和组织灌注不良。

(二)鉴别诊断

急性心力衰竭常需与重度支气管哮喘鉴别,后者表现为反复发作性喘息,两肺满布高音调哮鸣音,以呼气期为主,可伴少许湿啰音。还需与非心源性肺水肿相鉴别。根据临床表现及相关的辅助检查,BNP 或 NT-proBNP 的检测可以进行鉴别诊断,做出正确的判断。

【治疗】　急性心力衰竭治疗目的是立即纠正血流动力学异常、去除诱发急性心衰的诱因、尽早针对引发急性心衰的病因治疗,最大限度地挽救生命,降低病死率。

(一)抢救措施

减轻心脏前后负荷,纠正血流动力学异常。

1.体位　取坐位,双脚下垂,减少静脉回心血量,减轻心脏前负荷。

2.吸氧　开始氧流量为 2~3L/min,也可高流量给氧 6~8L/min,需要时予以面罩加压给氧或正压呼吸。应用酒精吸氧(即氧气流经 50%~70%酒精湿化瓶),或有机硅消泡剂,使泡沫表面张力降低而破裂,有利于肺泡通气的改善。吸氧后保持血氧饱和度(SaO₂)在 95%~98%。

3.镇静　吗啡是治疗急性肺水肿极为有效的药物。吗啡通过抑制中枢性交感神经,反射性降低外周静脉和小动脉张力,减轻心脏前负荷;降低呼吸中枢和咳嗽中枢兴奋性,减慢呼吸和镇咳,松弛支气管平滑肌,改善通气功能;中枢镇静作用能减轻或消除焦虑、紧张、恐惧等反应。用法:吗啡 3~5mg 静脉注射,必要时每隔 15分钟重复 1 次,共 2~3 次,或 5~10mg 皮下注射。低血压或休克、慢性阻塞性肺部疾病、支气管哮喘、神志障碍及伴有呼吸抑制危重患者禁用吗啡。不良反应:常见恶心,如症状明显,可给予止吐剂。

4.快速利尿　强效襻利尿剂可大量迅速利尿,降低心脏容量负荷,缓解肺瘀血。呋塞米(furosemide)20~40mg 或托塞米(torsemide)10~20mg,布美他尼(bu-metanide)0.5~1mg 静脉注射,根据反应调整剂量。适应证:急性心衰和失代偿心衰急性发作,伴有继发肺充血或体液潴留情况。不良反应:最常见的有低 K+、低 Mg2+、低 C1-性碱中毒,可导致严重心律失常,过度利尿导致血容量不足引起低血压,产生肾毒性反应及加重肾衰竭。观察和记录每日出入量:对肺瘀血水肿明显和体循环瘀血水肿明显者应保持出入量负平衡,约 500ml/24h,严重肺水肿者可负平衡 1000~2000ml/24h,有时可达 3000~5000ml/24h,患者症状方可缓解。

5. 扩张血管　大多数急性心衰患者血压正常存在低灌注状态,或有瘀血体征且尿量减少。硝普钠和硝酸甘油在体内转化为一氧化氮,后者对动脉和静脉平滑肌作用,扩张外周静脉和小动脉,减轻心脏前后负荷,缓解肺瘀血。①硝普钠:对于严重心衰患者和原有后负荷增加者(如:高血压心衰或二尖瓣反流),推荐硝普钠从 0.3μg/(kg·min)静脉滴注仔细加量至 1μg/(kg·min)再到 5μg/(kg·rnin),静脉滴注过程中需要密切监测血压,长期应用可引起硫氰酸盐毒性,本药适宜短期使用。②硝酸甘油:静脉给予硝酸甘油 20μg/min,密切监测血压,静脉滴注的剂量应防止血压过度下降,保持平均动脉血压降低 10mmHg 左右。如果收缩压降至90~100mmHg 以下,硝酸盐应减量。③重组人脑钠肽(rhBNP,奈西立肽):rhBNP是基因重组高纯度冻干制剂,由 32 个氨基酸构成,与内源性脑钠肽具有相同的氨基酸排序和生物活性,它通过血管环鸟苷一磷酸(cGMP)受体通路介导血管扩张、利钠利尿、降低肺毛细血管楔嵌压和肺动脉压,能够适度抑制交感神经系统、醛固酮和内皮素等血管收缩神经激素,对于纠正急性心衰时血流动力学异常具有较好作用,已积累大量临床试验证据,各国指南均推荐用于急性心力衰竭的治疗。用法:负荷量 1.5μg/kg 静脉注射,维持剂量 0.0075μg/(kg·min)静脉滴注 24 小时。rhBNP 最常见不良反应为低血压。

6. 正性肌力药物　适用于低心排综合征(如症状性低血压),或心排出量减低伴有瘀血的患者,可减轻低灌注所致的症状,保证重要脏器的血供。

(1)多巴酚丁胺:在急性心衰中短期应用,主要是缓解症状。用法:起始剂量为 2~3μg/(kg·min),不需要负荷剂量。最大剂量可达 20μg/(kg·min),约100~250μg/min。滴注速度可以根据患者的症状、对利尿剂的反应或者患者临床状态进行调整。停药前可逐渐减量,停止滴注后,多巴酚丁胺很快被清除。不良反应:室性或房性心律失常、心动过速,可触发冠心病患者胸痛,加重心肌缺血。

(2)多巴胺:小剂量多巴胺(<3μg/(kg·min))可激活多巴胺受体,降低外周血管阻力,增加肾、冠脉和脑血流。中等剂量[3~5μg/(kg·min)]刺激 β 受体,直接或间接增加心肌收缩力及心排出量。大剂量[>5μg/(kg·min)]可作用于 α 受体导致血管收缩和系统血管阻力增加,用于维持伴有低血压心衰患者的收缩压,但是有心动过速、心律失常的危险。

(3)磷酸二酯酶抑制剂(PDEIs):常用药物为米力农,首剂为 25μg/kg,稀释后,15~20 分钟静脉注射,继之 0.375~0.75μg/(kg·min)维持静脉点滴。临床也可以直接采用静滴,特别对低充盈压患者可避免低血压的风险。

（4）毛花苷丙：成年人常用量：首剂0.4mg，用5%葡萄糖注射液稀释后缓慢注射，以后每1~4小时可再给0.2~0.4mg，总量1~1.2mg。适应证：①低心排量心衰效果比高心排量心衰好；②快速心室率房颤引发的心衰。禁忌证：洋地黄类中毒。注意事项：急性心肌梗死（尤其发病24小时内）、急性心肌炎、低钾血症、房室传导阻滞（≥二度者）、甲状腺功能低下患者也应禁用。

7.支气管解痉 地塞米松10mg静脉注射可以解除支气管痉挛。可用氨茶碱0.25g加入5%葡萄糖液40ml中缓慢静脉注射解痉，但急性心肌梗死时氨茶碱慎用。

8.主动脉内球囊反搏治疗 是一种有效的改善心肌灌注且同时降低心肌耗氧量，增加搏出量的治疗手段，适用于心源性休克、血流动力学障碍的严重冠心病（急性心肌梗死合并机械并发症）、顽固性肺水肿。

9.机械通气治疗 急性心衰时由于肺瘀血/水肿，心功能损害组织灌注不良，患者会出现不同程度的低氧血症和组织缺氧，机械通气维持SaO_2在95%-98%，可以有效防止外周脏器和多器官功能衰竭。①无创通气治疗是一种无须气管插管、自主呼吸触发的机械通气治疗，包括两种方法：持续气道正压通气和双水平气道正压通气，可进一步减少呼吸做功和提高全身代谢需求。②气管插管机械通气治疗，有创性机械通气主要用于病情危重，伴随发生Ⅰ型或Ⅱ型呼吸衰竭者，对NIV无反应的患者，以及继发于ST段抬高型急性冠脉综合征所致的肺水肿。

（二）针对病因治疗

1.急性冠脉综合征并发急性心衰 冠状动脉造影证实为严重左主干及多支血管病变，尽早行急诊PCI或溶栓治疗，进行血运重建可以明显改善心衰。

2.急性心脏机械并发症并发急性心衰 急性心肌梗死后并发心室游离壁破裂、室间隔穿孔、重度二尖瓣关闭不全；瓣膜疾病如黏液性腱索断裂、心内膜炎、创伤等引起的急性二尖瓣关闭不全，主动脉瓣或二尖瓣的严重狭窄以及联合瓣膜病的心功能急性失代偿期，需要尽快外科手术。

3.去除病因和诱因 应用静脉降压药控制高血压；治疗各种影响血流动力学的快速和缓慢心律失常；应用硝酸酯类药物改善心肌缺血；应用抗生素控制感染；输压积红细胞纠正严重贫血；围术期患者避免过快过多输液等。

（三）急性心衰稳定后的处理

先前有心力衰竭的患者，处理方案与慢性心衰治疗方案相同。收缩性心力衰竭应用ACEI/ARBs、β-受体阻滞剂、醛固酮拮抗剂、利尿剂和地高辛治疗。射血分数储备心力衰竭患者 ACEI 或 ARBs 联合应用 β-受体阻滞剂治疗。高血压患者血压未控制时可以加用钙拮抗剂,不推荐使用正性肌力药物。

【预防和预后】 慢性心衰和非心源性急性心衰患者避免诱发因素可以预防急性心衰发作,急性心肌损害尽早针对病因治疗可以减轻急性心衰的发生发展。急性心衰的住院病死率约 3%~4%,严重者达 20%;急性心衰患者出院后 60 天内因心血管事件导致的再住院率达到 30%~50%。因此,在急性发作阶段改善患者症状,病情稳定后进行综合治疗措施,可以降低病死率。

第七章 心律失常

第一节 概 述

心律失常(cardiac arrhythmia)是指心脏起搏和传导功能紊乱而发生的心脏节律、频率或激动顺序异常,主要表现为心动过速、心动过缓、心律不齐和停搏。心室停搏或颤动是心脏骤停的主要表现形式,是心脏性猝死的重要原因。

【病因和发病机制】

(一)诱因与病因

1. 生理因素 某些生理因素如紧张、焦虑或饮用浓茶、咖啡、酒精性饮料等,常是快速性心律失常的诱发因素。运动员或长期体力劳动者常伴有明显的窦性心动过缓。夜间睡眠或其他迷走神经高张力状态可发生窦性心动过缓或停搏、一度或二度Ⅰ型房室传导阻滞。

2. 心脏疾病 器质性心脏病引起的心脏结构和功能异常是产生心律失常的重要原因或病理基质。心肌缺血、损伤或坏死,急性或慢性心肌炎症,原发或继发性心室肥厚、扩张,急性或慢性心包疾病,均可引起各种类型的心律失常。急性心肌缺血、重症心肌炎、充血性心衰或心源性休克等易发生严重室性心律失常或高度房室传导阻滞,可导致心脏骤停或心脏性猝死。

3. 心外疾病

(1)循环系统之外的各系统疾病:均可引起心律失常,如慢性阻塞性肺病、甲状腺功能亢进、严重贫血、急性脑血管病、重症胰腺炎、严重胆道感染、妊娠高血压综合征、系统性红斑狼疮等。引起心律失常的原因为病原微生物及其毒素对心肌的损伤,免疫复合物沉积的毒性作用,继发性心肌缺血引起的心电生理不稳定,血流动力学异常引起的心脏扩大等。

(2)电解质紊乱和酸碱平衡失调:各种原因引起血电解质异常,尤其是高钾和低钾血症,或酸、碱中毒均可导致心肌细胞电生理异常而发生各种心律失常。

(3)理化因素和中毒:物理因素如电(雷)击伤、化学毒物(如有机溶剂)、农药或动植物毒素中毒均可引起心律失常,严重者直接导致患者死亡,如电击引起心室颤动或心脏骤停。

（4）医源性因素：多与诊疗性操作和药物治疗有关。心血管介入诊疗过程中因导管对心脏的直接刺激或冠状动脉注入对比剂可引起一过性心律失常、严重者可发生心室颤动。急性心肌梗死再灌注治疗可发生再灌注性心律失常。抗心律失常药物具有致心律失常作用。作用于心血管受体的药物可引起心动过速（如肾上腺素）或心动过缓（β-受体阻断剂）。洋地黄药物过量常诱发室性心律失常。杀虫剂（如锑剂）、抗肿瘤药物（如阿霉素），某些抗生素（如红霉素）等均可引起心律失常。

4.遗传因素　　目前已有研究表明某些心脏结构和功能正常者发生的"特发性心律失常"与遗传因素有关，如原发性心脏离子通道疾病是 LQTS、Brugada 综合征、特发性心室颤动等的重要原因，心脏发育过程中遗留的异常传导束可引起预激综合征，肺静脉前庭和近心房段的心肌袖可引起阵发性心房颤动或其他房性心律失常，主、肺动脉根部不适当的肌束分布可引起室性或房性心律失常。

（二）发病机制

1.冲动形成异常（abnormal impulse initiation）

（1）正常节律点自律性异常（abnormal automaticity）：正常情况下窦房结为心脏的最高节律点，形成正常的窦性心律，其频率为 60～100 次/分，且随运动和代谢需求而增加。窦房结的自律性异常增加或降低可引起窦性心动过速、过缓或停搏。位于房室交界区和心室的次级节律点其自律性低于窦房结，正常情况下不显现，其自律性增加且超过窦房结时可发生非阵发性房室交界区心动过速或加速性室性自主心律，若自律性降低，则在窦性停搏或房室传导阻滞时出现心室停搏。

（2）异位节律点形成（ectopic automaticity）：致病因素（如缺血、炎症、心肌肥厚或扩张等）作用下使心肌具有了自律性，形成异位节律点，其异常冲动可控制心脏而形成期前收缩或心动过速。

（3）触发激动（triggered activity）：触发激动不同于自律性异常，由发生于动作电位 3 相和 4 相的异常除极所致，分别为早期后除极（early after-depolarization，EAD）和延迟后除极（delayed after-deplorization，DAD），EAD 和 DAD 达到阈电位则引发一次新的动作电位，即触发激动。单一触发激动和连续触发激动则引起期前收缩和心动过速（图 7-1）。

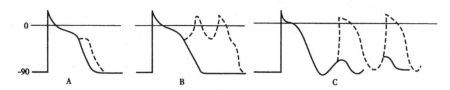

图 7-1　EDA 和 DAD 与触发激动示意图

A、B 的虚线分别代表 EAD，A 和 B 为 EAD 达阈电位引起触发激动；

C 为 DAD 达阈电位引起触发激动(虚线)

2.冲动传导异常(abnormal impulse conduction)

(1)传导途径异常：房室旁道是最常见的异常传导途径,窦性或房性冲动经房室旁道传导均可引起心室预激,房室旁道和正常房室传导途径(房室结-希氏束)之间折返可形成房室折返性心动过速。

(2)传导延迟或阻滞：冲动抵达部位的心肌处于有效不应期,不能发生可传导的兴奋,即冲动传导完全阻滞,若抵达部位的心肌处于相对不应期,则冲动传导可发生延迟或不完全阻滞。传导阻滞可为生理性,如冲动提前抵达尚未脱离不应期的心肌,称为生理性或功能性传导阻滞。发生病理性不应期延长则称为病理性传导阻滞。

(3)折返激动(reentrant activity)：冲动传导至某一部位,该部位存在病理性或功能性的两条或以上的途径,冲动循环往返于多条径路之间,即形成折返激动。形成折返激动必须具备三个条件：①折返环,即两条或以上的相互分离的解剖或功能性的传导路径,且相互连接成"环路"；②冲动抵达折返环时,其中一条径路发生单向阻滞,另一径路多需传导延迟；③冲动在折返环运行一周所需时间大于折返环任一部位组织的有效不应期。折返激动是多种快速性心律失常的发生机制(图 7-2)。

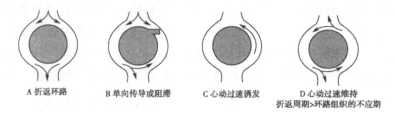

A 折返环路　　B 单向传导或阻滞　　C 心动过速诱发　　D 心动过速维持
折返周期>环路组织的不应期

图 7-2　折返激动引起心动过速

【分类】　临床上常根据心律失常的起源或发生部位、心律失常的发生机制、心律失常的频率快慢而进行分类。

【诊断】　心律失常的诊断应依据患者的病史,体格检查和必要的心电生理检查。

(一)病史

病史采集应涉及与心律失常相关的症状及发作的特点,如发作方式、频度、持续时间、终止方式以及对血流动力学的影响,如是否伴有重要器官供血不足(黑蒙或晕厥)、诱发或加重心功能不全等。详细了解可能与心律失常病因或诱因相关的资料,如既往有无心脏病,有无甲状腺功能异常等。

(二)体格检查

系统检查的基础上对心脏进行重点检查,注意心率(律)改变,心音强度,有无杂音及附加音,心率与脉搏的关系,血压高低等。

(三)心电生理检查

心电生理检查是诊断心律失常的重要手段,主要包括常规心电图、动态心电图、食管电生理检查、心腔电生理检查。心电图检查适合心律失常发作期的诊断。电生理检查可主动诱发心律失常以协助诊断并能明确其发生机制和起源部位,检查中加用药物诱发或抑制试验,对指导药物和非药物治疗有重要的意义。

【治疗】

(一)治疗原则

1. 治疗诱因和病因　消除或避免一些诱因,如焦虑、紧张、失眠、刺激性食物或饮料可避免或减少心律失常发作。治疗与心律失常相关的心源性或非心源性疾病有利于心律失常的转复和减少心律失常的复发。

2. 控制心率和恢复节律　是心律失常发作期的重要治疗原则。一部分心动过速或心脏期前收缩,终止心动过速或消除期前收缩以恢复正常的窦性心律,不仅可有效地消除患者的症状,而且可避免诱发或加重心功能不全或恶化为更严重的心律失常。严重心动过缓或心脏停搏,恢复正常心率或消除停搏可改善重要器官供血。对于一些导致心脏功能性停搏的严重室性心律失常,如尖端扭转性室性心动过速、心室颤动等迅速有效地终止心动过速或颤动是心脏复苏的关键。对于一些难以终止的快速性心律失常,如心房颤动,可以通过控制心室率以缓解患者的症状和改善心功能。

3. 预防复发　一些阵发性心动过速由于病因不能有效治愈或心脏存在病理性基质,如室壁瘤、房室旁道等,心律失常可反复发作,适当的药物治疗可减少发作,

可使用 β 受体阻滞剂和 ACEI 类药物。抗心律失常药物(胺碘酮除外)长期使用可增加死亡率,应慎用。非药物治疗可根治阵发性心动过速(如导管射频消融)或预防心脏性猝死(如植入 ICD)。

(二)治疗方法

1. 抗心律失常药物治疗

(1)抗快速性心律失常药物治疗:该类药物主要用于心脏期前收缩,心动过速和心脏扑动或颤动的治疗。按照改良的 Vanghan Williams 分类,该类药物分为:

1) Ⅰ类: I_{Na} 阻滞剂。根据对动作电位时程和 QT 间期的不同影响分为三个亚类。Ⅰa 类,明显延长动作电位时程和 QT 间期,代表药物有奎尼丁、丙吡胺和普鲁卡因胺,对室性和室上性心律失常均有一定的疗效,长期使用有致心律失常作用,不提高生存率。Ⅰb 类,缩短动作电位时程,不延长 QT 间期,代表药物有利多卡因,美西律和苯妥英钠,对室性心律失常有较好的疗效,尤其是与急性心肌缺血相关的室性心律失常疗效显著。Ⅰc 类,延长动作电位时程,不明显延长 QT 间期,代表药物有普罗帕酮,氟卡尼,莫雷西嗪,对室性和室上性心律失常均有良好的疗效。长期使用有致心律失常作用,不提高生存率。

2) Ⅱ类: β 受体阻滞剂。美托洛尔、阿替洛尔和艾司洛尔等为选择性 β1 受体阻滞剂。普萘洛尔,钠多洛尔等为非选择性 β1、β2 受体阻滞剂。该类药物主要针对室上性心律失常,晚近研究表明 β 受体阻滞剂可有效地治疗室性心律失常,长期使用可提高生存率。

3) Ⅲ类: I_K 阻滞剂。明显延长动作电位时程和 QT 间期。代表药物有胺碘酮,决萘达隆,索他洛尔、多非利特、伊布利特和溴苄胺等。对室性和室上性心律失常均有一定疗效。胺碘酮是目前广泛使用的抗心律失常药物。

4) Ⅳ类: I_{Ca} 阻滞剂。对窦房结功能和房室传导功能有明显抑制作用。代表药物有维拉帕米(verapamil)和地尔硫卓(diltiazem),主要治疗室上性心律失常,对左室特发性室性心动过速有良好的治疗作用。

5)其他药物:腺苷经快速静脉注射可作用于腺苷受体产生短暂且较强拟迷走神经效应,抑制房室结传导功能,可快速有效终止室上性心动过速。洋地黄类药物对房室结也有较强的抑制作用,适用于伴有心功能不全的室上性心动过速的治疗。由于 ACEI 和 ARB 等非抗心律失常药物具有逆转心室重塑和改善心功能的作用,故适用于心衰患者发生的室性心律失常。

(2)抗缓慢性心律失常药物:该类药物主要通过增强或兴奋窦房结、房室交界区和心室的次级节律点的自律性,改善房室传导功能,以提高心室率而达到治疗缓慢性心律失常的目的。

1)M-胆碱受体阻滞剂:通过阻断 M 受体消除迷走神经对窦房结起搏功能和房室传导功能的抑制。代表药物有阿托品、山莨菪碱等,适用于窦性心动过缓、窦性停搏、窦房阻滞以及部分房室传导阻滞的患者。

2)β 肾上腺素能受体兴奋剂:兴奋 β 受体和 α 受体,有强烈兴奋心脏起搏与传导系统的作用,并有增强心肌收缩力和扩张支气管平滑肌等作用。代表药物有肾上腺素、异丙肾上腺素、麻黄碱等。对严重窦性缓慢性心律失常,高度或完全性房室传导阻滞有提高心室率的作用,该类药物也是心脏骤停复苏的重要药物。

3)其他:包括糖皮质激素、烟酰胺、氨茶碱、硝苯地平、甲状腺素等。通过非特异性兴奋窦房结和改善房室传导功能。

2. 心律失常的非药物治疗　非药物治疗可安全、有效地预防、控制或根治某些心律失常,主要适用于严重的缓慢性和快速性心律失常,是抗心律失常药物治疗的重要补充。有些治疗作用是药物治疗无法获得或难以替代的,心脏起搏、心脏电复律、导管射频消融和外科手术是主要非药物治疗方法。

(1)心脏电复律:心脏电复律(cardioversion)是利用高能直流电终止多种快速异位性心律失常并使之恢复窦性心律的电学治疗方法。通过体表、心外膜或心内膜给予瞬间高电压强电流,使心房和心室心肌细胞同时除极,心动过速或颤动也被同时消除,心脏的起搏与传导功能经过短时间抑制即可温醒而控制心脏,恢复窦性心律。

1)心脏电复律方法:需 R 波触发放电的复律方式称为同步心脏电复律,用于心室扑动或颤动之外的快速性心律失常。不需 R 波触发放电的复律方式称为非同步心脏电复律亦称为心脏电除颤(difibrillation),用于心室扑动或颤动。经胸壁体表电复律是最常用的心脏电复律方法,适用多种快速性心律失常的急诊和择期复律治疗。经心外膜电复律主要用于外科开胸手术中,经心内膜电复律主要用于 ICD,是预防心脏性猝死的有效方法。

2)胸壁心脏电复律的适应证:主要包括:①心室扑动或颤动;②药物治疗无效、有明显血流动力学障碍的室性或室上性心动过速;③病因得到控制,药物不能复律的心房扑动或颤动。

3)胸壁心脏电复律的禁忌证:心室扑动或颤动的紧急复律无禁忌证。择期复律的禁忌证有:①快速性心律失常伴有心腔内附壁血栓或三个月内发生过栓塞事件者;②快慢综合征、心房颤动伴高度或完全性房室传导阻滞者;③洋地黄中毒、电解质紊乱、风湿活动等所导致的快速性心律失常。

4)胸壁心脏电复律的并发症:主要有:①一过性心律失常,如房性和室性期前收缩,窦性停搏伴逸搏,偶见室性心动过速或心室颤动;②心肌损伤,表现为一过性ST段异常和心肌标志物升高;③栓塞事件、急性肺水肿等;④胸壁皮肤灼伤。

(2)导管射频消融:导管射频消融(radiofrequency catheter ablation,RFCA)是利用导管进行心腔电生理检查和心内膜标测以明确心动过速的部位或病灶及机制,然后通过导管对该部位(IE点)发放射频电流(radiofrequency current energy),使直接与裸露电极接触的心肌组织因电流热效应脱水干涸、甚至凝固、炭化,从而阻断心动过速维持的必须环节或直接消除产生心动过速的病灶,达到治愈心动过速的目的。适用于药物难治性或不愿服用药物治疗的心动过速患者。

1)适应证:①预激综合征合并阵发性心房颤动、房室折返性心动过速;②房室结折返性心动过速、房性心动过速、典型心房扑动和特发性室性心动过速反复发作者;③非典型心房扑动发作频繁、心室率不易控制者;④非瓣膜病性心房颤动药物治疗无效者。

2)并发症:①血管损伤:股动(静)脉穿刺部位出血、血肿、动脉夹层、动静脉瘘和假性动脉瘤,锁骨下静脉穿刺可引起血气胸和纵隔血肿;②心脏损伤:导管穿破心腔、冠状静脉窦引起心脏压塞,逆股动脉插管损伤主动脉瓣引起关闭不全;③心脏传导系统损伤:房室结折返性心动过速慢径消融和间隔旁路消融可引起房室传导阻滞;④死亡:导管射频消融引起死亡的发生率约0.1%左右,导致死亡的原因有心脏压塞、肺栓塞、损伤左冠状动脉主干、完全性房室传导阻滞、心室颤动等。

3)疗效:导管射频消融治疗快速性心律失常的疗效较好,国内注册资料显示手术成功率为96.6%,复发率和并发症分别为2.8%和0.9%。

(3)外科手术治疗:随着导管射频消融治疗快速性心律失常的广泛应用,目前较少采用外科手术治疗心律失常。

第二节 窦性心律失常

窦性心律失常(sinus arrhythmia)是一组以窦房结自律性异常和窦房传导障碍为病理基础的快速性和缓慢性心律失常,前者表现为窦性心动过速,后者表现为窦性心动过缓、窦性停搏、窦房传导阻滞。

一、窦性心动过速

窦性心动过速(sinus tachycardia)指窦性心律的频率超过100次/分。

【病因】 生理因素是引起窦性心动过速的常见原因,如紧张、焦虑、运动或饮用浓茶、咖啡或过量饮酒。非心源性疾病也常引起窦性心动过速,如发热、贫血、休克、甲状腺功能亢进等。心肌炎,心包积液以及各种原因引起的心功能不全均可发生窦性心动过速。

窦房折返性心动过速(sinus nodal reentrant tachycardia)是一种少见的阵发性心动过速,与多种原因引起的右房扩大、缺血、纤维化有关。持续无休止性窦性心动过速是一种极少见的窦性心律失常,称为不适当的窦性心动过速(inappropriate sinus tachycardia),其病理机制尚不清楚,可能与交感神经张力异常增高有关。

【临床表现】 生理因素引起者多无特殊的症状,各种疾病引起的窦性心动过速除有原发疾病的症状外,心慌、乏力、运动耐量下降是常见表现,部分患者可诱发心绞痛,引起或加重心功能不全等。窦房折返性心动过速多为阵发性心悸,可表现为突然发作和突然终止。不适当的窦性心动过速其心率多持续超过 120 次/分,休息、夜间也常超过 100 次/分,部分患者可发生心动过速依赖性心肌病而诱发心功能不全。

【心电图特点】 窦性 P 波的频率>100 次/分,伴有房室传导或室内传导异常者,P-R 间期可延长或 QRS 波群宽大畸形。

【诊断】 有心悸症状,体检心率>100 次/分,心电图表现符合窦性心动过速的特点。持续性窦性心动过速,无明确原因可寻,动态心电图 24 小时窦性心动过速超过 15 万次,夜间心率超过 100 次/分者应考虑不适当的窦性心动过速。窦房折返性心动过速表现为突然发作和突然终止,应与阵发性室上性心动过速鉴别,心动过速的 P 波形态与心动过速终止后的窦性 P 波形态一致是诊断的重要依据。

【治疗】 控制病因和消除诱因后仍然有症状者可应用 β 受体阻滞剂或钙通道阻滞剂。

【预后】 病因可控制者预后良好。不适当窦性心动过速可诱发心动过速性心肌病,表现为心脏扩大和心功能不全,有效控制心率可使心脏扩大逆转,心功能可恢复正常。

二、窦性心动过缓

窦性心动过缓(sinus bradycardia)指妻性心律的频率慢于 60 次/分。

【病因】 生理性因素是引起窦性心动过缓的常见原因,如运动员或体力劳动者、睡眠状态、老年人等。一些心外疾病也可引起窦性心动过缓,如颅内压增高、黏液性水肿、重症黄疸、血管神经性晕厥等。

【临床表现】　生理因素引起者多无明显症状,运动或代谢增强时窦性心率可增加至正常。各种疾病所伴随的窦性心动过缓其临床表现与原发病相关。体格检查时心率慢于60次/分,部分患者伴有窦性心律不齐而出现心律不规则。

【心电图特点】　窦性P波的频率<60次/分,伴有窦性心律不齐时,P-P间期不规则,但各P-P间期之差小于0.20秒。运动心电图表现为随体力负荷的增加。而窦性心率可逐渐增加并超过90次/分。静脉注射阿托品(0.02mg/kg)可使窦性心率超过90次/分。

【诊断】　静息状态下心率慢于60次/分,心电图符合心动过缓的特点。

【治疗】　生理因素引起者多不需治疗。疾病引起者应有效治疗原发病,可适当使用M受体阻滞剂、β受体兴奋剂等提高心率,以辅助原发病治疗。

【预后】　原发病控制后预后良好。

三、病态窦房结综合征

病态窦房结综合征(sick sinus syndrome,SSS)是一种因窦房结冲动形成或窦房结传导障碍而引起的严重窦性心动过缓、窦性停搏或/和窦房阻滞,致使重要器官供血不足的临床综合征。

【病因】　病态窦房结综合征多为窦房结不明原因的硬化性退行性病变引起。冠心病、心肌病、心肌炎和心包炎引起窦房结急、慢性缺血、炎症浸润等损害是病态窦房结综合征的重要原因。风湿性心脏病、先天性心脏病、高血压性心脏病、结缔组织病、恶性肿瘤和家族遗传性疾病等是病态妻房结综合征的少见病因。

【临床表现】　病态窦房结综合征一般起病隐匿,进展缓慢,早期多无明显症状。当病程进展到严重窦性心动过缓、窦性停搏和窦房阻滞时,可出现心、脑、肾等重要器官供血不足的症状。轻者表现为心悸、记忆力减退、乏力和运动耐量下降,重者引起心绞痛、少尿、黑蒙、晕厥,晚期可出现心衰、阿-斯综合征甚至因心脏停搏或继发心室颤动而导致患者死亡。

【心电图特点】

1.体表心电图　可表现为窦性心动过缓、窦性停搏和窦房阻滞。部分患者可并发房性心动过速、心房扑动或颤动,当这些心律失常终止时可记录到较长的窦性停搏(>3秒)继之严重的窦性心动过缓,临床上称为慢-快综合征。少数严重患者并存不同类型的房室传导阻滞,即"双结病变"型病态窦房结综合征(图7-3)。

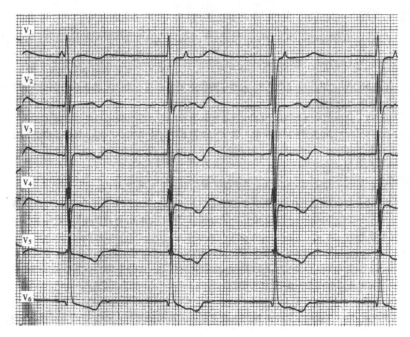

图 7-3　病态窦房结综合征

$V_1 \sim V_6$ 体表心电图显示严重窦性心动过缓(窦性心率为 35～48 次/分),房室交界性
逸搏心律(心室率约为 45 次/分),房室分离提示并存房室传导阻滞

2.动态心电图　体表心电图仅在疾病发作期才能记录到特征性的表现,而动
态心电图可连续记录心电变化,较体表心电图更易发现上述心电图异常。此外动
态心电图可表现为 24 小时总心跳次数低于 8 万次(严重者低于 5 万次),反复出现
大于 2 秒的长间歇,快速房性心律失常终止时长时间的窦性停搏或严重窦性心动
过缓(图 7-4)。

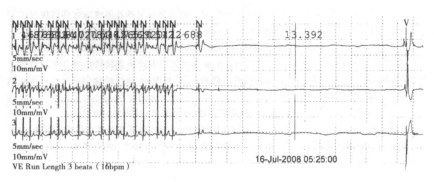

图 7-4　病态窦房结综合征

动态心电图记录到阵发性心房颤动终止时出现 13.392 秒的严重窦性停搏

3.食管心电图　经鼻插入导管电极至食管中下段邻近左心房部位可记录到食管心电图,经导管电极刺激左心房可评价窦房结的起搏功能和窦房传导功能。病态窦房结综合征患者其反映窦房结起搏功能的窦房结恢复时间(sinus node recovery time,SNRT)≥1400ms,校正的 SNRT≥550ms;反映窦房传导功能的窦房传导时间(sinoatrial conduction time,SACT)>120ms。

【诊断】　病态窦房结综合征的诊断应依据窦性缓慢性心律失常所引起重要器官供血不足的症状和特征性的心电图表现,并排除生理因素(运动员出现的窦性心动过缓),药物作用(β 受体阻滞剂)和其他疾病(阻塞性黄疸、甲状腺功能减退、高钾血症)对窦房结功能的影响,可诊断病态窦房结综合征。

【治疗】

1.控制病因　停用对窦房结功能有抑制作用的药物可减轻或避免临床症状的加重。

2.药物治疗　提高心率的药物常常缺乏长期有效的治疗作用,短时间应用可适当提高心率,为心脏起搏治疗争取时间,可选择 M 受体阻滞剂(阿托品、山莨菪碱)或 β 肾上腺素能受体兴奋剂(异丙肾上腺素)。

3.心脏起搏治疗　药物治疗无效、症状发作严重(如晕厥等),或伴有快速房性心律失常者,宜选择心脏起搏治疗。

【预后】　无症状发作的患者可临床追踪观察,接受心脏起搏器治疗的患者远期预后良好。

第三节　房性心律失常

房性心律失常主要包括房性期前收缩、房性心动过速、心房扑动和心房颤动,是常见的快速性心律失常。

一、房性期前收缩

房性期前收缩(atrial premature beats;简称房早)是早于基础心律(多为窦性心律)而提前出现的房性异位搏动,亦称为房性期前收缩(atrial premature contractions)。

【病因】　心脏结构和功能异常是房早的常见原因,如心脏瓣膜病、高血压性心脏病、冠心病和肺源性心脏病,甲状腺功能亢进者也常发生房早。部分房早见于心脏正常者,易发生在紧张、焦虑或饮酒后。

【临床表现】 心悸、心跳停顿是房早的常见症状,部分患者可无任何不适,心脏听诊可闻心律不齐,提前出现的心搏伴有第一心音增强,之后出现较长的间歇。

【心电图特点】 房早的 P′波提前出现(图 7-5),与其前窦性心律的 P 波形成配对间期,其长短代表房早的提前程度。P′波形态取决于房早出现的心房部位,但不同于窦性 P 波。P′-R 间期可正常,也可延长或不能传到至心室(称为未下传的房早),易发生在配对间期较短,或并存房室传导障碍的患者。房早引起的 QRS 波群其形态和时相多正常,也可因遇上左或右束支的功能不应期而发生功能性左或右束支传导阻滞,出现 QRS 波群宽大畸形。房早之后的长间歇(称为代偿间歇)与配对间期之和多短于两倍窦性 P-P 间期(代偿间歇不完全)。

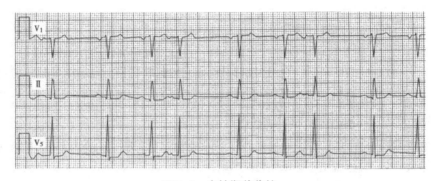

图 7-5　房性期前收缩

同步记录 V$_1$、Ⅱ、V$_5$ 导联心电图,第 1、4、7 为房性期前收缩

【诊断】 心悸伴有心跳停顿者应疑诊为房早,心电图表现是确诊房早的可靠方法。

【治疗】 房早应重视病因治疗和消除诱因。偶发房早或症状不明显者,不必使用抗心律失常药物。症状明显,房早较多或诱发房性心动过速、甚至心房颤动者,可使用类Ⅰ或Ⅲ类抗心律失常药物治疗。

【预后】 房早为良性心律失常,不引起严重的血流动力学障碍,其预后取决于原发疾病。

二、房性心动过速

房性心动过速(atrial tachycardia)为连续发生的 3 个或以上的快速心房激动,其频率多为 120~220 次/分,简称房速。房速的发生机制多为房内折返、自律性和触发活动,房速起源部位涉及病变心房肌、特殊解剖部位(如心耳、肺静脉口部)、手术疤痕或补片。

【病因】 器质性心脏病是房速的常见病因。心脏瓣膜病、冠心病、高血压性心脏病、心肌病、心肌炎、慢性心包炎、肺源性心脏病等导致心脏高压、扩大、慢性缺血和炎性瘢痕是房速发生的重要基质。外科手术中心房切开或补片,是术后房速发生的重要原因。部分房速发生于心脏结构和功能正常者,房速常位于心房的特殊部位,如肺静脉口部、心耳和冠状静脉窦,病因尚不完全清楚。

【临床表现】 房速的临床表现取决于心动过速的心室率,持续时间以及是否并存器质性心脏病。短阵发作者,多表现为阵发性心悸、胸闷,持续发作、心室率快或并存束支阻滞者,有明显的血流动力学影响。除心慌、胸闷、血压下降外,重者可引起心绞痛,诱发或加重心功能不全,持续无休止发作的房速可引起心动过速依赖性心肌病,表现为心脏扩大、射血分数下降和慢性充血性心功能不全。

【心电图特点】 房速的 P′波的形态异于窦性 P 波,频率多为 120~220 次/分(图 7-6)。单源性房速其 P′波形态类同,Ⅰ 和 aVL 导联 P′负向,提示房速起源于左房,V₁ 导联 P′负向,提示房速起源于右房,Ⅱ、Ⅲ、aVF 导联的 P′波正或负向提示房速起源于心房上部或下部。多源性房速其 P′波形态有 2 种或以上,各型 P′波频率或间期不同,当 P′形态有 3 种或以上时,又称为紊乱性房速(图 7-7)。

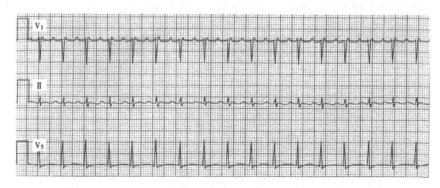

图 7-6 房性心动过速

V₁、Ⅱ、V₅ 导联同步记录,P′波频率 148 次/分,P′-R 间期为 0.16 秒

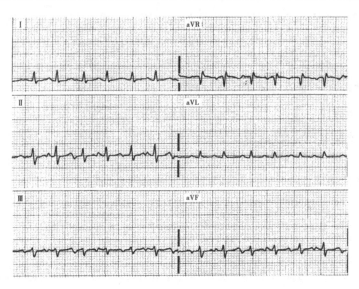

图 7-7 多源性房性心动过速

Ⅱ导联的 P′波呈多种形态,第 1 和第 5 个 P′波类同,第 2、4、6 个 P′波类同,第 3 个 P′为另一种形态

房速的 P′-R 间期≥0.12 秒,房速频率较快,或并存房室传导障碍时,P′-R 间期≥0.20 秒或出现不同比例的房室传导阻滞(图 7-8)。

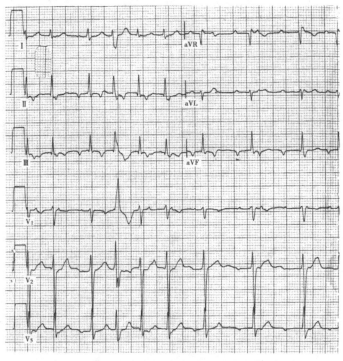

图 7-8 房性心动过速并不同比例的房室传导阻滞

房速引起的 QRS 波群其形态和时限多正常,少数患者可并发功能性束支阻滞而出现 QRS 波群宽大畸形,类同左或右束支阻滞。

【诊断】　根据房速的临床表现和心电图特点可明确诊断。部分房速频率较快或并存心功能性束支阻滞,P′波可重叠于 T 波或 QRS 波群中,此时应与其他室上性心动过速或室性心动过速鉴别(参见本章第六节)。通过记录食管心电图可清楚显示 P′波或静脉注射 ATP 或腺苷,如出现房室传导阻滞而心动过速不终止,则可诊断房速。

【治疗】

1. 房速发作期的治疗　对于心脏结构和功能正常的患者,可选择胺碘酮(150mg)或普罗帕酮(70mg)静脉注射,继之静脉滴注维持治疗,多数房速可在频率减慢的基础上恢复窦性心律。也可选择维拉帕米或地尔硫卓静脉注射,抑制房室传导而使房速频率减慢,终止部分触发活动引起的房速而转为窦性心律。伴有心功能不全的房速或多源性房速应选择胺碘酮或洋地黄类药物静脉注射,以减慢心室率或转复为窦性心律。

2. 预防房速复发　在病因治疗和消除诱因的基础上,对房速发作频繁的患者,可选择 I a、I c 类、Ⅲ类或Ⅳ类抗心律失常药物口服治疗,以预防房速复发。长期口服抗心律失常药物,尤其是 I 类、Ⅲ类,有致心律失常作用,临床应用中应慎重。

3. 射频消融治疗　单源性房速频繁发作或持续无休止发作者,射频消融可作为一线治疗,达到根治房速的目的。

【预后】　无器质性心肌病的房速预后良好。器质性心脏病伴有心脏扩大和心功能不全的房速,预后较差,且取决于原发病和心功能状态。

三、心房扑动

心房扑动(atrial flutter,简称房扑)是一种心房激动频率达 250~350 次/分的快速房性心律失常。房扑可表现为阵发性和持续性发作,部分患者房扑和心房颤动交替出现。

【病因】　持续性房扑尤其是不纯性房扑常发生于器质性心脏病,如心脏瓣膜病、高血压性心脏病、冠心病、甲状腺功能亢进性心脏病,先天性心脏病(如房间隔缺损修补术后)、心肌病、肺源性心脏病等。阵发性房扑可发生于心脏结构正常的患者,心脏外科手术后等也常发生阵发性房扑。

房扑常发生于心房的特殊部位,折返激动是主要的发生机制。围绕三尖瓣环逆钟向或顺钟向折返的房扑临床上最常见,也称为典型房扑,因三尖瓣环与下腔静脉之间的右心房狭部是折返环的关键部位,故又称为狭部依赖性房扑;围绕上腔静脉、界嵴、肺静脉前庭以及二尖瓣环折返的房扑较少见,称为非典型房扑。

【临床表现】 房扑的临床表现取决于房扑持续时间和心室率快慢,以及是否存在器质性心脏病。阵发性房扑其症状较轻,多为阵发性心悸或胸闷,但如果房扑室率快(如房扑1:1传导或并存预激综合征)、并存器质性心脏病(如二尖瓣狭窄)则可诱发心源性休克或急性肺水肿。持续性房扑心室率不快时症状也较轻,因运动时心室率成倍增加,故多数患者有运动耐量降低。并存器质性心脏病,尤其是有心脏扩大或心功能不全的患者,持续性房扑可诱发或加重心功能不全。持续性房扑偶可形成附壁血栓,引起血栓栓塞。

【心电图特点】

1.典型房扑　窦性P波消失,代之以振幅、间期较恒定的房扑波,频率为250~350次/分,多数患者为300次/分左右,房扑波首尾相连,呈锯齿状,房扑波之间无等电位线。典型房扑围绕三尖瓣环折返有两种运行方向,逆钟向折返最常见,房扑波在Ⅱ、Ⅲ、aVF导联为负向波,V₁导联为正向波(图7-9);顺钟向折返较少见,房扑波在Ⅱ、Ⅲ、aVF导联为正向波,V₁导联为负向波(图7-10)。房扑波常以2:1的比例传导至心室,心室率多为150次/分;也可以4:1或不等比例传导致心室引起心室律不规整;极少房扑波1:1下传至心室,可引起300次/分或以上的心室率。房扑引起的QRS波群多为正常,当并存功能性束支阻滞或心室预激时,QRS波群可宽大畸形。

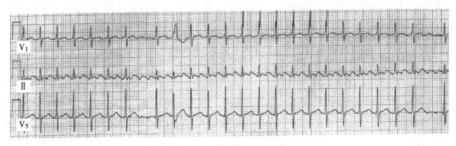

图7-9　典型心房扑动

心房扑动波频率约为300次/分,Ⅱ导联为负向,V₁导联为正向。房扑波多为2:1传导,
间断4:1传导至心室,此时房扑波显现清楚

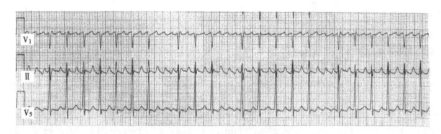

图 7-10　非典型心房扑动

心房扑动波频率约为 300 次/分,Ⅱ导联为正向,V₁ 导联为负向。房扑波多为 2∶1 传导,
间断 4∶1 传导至心室,此时房扑波显现清楚

2.非典型房扑　折返环多位三尖瓣环之外的心房特殊部位,房扑波频率为
250~350 次/分,形态恒定,但不同于典型房扑。不纯性房扑其房扑波频率较快,多
为 350 次/分以上,房室传导比例不固定,心室率不规整,短时间内可转化为心房
颤动。

【诊断】　房扑的诊断应根据临床表现和心电图特点。部分短阵发作者需行
动态心电图记录以协助诊断。当房扑 2∶1 传导,且传导比例固定时,应与阵发性室
上性心动过速鉴别,并存功能性束支阻滞或心室预激时,应与室性心动过速鉴别,
参见本章第六节。

【治疗】

1.控制心室率　房扑急性发作或持续性发作其心室率较快,引起症状明显者
宜选择房室交界区阻滞剂,如非二氢吡啶类钙通道阻滞剂(首选维拉帕米)或 β 受
体阻滞剂,以减慢心室率,缓解症状。对并发心功能不全的患者应选择洋地黄类药
物来控制心室率和改善心功能。

2.转复窦性心律　病情稳定或房扑心室率得到有效控制的患者,可选择静脉
或口服Ⅲ类、Ⅰa 类和Ⅰc 类药物来转复窦性心律,其中Ⅲ类药物胺碘酮最常用,而
静脉注射伊布利特转复为窦性心律的成功率较高。对于房扑 1∶1 传导或并存心
室预激者,心室率极快,易引起急性肺水肿或心源性休克而危及患者生命,此时首
选体外同步心脏电复律,其成功率几近 100%。

3.射频消融治疗　复发的阵发性房扑和持续性房扑,药物治疗无效或不能耐
受药物的毒副作用,可选择射频消融治疗,狭部依赖性房扑消融的成功率可高
达 95%。

4.预防血栓栓塞　可选择口服阿司匹林或华法林预防。

【预后】　心脏结构和功能正常的患者预后良好。与器质性心脏病相关或并

存的房扑,其预后取决于病因和心功能状态。

四、心房颤动

心房颤动(atrial fibrillation;简称房颤)是一种心房激动频率达 350~600 次/分的快速性心律失常。根据房颤的发作特点分为阵发性(反复发作,可自行终止,持续时间小于 7 天)、持续性(发作持续时间大于 7 天,经过治疗可转复窦性心律)、长期持续性(持续一年以上)和永久性(患者和医生共同决定不再试图恢复/维持窦性心律)房颤。

【病因】　器质性心脏病是房颤的常见病因,尤其是影响心房并使其扩大时。一些引起心脏容量和压力升高、急慢性缺血、炎症浸润的心脏病易发生房颤,如心脏瓣膜病、高血压心肌病、心肌病、冠心病、慢性心包炎。甲状腺功能异常、酒精性心肌损害也可引起房颤。部分房颤原因不明,称为特发性房颤。

房颤的发生机制十分复杂,涉及心房的特殊结构(如肺静脉前庭和近心房段)、心房自主神经节的功能,以及心房电重构和结构重构等。心房或其特殊部位的异常电活动触发或驱动心房是阵发性房颤的主要机制,心房内复杂的多发子波折返(multiple wavelet reentry)是房颤的维持机制。

【临床表现】　房颤的临床表现与其发作的类型,心室率快慢,心脏结构和功能状态,以及是否形成心房附壁血栓有关。心室率快者,心悸、胸闷等症状明显,并存器质性心脏病者,可诱发或加重心功能不全,甚至诱发急性肺水肿(如二尖瓣狭窄患者)。心室率不快者症状常较轻微,可有心悸、胸闷、运动耐量下降;并存器质性心脏病者,可诱发或加重心功能不全。房颤易形成左房附壁血栓,血栓栓塞,尤其是脑栓塞是重要的致残和致死的原因。心脏听诊可发现心率快慢不一,心音强弱不等,节律绝对不规整,心率快于脉率(脉搏短绌)。

【心电图特点】

1.窦性 P 波消失,可见快速而不规则的房波,称为房颤波或 f 波,频率达 350~600 次/分,V_1 导联较为清楚(图 7-11)。有些房颤其 f 波较为粗大,甚至表现为"不纯性扑动或颤动"。

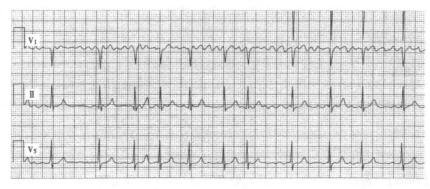

图 7-11　心房颤动

心房颤动波频率为 400～500 次/分,QRS 波群节律绝对不规则

2. QRS 波群节律不规则,致使 R-R 间期绝对不等。QRS 波群形态多正常,但当发生功能性束支阻滞(或称室内差异传导)也可使 QRS 波群宽大畸形。

3. 动态心电图可发现房颤患者夜间心室率较慢,甚至出现长达 2 秒以上的心室停搏。

【诊断】　根据房颤的症状和心脏听诊可以拟诊房颤,心电图表现是确诊的依据。部分阵发性房颤,体表心电图不易捕捉其发作,动态心电图记录有助于诊断。

【治疗】　控制相关疾病和改善心功能的基础上,控制心室率,转复和维持窦性心律,预防血栓栓塞是房颤的治疗原则。

1. 控制心室率(室率控制)　房颤心室率过快时,控制心室率是缓解症状,改善心功能的重要措施。一些房颤随着心室率减慢,血流动力学改善,可转变为窦性心律。特发性房颤或心功能正常者,可首选非二氢吡啶类钙通道阻滞剂,如维拉帕米,静脉注射之后可口服维拉帕米、地尔硫䓬、β 受体阻滞剂维持。慢性房颤可将室率控制在 60～70 次/分,轻微活动不超过 90 次/分。房颤并发心功能不全者,宜选用洋地黄类药物。

2. 转复和维持窦性心律(节律控制)　阵发性房颤反复发作者,可选用 Ⅰa、Ⅰc 和Ⅲ类药物口服维持窦性心律,其中胺碘酮疗效最好,但长期使用有明显的毒副作用,如甲状腺损害等。持续性房颤,病史短于 1 年,左心房增大不明显(≤45mm),无心房附壁血栓者,可考虑复律和维持窦性心律治疗。复律治疗可选择 Ⅰa、Ⅰc 和Ⅲ类药物。药物复律无效者可选择体外同步复律。复律成功后应口服 Ⅰa、Ⅰc 和Ⅲ类药物维持窦性心律。

3. 射频消融治疗　在电解剖标测指导下的射频消融术治疗阵发性房颤的成功率达 70%～90%,慢性房颤的成功率达 60%～70%。

4.防治血栓栓塞　　慢性房颤采用室律控制或复律治疗(前三周)和转复为窦性心律后4周内,均需预防血栓栓塞,常用药物有阿司匹林300mg,每天口服一次,主要适合低危患者,对于高危患者,尤其是有血栓栓塞病史、左心房有附壁血栓、心衰、并存糖尿病等,宜选用华法林治疗。所用剂量应将凝血酶原时间国际标准化比值(international normalized ratio,INR)维持在2.0~3.0之间。由于房颤时血栓栓子主要来源于左心耳,对于华法林治疗难以达到有效INR区间或有出血并发症者,可考虑经导管封堵左心耳或外科切除左心耳。

【预后】　　器质性心脏病,尤其是心衰者,持续性房颤是独立的危险因素,可增加心源性或全因死亡率。心脏结构和功能正常者,持续性房颤引起的血栓栓塞是主要的致残和致死原因。特发性房颤,尤其是阵发性房颤预后良好。

第四节　房室交界区心律失常

房室交界区心律失常包括房室交界性期前收缩、房室交界性逸搏和逸搏心律、非阵发性房室交界性心动过速、房室结折返性心动过速。

一、房室交界性期前收缩

房室交界性期前收缩(atrioventricular junctional premature beats;简称交界性期前收缩)是早于基础心律(多为窦性心律)而提前出现的房室交界区的异位搏动,亦称为房室交界性期前收缩(atrioventricular junctional premature contractions)。

【病因】　　交界性期前收缩较少见。可发生于心脏病患者,如缺血性心脏病、风湿性心脏病、心衰患者发生洋地黄中毒、低血钾等。无器质性心脏病表现的患者也可发生交界性期前收缩。

【临床表现】　　除原发病相关的表现外,交界性期前收缩一般无明显症状,偶尔有心悸。

【心电图特点】　　交界性期前收缩可逆行向上传导至心房和顺行向下传导至心室,其传导速度不同,心电图可表现为提前出现逆行P′波并可引起QRS波群,形态与正常窦性P波引起的QRS波群相似,此时P′-R间期<0.12秒;也可表现为提前出现QRS波群,逆行P′波重叠在QRS波群之中或出现在QRS波群之后,此时R-P′间期<0.20秒。交界性期前收缩的代偿间歇完全(图7-12)。

【诊断】　　交界性期前收缩主要通过心电图诊断。

【治疗】　　交界性期前收缩的治疗主要是针对病因或诱因,对于期前收缩频发且症状明显者,可口服 β 受体阻滞剂或钙通道阻滞剂治疗。

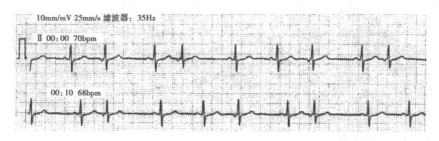

图 7-12 交界性期前收缩

【预后】　交界性期前收缩的预后良好。

二、房室交界性逸搏和逸搏心律

房室交界性逸搏(AV junctional escape beats)或逸搏心律(AV junctional escape rhythm)是严重缓慢性心律失常(窦性心动过缓和高度或完全性房室传导阻滞)时出现的延迟搏动或缓慢性心律,是房室交界区次级节律点对心动过缓或停搏的替代反应,常不独立存在。

【病因】　类同病态窦房结综合征和高度房室传导阻滞。

【临床表现】　患者可有心动过缓的相关症状和体征。

【心电图特征】　房室交界性逸搏多表现为窦性停搏或阻滞的长间歇后出现一个正常的 QRS 波群,P 波可以缺如或有逆行性 P 波,位于 QRS 波群之前或之后。房室交界性逸搏心律的频率一般为 40~60 次/分,QRS 波群形态正常,其前后可有逆行 P 波,或窦性 P 的频率慢于心室率,形成房室分离。

【治疗】　针对病因和原发的缓慢性心律失常。

【预后】　取决于病因和原发的缓慢性心律失常。

三、非阵发性房室交界性心动过速

非阵发性房室交界性心动过速(nonparoxysmal atrioventricular junctional tachycardia)是由于房室交界区的自律性增加或形成触发活动而引起的一种呈短阵或持续发作的心动过速。

【病因】　洋地黄中毒是最常见的病因,也常发生于一些器质性心脏病,如急性心肌梗死、心肌炎、急性风湿热或心脏外科手术后,亦可偶见于正常人。

【临床表现】　心动过速发作时心率逐渐增快,终止时心率逐渐减慢,不同于阵发性心动过速。心率 70~130 次/分,节律相对规则,心率快慢受自主神经张力变化的影响明显。心动过速很少引起明显的血流动力学改变,患者多无症状,少数人可有心悸表现。

【心电图特点】　心率在 70~130 次/分之间,节律规整,QRS 波群形态正常,逆行 P′波可出现在 QRS 波群之前,此时 P′-R 间期<0.12 秒,但多重叠在 QRS 波群之中(图 7-13)或出现在 QRS 波群之后,此时 R-P′间期<0.20 秒。当心动过速频率与窦性心律接近时,由于心室的激动可受到交界区或窦房结心律的交替控制,可发生干扰性房室分离。

【诊断】　洋地黄中毒或器质性心脏病患者结合临床表现和心电图特点可作出诊断。

【治疗】　由于不会引起明显的血流动力学异常且通常能自行终止,非阵发性房室交界性心动过速本身不需要特殊处理,治疗上主要是针对基本病因。洋地黄中毒引起者,应立即停用洋地黄药物,同时给予氯化钾。

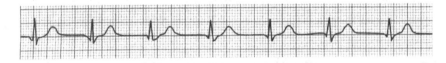

图 7-13　非阵发性房室交界性心动过速

【预后】　预后取决于病因,心动过速本身为良性。

四、房室结折返性心动过速

房室结折返性心动过速(atrioventricular nodal reentrant tachycardia, AVNRT)是指发生在房室结及其周围区域的折返性心动过速,是最常见的阵发性室上性心动过速。房室交界区存在解剖性或功能性的两条或多条传导速度和不应期不同的传导路径是 AVNRT 发生的电生理基础。传导速度快但有效不应期长的一条径路被称为快径路,传导速度慢但有效不应期短的一条径路被称为慢径路,快、慢径路及其周围组织构成 AVNRT 的折返环。正常情况下窦性冲动沿快径路下传,P-R 间期正常。当适时的房早下传时遇到快径路不应期,只能改由慢径路下传。由于慢径路传导缓慢,当激动传到两条径路的共同下端时,原先处于不应期的快径路已有足够的时间恢复兴奋性,激动遂通过快径路逆传回心房,产生心房回波。此时,慢径路亦脱离了不应期恢复了应激性,能够使激动再次下传,如此反复折返便产生了心动过速(图 7-14),其折返方向为慢径路前传,快径路逆传,因此也称为慢快型或常见型 AVNRT。如果折返方向相反则称为快慢型 AVN-RT,少数 AVNRT 其两条折返径路均为慢径,称为慢慢型 AVNRT。后两型也称为少见型 AVN-RT。

【病因】　AVNRT 多发生于无器质性心脏病的正常人,女性多于男性,青少年至 30 岁之间多见。情绪激动、焦虑、紧张、体力劳动、吸烟、饮酒或喝茶过多是常见的诱因。部分女性与月经周期有关。

【临床表现】　心动过速呈有规律的突发突止的特点,持续时间长短不一。症状的严重程度取决于发作时的心室率及持续时间,以及有无器质性心脏病。阵发性心悸是主要的临床症状,其他症状包括胸闷、无力、头晕、恶心、呼吸困难等。心脏听诊时第一心音强弱恒定,心律绝对规整。

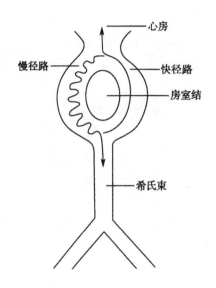

图 7-14　房室结折返性
心动过速的发生机制

【心电图特点】　心电图表现为:①心动过速多由房性或交界性期前收缩诱发,其下传的 P-R 间期显著延长,随之引起心动过速。②R-R 周期规则,心室率在150~250 次/分之间。③QRS 波群形态和时限多正常,少数因发生功能性束支传导阻滞而使 QRS 波群宽大畸形。④P′波呈逆行性(Ⅱ、Ⅲ、aVF 导联倒置),慢快型 AVNRT 其 P′多埋藏在 QRS 波群中无法辨认,少数位于 QRS 波群终末部分,P′波与 QRS 波关系固定,R-P′间期<70ms,R-P′间期<P′-R 间期(图 7-15);快慢型 AVN-RT 其 P′位于下一 QRS 波群之前,R-P′间期>P′-R 间期(图 7-16);慢慢型 AVNRT 其 P′位于 QRS 波群之后,R-P′间期<P′-R 间期,但 R-P′间期>70ms。⑤迷走神经刺激可使心动过速终止。

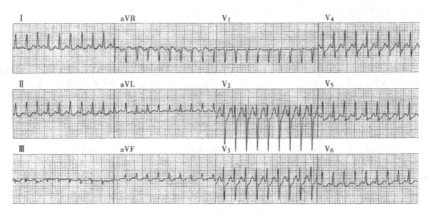

图 7-15　慢快型房室结折返性心动过速

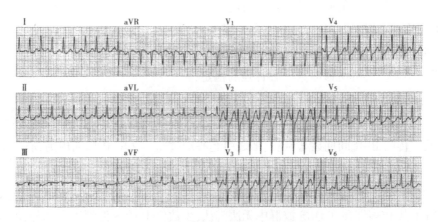

图 7-16　快慢型房室结折返性心动过速

【诊断】　临床表现为阵发性心悸发作,且突发突止时应考虑有 AVNRT 的可能,心电图检查帮助明确诊断。对于发作短暂而常规心电图难以捕捉者应行 24 小时动态心电图检查已明确诊断。部分患者需进行食管心脏电生理检查,其诊断依据为:①经食管心房刺激可诱发和终止心动过速;②S_1-S_2 期前收缩刺激可显示"房室结双径传导";③诱发的心动过速符合 AVNRT 的心电图特点。

【治疗】

(一)复律治疗

急性发作期的处理主要是恢复窦性心律,缓解患者症状。应根据患者的基础心脏状况、年龄、既往发作情况及对心动过速的耐受程度作出适当的处理。

对于心功能和血压正常的患者,可以首先尝试迷走神经刺激的方法。颈动脉窦按摩(患者取仰卧位,先按摩右侧,无效再按摩左侧,每次5~10秒,切勿同时按摩双侧)、按压眼球、Valsaval动作(深吸气后屏住呼吸、再用力作呼气动作)、咽喉刺激诱导恶心、将面部浸于冷水中等可终止心动过速或影响房室传导。初次尝试若无效可以在血流动力学稳定的前提下选用静脉抗心律失常药。对血流动力学不稳定的患者,可以直接进行电复律。

1.腺苷和钙通道阻滞剂　腺苷为首选治疗药物(6~12mg静脉注射),其起效快,半衰期短(小于6秒),不良反应有头晕、恶心、呼吸困难、面部潮红、窦性心动过缓、房室传导阻滞等,通常很快消失。腺苷无效可静脉注射维拉帕米(首次5mg,无效时间隔10分钟再静脉注射5mg)或地尔硫卓(0.25~0.35mg/kg)。上述药物的疗效可达90%以上。

2.洋地黄和β受体阻滞剂　静脉注射洋地黄可终止心动过速发作,如静注毛花苷C,首次0.4~0.8mg,以后每2~4小时增加0.2~0.4mg,24小时总量不超过1.6mg。目前洋地黄已较少应用,但对伴有心功能不全者仍作首选。

β受体阻滞剂也能终止心动过速,宜选用短效药物如艾司洛尔50~200μg/(kg·min)。心衰、支气管哮喘患者应避免使用。

3.普罗帕酮　1~2mg/kg静脉注射。

4.其他药物　合并低血压者可应用升压药物如去氧肾上腺素、甲氧明或间羟胺,通过反射性兴奋迷走神经终止心动过速。但老年患者、高血压、急性心肌梗死等应禁用。

5.经食管心房调搏术常能有效终止心动过速。

(二)预防复发

患者本人应学会几种兴奋迷走神经而终止心动过速的方法如Valsaval动作、咽喉刺激诱发恶心、冷水浸脸等。药物预防可选用长效钙通道阻滞剂或β受体阻滞剂,如缓释维拉帕米240mg/d、长效地尔硫卓或缓释美托洛尔。也可应用普罗帕酮100~200mg,每日3次。

(三)根治治疗

射频消融术治疗AVNRT安全、有效且能根治心动过速,应作为药物无效患者的一线治疗。

【预后】　AVNRT患者心动过速控制后预后良好。

第五节　预激综合征

预激综合征(preexcitation syndrome)又称 Wolf-Parkinson-White 综合征(WPW 综合征),是指起源于窦房结或心房的激动在经正常的房室传导系统下传激动心室的同时快速通过房室之间的异常通路提前激动一部分或全部心室,引起特殊心电图改变并易伴发快速性心律失常的一种临床综合征。心房和心室之间存在异常传导束或房室旁路(accessory atrioventricular pathways)是预激综合征的病理基础。

【病因】　预激综合征是一种先天性心脏发育异常,发病率约为 0.15%,男性多于女性。多数患者心脏结构和功能正常,部分患者合并二尖瓣脱垂、心肌病、先天性心脏结构异常如 Ebstein 畸形、大血管转位、法洛四联征等。心脏发育过程中除正常房室传导束即房室结-希浦系(atrial ventricular node His purkinje system, AVN-HPS)外,在心房和心室之间形成异常传导束或房室旁路,房室旁路既可双向传导(显性房室旁路),也可仅有逆向传导(隐匿性房室旁路);与 AVN-HPS 不同,房室旁路的传导速度快,且无递减传导性能。因此,AVN-HPS 之间构成折返环可发生房室折返性心动过速(atrial ventricular reentrant tachycardia,AVRT);当发生房性快速性心律失常时,心房激动可经房室旁路传导至心室,引起极快的心室率。

【临床表现】　不发生心动过速时无特殊症状。发作 AVRT 时临床表现类同 AVNRT 和其他阵发性室上性心动过速。并发快速性房性心律失常,尤其是房扑或房颤,心室率极快(常达 200 次/分以上),可诱发心功能不全、心源性晕厥、甚至蜕变为心室颤动而危及患者的生命。

【心电图特点】

1.心室预激　显性房室旁道可引起心室预激,心电图表现为:①窦性心律的 P-R 间期<0.12 秒;②QRS 波群增宽,起始部粗顿或有挫折,称为 delta 波(又称预激波),QRS 波群时限>0.11 秒;③P 波至 J 波的间期正常;④心室预激明显时伴有继发性 ST-T 波改变,ST 段向预激波的相反方向偏移,T 波低平或与 QRS 波主波方向相反;⑤根据预激波在胸前导联的方向将其分为 A、B 两型,A 型其预激波和主波在 V_1 至 V_6 导联均为正向(图 7-17);B 型其预激波和主波在 V_1、V_2 或 V_3 导联为负向(图 7-18)。

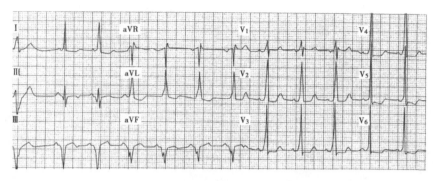

图 7-17 A 型预激综合征的心电图特点

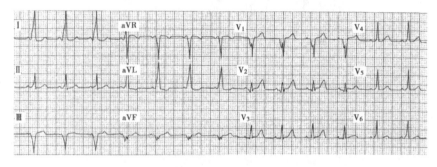

图 7-18 B 型预激综合征的心电图特点

2. AVRT 是预激综合征最常并发的心动过速,根据折返方向不同分为顺向型 AVRT(O-AVRT)和逆向型 AVRT(A-AVRT),前者占 AVRT 的 90%(图 7-19)。O-AVRT 的折返冲动经 AVN-HPS 下传激动心室,然后经房室旁路逆传激动心房,心电图表现为:①心动过速多由房性或室性期前收缩诱发,频率多为 150~250 次/分,节律规则;②QRS 波群形态和时限多正常,少数因发生功能性束支传导阻滞而使 QRS 波群宽大畸形;③P′波位于 QRS 波群之后,绝对不与 QRS 波群重叠,R-P′间期>70mS,R-P′间期<P′R 间期(图 7-20),P′波与 QRS 波群关系固定为 1∶1,否则心动过速终止;④迷走神经刺激可使心动过速终止。A-AVRT 的折返冲动经房室旁路下传激动心室,然后经 AVN-HPS 或另一房室旁路逆传激动心房,心电图表现为:①心动过速多由房性或室性期前收缩诱发,频率在 200 次/分以上,节律规则;②QRS 波群形态类同窦性心律,但更加宽大畸形,时限多达 0.16 秒(图 7-21);③P′波位于 QRS 波群之后,绝对不与 QRS 波群重叠,且 P′波与 QRS 波群关系固定为 1∶1,否则心动过速终止;④迷走神经刺激常不能使心动过速终止。

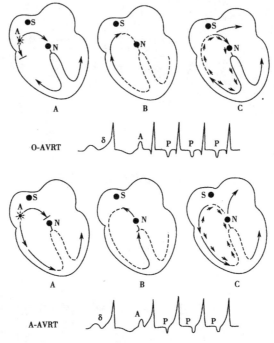

图 7-19　两种房室折返性心动过速的机制

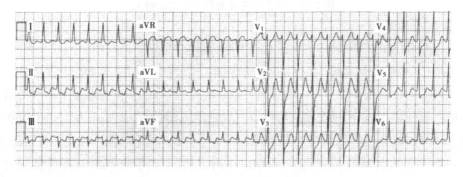

图 7-20　顺向型房室折返性心动过速

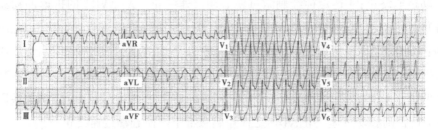

图 7-21　逆向型房室折返性心动过速

3.房扑和房颤　显性房室旁路并发房扑和房颤时,冲动除经过正常房室传导系统激动心室外,可经由旁路下传心室,产生复杂的心电图表现:①具有房扑和房颤的基本心电图特点;②房扑多为2∶1房室传导,QRS波群形态类同窦性心律,但更加宽大畸形,极少数患者可出现1∶1房室传导,心室率达300次/分;③房颤时QRS波群节律明显不等,出现正常QRS波群与不同程度预激的宽大畸形的QRS波群并存或交替(图7-22),部分房室旁路传导能力强,心室率可以极快,甚至蜕变为心室颤动。

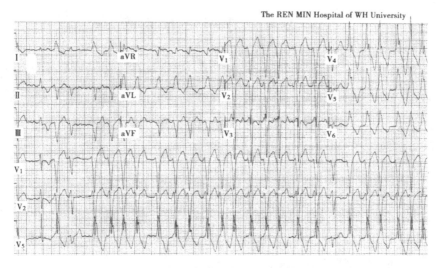

图7-22　预激综合征并发房颤

【诊断】　预激综合征的诊断应根据临床和心电图(发作和非发作心律失常)表现来确定。O-AVRT,尤其是无心室预激的心电图表现(隐匿性房室旁路),应与AVNRT鉴别,食管心脏电生理检查有助于明确诊断:①经食管心房刺激可诱发和终止心动过速;②S_1-S_2期前收缩刺激无"房室结双径传导";③诱发的心动过速符合O-AVRT的心电图特点。O-AVRT并发功能性束支阻滞、A-AVRT、显性房室旁路并发房扑或房颤时,均表现为宽QRS波群心动过速,需与室性心动过速鉴别。

【治疗】　仅有心室预激的心电图表现而从未有心律失常发作及猝死家族史的患者,无须特殊治疗。

1.心动过速发作期的治疗　O-AVRT的治疗类同AVNRT。A-AVRT可选用静脉注射普罗帕酮或胺碘酮,如无效宜及时选用同步电复律。显性房室旁路并发房扑或房颤,如果血流动力学状态稳定,可选用静脉注射普罗帕酮或胺碘酮;如果无效或血流动力学状态不稳定,宜及时选用同步电复律。洋地黄、维拉帕米等抑制AVN-HPS途径的药物,会加速房扑或房颤时的心室率,应避免使用。

2. 射频消融治疗　是根治预激综合征的有效方法,其成功率高、并发症少、复发率低,已成为预激综合征的一线治疗方法。适用于心动过速发作频繁、症状明显的患者。

【预后】　仅有 O-AVRT 发作或经射频消融治疗的患者预后良好。少数未经有效治疗,且房室旁道传导能力强、既往有房扑或房颤发作的患者,有猝死的潜在危险。

第六节　室性心律失常

室性心律失常(ventricular arrhythmia)主要表现为快速性心律失常,包括室性期前收缩、室性心动过速、心室扑动和心室颤动。缓慢性室性心律失常不独立发生,如室性逸搏或室性逸搏心律,主要并存于严重窦性心动过缓或停搏,以及高度或完全性房室传导阻滞。

一、室性期前收缩

室性期前收缩(premature ventricular beats,简称室早)是早于基础心律(多为窦性心律)提前出现的室性冲动,可单独出现,也可呈对出现。室早是最常见的室性心律失常,可触发室性心动过速和室性扑动或颤动。

【病因】

1. 各种器质性心脏病　如冠心病急性心肌缺血或陈旧性心肌梗死、心脏瓣膜病引起的心室扩张或肥厚、心肌炎和心肌病、高血压性心室肥厚、先天性心脏病外科修补术后,各种原因引起的心衰。

2. 心脏结构和功能正常的患者　也常发生室早,常起源于右心室流出道、左心室流出道或主动脉窦、左心室间隔部,紧张、焦虑、疲劳、饮酒是常见的诱因。

3. 药物作用　如抗心律失常药物的致心律失常作用,三环类抗抑郁药物的毒副作用,某些抗生素(如红霉素)也可引起室早。

4. 电解质紊乱　如严重低钾或低镁血症。

【临床表现】　部分偶发性室早没有明显不适或仅有原发疾病的症状。频发室早多有心悸、心跳停顿、咽喉牵拉不适等。长期频发室早可引起心脏扩大和心功能不全的临床表现。心脏听诊可闻及提前出现的心搏,第一心音增强,之后出现长间歇。室早引起桡动脉搏动减弱或消失。

【心电图特点】

(一)体表心电图

1.室早的典型特征为提前出现的宽大畸形的 QRS 波群,时限多超过 0.12 秒,其前没有相关的 P 波,ST 段和 T 波常与 QRS 波群主波方向相反,代偿间歇完全(图 7-23)。

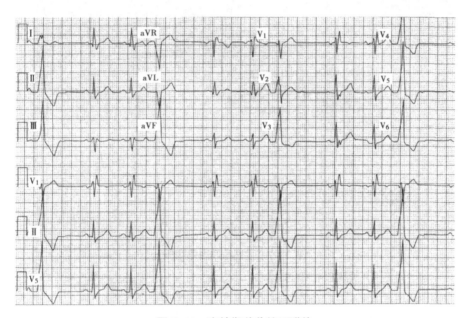

图 7-23 室性期前收缩三联律

单源性室性期前收缩,同一导联室性期前收缩形态相同

2.频发室早常呈现联律出现,最多见的表现为二联律,即每个窦性心搏后出现一个室早,也可为三联律或四联律,即表现二个或三个窦性心搏后出现一个室早。室早可单个出现,也可连续二个出现,称为呈对或连发室早。室早出现在二个窦性心搏之间,其后无代偿间歇,则称为插入性或间位性室早。起源于相同部位的室早在同一导联上形态相同,称为单形性或单源性室早,同一导联形态不同者提示室早为多源性,或称为多形性室早。

3.单源性室早的配对间期常相同,配对间期很短(≤300 毫秒)或发生在前一心搏的 T 波之上(R on T 现象),尤其是伴有急性心肌缺血时易触发恶性心动过速或心室颤动。

4.室早可触发室性心动过速或心室颤动,这类室早常称为恶性室早,易发生在急性心肌缺血,严重心功能不全、严重电解质紊乱(低钾、低镁)、心脏骤停复苏后等危重情况下,多表现为成对、成串或短阵室性心动过速,或频发、多源室早(图7-24)。

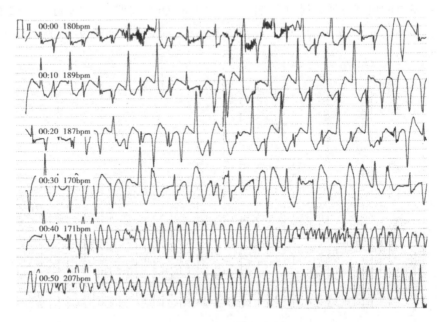

图 7-24　恶性室性期前收缩

不同时间记录Ⅱ导联心电图,可见频发,多源性室性期前收缩,00:40触发心室颤动

(二)动态心电图

动态心电图可客观评价室早的数量,表现形式,是否触发心动过速,以及与患者临床症状的关系。

【诊断】　根据症状和心脏听诊可拟诊室早,心电图表现是确诊依据。部分偶发或间断发作的室早,需记录动态心电图以协助诊断。

【治疗】　室早的治疗应在控制病因和消除诱因的基础上,根据不同的临床情况采取下列治疗方法。

1. *无器质性心脏病患者*　若发生的室早为偶发或单源性,且症状不明显者,多不宜使用抗心律失常药物治疗,或给予 β 受体阻滞剂治疗。频繁室早伴有明显症状者,可考虑口服普罗帕酮、美西律等,也可使用胺碘酮治疗,但应注意副作用。

2. *器质性心脏病患者*　如冠心病陈旧性心肌梗死、心肌炎等,尤其是并发左室射血分数降低和慢性充血性心衰者,室早是这类患者心脏性猝死的独立危险因素,而长期使用 I 类抗心律失常药物并不能降低死亡率,应避免使用。胺碘酮对这类患者有良好的治疗效果,但长期服用其副作用发生率高。已有的研究表明长期使用 β 受体阻滞剂、ACEI 或 ARB 类药物,通过改善心功能而减少或抑制室早,可明显减少心源性死亡率。

3. 急性心肌缺血或梗死患者 易发生恶性室早,目前不主张预防使用抗心律失常药物,应尽早实施再灌注治疗。如果在实施再灌注治疗前已发生频发、多源性室早,或心室颤动除颤后仍然有频发室早,此时应静脉注射胺碘酮 150mg,继之静脉滴注(1mg/min)维持,同时应注意补钾、补镁和尽早使用 β 受体阻滞剂。

4. 起源于特殊部位的室早 如右心室流出道、主动脉窦部、左心室间隔部等,症状明显且药物治疗效果不好者,可考虑射频消融治疗。心肌梗死后或扩张性心肌病发生的室早,尤其是左室射血分数明显降低(≤35%),心脏性猝死发生率高,应植入 ICD 或实施具有转复除颤功能的心室同步起搏器(CRT-D)治疗,可有效提高生存率。

【预后】 偶发单源性室早其预后取决于原发心脏疾病。无器质性心脏病的频发室早,尤其是超过 2 万次/24 小时,可引起心脏扩大,控制室早后心脏结构可恢复正常。器质性心脏病伴有心功能不全者,室早是心脏性猝死的危险因素。

二、室性心动过速

室性心动过速(ventricular tachycardia,简称室速)是起源于希氏束分叉以下的连续 3 个或以上的快速心室激动,频率多为 100~250 次/分。自然发作后 30 秒内自行终止者称为短阵室速,超过 30 秒或需药物、电复律终止者称为持续性室速。

【病因】 室速的病因类同于室早。冠心病急性冠脉综合征、陈旧性心肌梗死、原发性心肌病和致心律失常右室心肌病等是最常见的原因。部分室速发生于心脏结构和功能正常者,称为特发性室速,多起源于右心室流出道(右室特发性室速),左心室间隔部(左室特发性室速)和主动脉窦部。少部分室速与遗传有关,也称心肌离子通道疾病,如长 QT 综合征,Brugada 综合征等。一些特殊药物或毒物也可引起室速如洋地黄中毒,抗心律失常药物的致心律失常作用,严重低血钾引起继发性 QT 间期延长等。

【临床表现】 室速的临床表现取决于心动过速的频率、发作持续的时间、是否存在器质性心脏病和心功能不全。非持续性室速症状较轻,类同于室早。持续性室速其频率不快(≤160 次/分),或持续时间不长,且心功能正常者,其症状多类同于阵发性室上性心动过速。当室速频率快、持续时间长,或并存心室扩大和心功能不全者,常有严重的血流动力学影响,可诱发或加重心功能不全,急性肺水肿,心源性休克。部分多形性室速,尖端扭转性室速,发作后很快蜕变为心室颤动,可导致心源性昏厥、心脏骤停、甚至引起心源性猝死。心脏听诊可闻及心率快、心音低钝,偶可闻及第一、二心音分裂(房室分离所致)和强弱不等。

【心电图特点】

(一)典型特征

室速频率多为100~250次/分,节律规则或轻度不齐。QRS波群宽大畸形,时限≥0.12秒,ST段和T波常融为一体不易分辨,T波多与QRS波群主波相反。QRS波群可为单一形态(单形性室速)或多种形态(多形性室速),P波重叠在QRS波群和ST-T波之中,如能分辨P波,则多与QRS波群无关而呈现室房分离(图7-25)。此时P波偶可传导至心室而引起正常的QRS波群,称为心室夺获,或夺获心室波与室速波共同形成一个介于二者之间的QRS波群,称为心室融合。

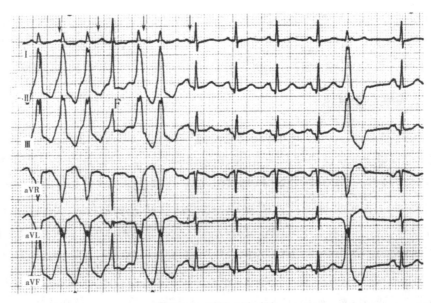

图7-25　室性心动过速

箭头指示隐匿在室速中的P波,显示室房分离,第四个QRS波群为心室融合波

(二)特殊类型室速的心电图特点

1.左心室特发性室速　室速起源于左心室间隔部,QRS波群呈右束支阻滞型,时限多在0.11~0.14秒,电轴左或右偏,V_1至V_6波逐渐加深。该型室速可被维拉帕米终止,又称为维拉帕米敏感性室速(图7-26)。

2.流出道特发性室速　室速起源于左心室流出道(多为主动脉窦部)或右心室流出道,QRS波型呈左束支阻滞型,时限>0.12秒,Ⅱ、Ⅲ、aVF导联QRS波群呈高大的R型,右心室流出道特发性室速其V₁、V₂导联为rS型,移行区在V₃或V₄导联(图7-27),而左心室流出道特发性室速,V₁导联R波较高,时限较宽(>QRS波群的50%),移行区多在V₂导联(图7-28)。

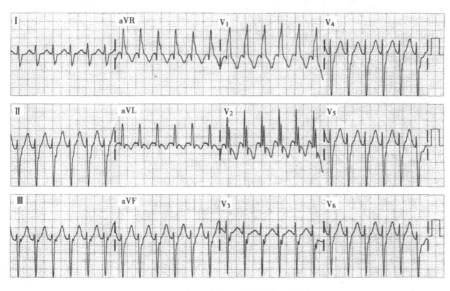

图7-26　左心室特发性室性心动过速

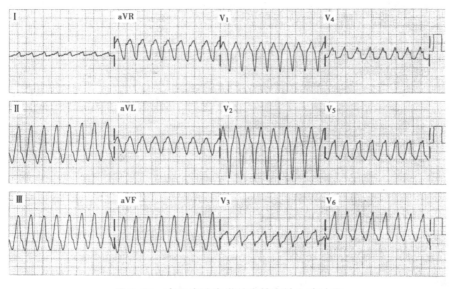

图7-27　右心室流出道特发性室性心动过速

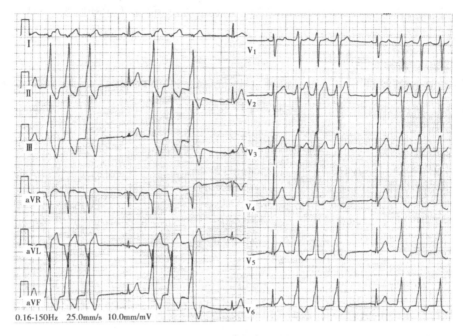

图 7-28　左心室流出道特发性室速

3.尖端扭转性室速(torsa de sdepoints;TDP)　该型室速多发生在先天性和继发性 QT 间期延长的基础上,是多形性室速的一种特殊类型,室速发作前有心动过缓,QT 间期延长和高大的 U 波,落在 T 波终末部的室早易诱发室速,频率多在 200次/分以上,QRS 波群和 T 波相融而不易分辨,其振幅和波群呈周期性改变,围绕基线连续扭转(图 7-29)。每次发作持续数秒至 10 秒后自行终止,极易反复发作。

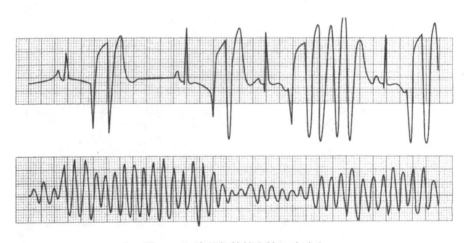

图 7-29　尖端扭转性室性心动过速

【诊断】 根据室速的临床表现和心电图特点部分患者易于明确诊断,不少情况下需与宽 QRS 波群型室上速的心电图鉴别。虽然 QRS 波群宽大、畸形是室速的重要特征,但室上性心动过速如 AVNRT、O-AVRT 伴功能性束支阻滞,经房室旁路前传的 A-AVRT 和房速、房扑或房颤等均可表现为宽 QRS 波群心动过速,心电图表现是鉴别这类心动过速的重要方法,必要时需记录食管心电图以辅助诊断。支持室速的心电图特征有:室房分离、心室夺获或室性融合波、胸导联同向性(即胸导联 QRS 波群全部向下呈 QS 形态,或全部向上呈 R 波形态)。支持室上性心动过速伴功能性束支阻滞的心电图特征有:心动过速由房早诱发、P 波与波群关系肯定且并存二度 Ⅰ 型或 Ⅱ 型房室传导阻滞、QRS 波群呈典型左或右束支传导阻滞图形,迷走神经刺激可终止心动过速则支持 AVNRT 或 0-AVRT 的诊断。Verckei 等认为心动过速时 aVR 导联 QRS 波群形态对室速的诊断具有良好的特异性和敏感性(图 7-30)。

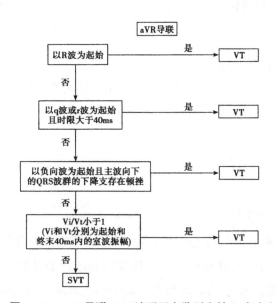

图 7-30 aVR 导联 QRS 波群形态鉴别室性心动过速

【治疗】 终止室速并转复窦性心律、预防室速复发和防治心脏性猝死是室速治疗的重要原则。

(一)控制心室率和终止室速

1. 稳定的持续性室 速对于血流动力学稳定的室速首先考虑抗心律失常药物控制心室率和终止心动过速。与器质性心脏病有关的室速,可静脉注射胺碘酮

150mg,然后 1mg/min 静脉滴注维持 6 小时,然后 0.5mg/min 静脉滴注维持 24~48 小时;利多卡因 50~100mg 静脉推注,如无效 10 分钟后可重复 50~100mg,负荷量< 300mg,有效后 1~4mg/min 静脉维持。与洋地黄类药物中毒有关的室速,停用洋地黄、补充钾和镁盐的同时,静脉注射苯妥英钠 100mg,如无效 5~10 分钟后重复,负荷量<300mg/h;左室特发性室速可静脉注射维拉帕米 5~10mg,流出道特发性室速可静脉注射普罗帕酮 1.5~2.0mg/kg,如无效 15~20 分钟后可追加 35mg,总量< 280mg,有效后可 0.5~1mg/min 静脉滴注维持。

2. 不稳定的持续性室速　血流动力学不稳定的室速首先考虑同步电复律,100~200 焦耳同步电复律的即刻成功率超过 95%。复律成功后可静脉应用胺碘酮、利多卡因等抗心律失常药以防止室速短时间内复发。

3. 尖端扭转性室速　继发性长 QT 综合征并发的尖端扭转性室速,在病因治疗的同时提高基础心率、静脉注射硫酸镁等可终止和预防短时间内复发。先天性长 QT 综合征并发的尖端扭转性室速,可选择 β 受体阻滞剂治疗。

(二)预防室速复发

1. 治疗原发病和改善心功能,去除诱因。

2. 非持续性室速患者,如心脏结构和功能正常且无临床症状时,大多数不需要治疗;器质性心脏病合并的非持续性室速,症状明显者可选择 β 受体阻滞剂、ACEI 治疗。

3. 稳定的持续性室速,尤其是单形性室速或特发性室速,可选择射频消融治疗。

(三)预防心脏性猝死

已有的临床多中心试验研究证实长期口服 I 类抗心律失常药物不能有效预防室性心律失常患者的心脏性猝死。治疗原发病和改善心功能 ACEI、β 受体阻滞剂、胺碘酮可降低室速患者的心脏性猝死率,ICD(implantabe cardiover terdefibrillator)是预防心脏性猝死最有效的方法。

【预后】　无器质性心脏病且室速得到有效控制,预后良好。器质性心脏病患者室速的预后较差。

三、心室扑动和心室颤动

心室扑动(ventricularflutter)和心室颤动(vengtricular fibrillation)简称室扑和室颤,是指心室发生快速无序的激动,致使心室规律有序的激动和舒缩功能消失,均为功能性的心脏停搏,是致死性心律失常。

【病因】 室扑和室颤是心脏性猝死的常见原因(约占80%),多见于器质性心脏病患者,如冠心病、心肌病、心肌炎,其他器质性心脏病,尤其并发心功能不全时也可发生。先天性离子通道疾病如长QT综合征、Brugada综合征、短QT综合征等常发生室扑和室颤。严重缺血缺氧、预激综合征合并发房颤伴有快速心室率、电击伤、洋地黄中毒、抗心律失常药物的致心律失常作用、酸碱失衡和水电解质紊乱等均可导致室扑和室颤。少数患者原因不清楚,称为特发性室颤。

室扑和室颤的发生机制尚不清楚,室早、室速是触发因素,心脏电生理和解剖异常,如心肌梗死、心室肥厚及各种心肌病变等,是室扑和室颤形成和维持的基质。大多数研究支持室扑和室颤的电生理机制是折返激动,折返环路的大小激动方向和部位不断改变是其电生理特点。

【临床表现】 发病突然,表现为意识丧失、抽搐、呼吸停顿,直至死亡。体检无心音、无大动脉搏动、血压测不出。明显发绀和瞳孔散大等。

【心电图检查】 室扑和室颤是短时间内可致死性心律失常,临床上难以记录全导联心电图,心电监护导联表现为P波、QRS波群、ST段和T波无法分辨,仅见相对规则、振幅相等的正弦样波,称为室扑波,频率200~250次/分;持续时间较短,多于数秒内蜕变成形态、振幅和间隔绝对不规则的震颤波,称为室颤波,频率在250~500次/分;持续时间较短,如不及时抢救,一般心电活动在数分钟内迅速消失。

动态心电图和连续心电监测发现室扑和室颤多为室速蜕变或室早诱发(图7-31),诱发室扑和室颤的室早被称为触发子,有效治疗这种室速和室早可减少室扑和室颤的发作。

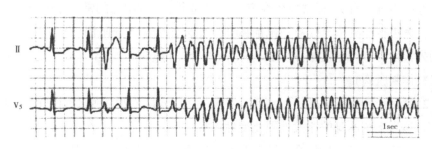

图7-31 室性心动过速触发心室扑动和心室颤动

【诊断】 根据临床表现即可诊断室扑和室颤,并立即实施救治。心电图是确诊依据。

【治疗】

1. 对于院外患者,目击者应立即实施徒手心肺复苏;对于住院患者,应立即体外非同步电击除颤和心肺复苏治疗。

2. 对于心肺复苏成功的患者,应积极治疗原发病和改善心功能,并考虑植入ICD以预防心脏性猝死的发生。

【预后】　室扑和室颤是最严重的心脏事件,绝大多数患者发病后不能自行终止,其生存依赖于及时有效的心肺复苏。因此在院外发生的室扑和室颤仅有30%可能幸存,幸存者中约50%在院期间发生死亡,另30%在随访3年中会发生死亡。但随着ICD的普遍使用,已经明显改善了幸存者的生存率。

第七节　心脏传导阻滞

心脏传导阻滞可发生在心脏传导系统的任何水平,临床上以窦房传导阻滞(参见窦性心律失常)、房室传导阻滞和室内传导阻滞较为常见和具有临床意义。

一、房室传导阻滞

房室传导阻滞(atrioventricular block)是指冲动从心房传导至心室的过程中出现异常延迟或不能抵达心室,其阻滞程度可分为一度(时间延迟)、二度(部分冲动传导中断)和三度(全部冲动传导中断),一度和二度为不完全性房室传导阻滞,三度为完全性房室传导阻滞。房室传导阻滞的部位可以是房室结、希氏束或左、右束支。

【病因】　部分正常人或运动员可发生一度或二度Ⅰ型房室传导阻滞,多与迷走神经张力升高有关,通常发生在夜间。引起房室传导阻滞的常见原因:

1. 先天性房室传导阻滞　包括孤立性先天性房室传导阻滞、合并其他心脏畸形的先天性房室传导阻滞、Keames-Shyre综合征(线粒体DNA发生突变所致的一种线粒体脑肌病)。

2. 原发性房室传导阻滞　包括Lev病(心脏纤维支架的钙化与硬化)和Lenegre病(传导系统本身的原发性硬化变性疾病)。

3. 继发性房室传导阻滞　继发性因素包括急性心肌梗死、冠状动脉痉挛、心肌炎、心肌病、急性风湿热、心内膜炎、主动脉瓣狭窄伴钙化、心脏肿瘤(特别是心包间皮瘤)、高血压病、先天性心脏病外科手术损伤、射频消融损伤、电解质紊乱、药物(如洋地黄、奎尼丁、普鲁卡因胺等)作用、Chagas病(原虫感染性心肌炎)、Lyme病

（螺旋体感染性心肌炎）、黏液性水肿等。

【临床表现】　一度房室传导阻滞通常无症状。二度房室传导阻滞可引起心搏脱漏，患者可有心悸症状。三度房室传导阻滞其症状的严重程度取决于心室率的快慢，常见的症状有疲倦、乏力、头晕、晕厥、心绞痛、心衰等。当一、二度房室传导阻滞突然进展为三度房室传导阻滞，因心室率过慢或出现长停搏（>3 秒）可导致脑缺血而出现暂时性意识丧失、晕厥、甚至 AdamsStrokes 综合征发作，严重者可发生猝死。

心脏听诊时，一度房室传导阻滞因 P-R 间期延长，第一心音强度减弱。二度Ⅰ型房室传导阻滞因 P-R 间期逐渐延长，第一心音强度逐渐减弱并有心搏脱漏。二度Ⅱ型房室传导阻滞 P-R 间期正常，第一心音强度恒定，但有间歇性心搏脱漏。三度房室传导阻滞因房室分离，第一心音强度不等，偶尔听到响亮亢进的第一心音（大炮音）。第二心音可呈正常或反常分裂。当心房与心室同时收缩时，颈静脉可出现巨大的 a 波（大炮波）。

【心电图特点】

（一）一度房室传导阻滞

P-R 间期大于 0. 20 秒，每个 P 波后都有一个下传的 QRS 波群（图 7-32），QRS 波群形态和时限正常，则发生传导延缓的部位多在房室结；若 QRS 波群表现为束支传导阻滞图形，则发生传导延缓的部位可能在房室结和（或）希氏束及束支。

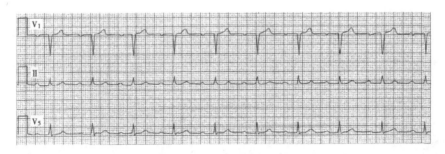

图 7-32　一度房室传导阻滞

（二）二度房室传导阻滞

二度房室传导阻滞可分为Ⅰ型和Ⅱ型。

1.二度Ⅰ型　又称为莫氏Ⅰ型或文氏型（Wenchebach block）房室传导阻滞。心电图表现为：①P-R 间期进行性延长直至 P 波受阻不能下传心室，这种现象周而复始，称为文氏周期（图 7-33）；②由于 P-R 间期延长的增量逐渐减少，导致心

搏脱落前的 R-R 间期逐渐缩短;③包含受阻 P 波在内的 R-R 间期小于正常窦性
P-P 间期的两倍。二度 Ⅰ 型房室传导阻滞的房室传导比例多为 3∶2 和 5∶4,阻
滞部位几乎都发生在房室结水平,很少进展为三度房室传导阻滞。

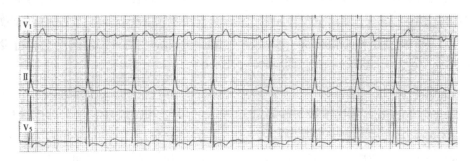

图 7-33　二度 Ⅰ 型房室传导阻滞

2.二度 Ⅱ 型　又称莫氏 Ⅱ 型房室传导阻滞。心电图表现为:①P-R 间期固定,
时限多正常或延长;②QRS 波群间歇性脱漏,传导比多为 2∶1、3∶1,或不等比阻
滞;③下传的 QRS 波群形态正常或呈束支阻滞图形。二度 Ⅱ 型房室传导阻滞的部
位多在房室结以下,即希氏束内或希氏束以下。二度房室传导阻滞中,连续三个或
以上的 P 波不能下传者常称为高度房室传导阻滞(图 7-34)。高度房室传导阻滞
是介于二度和三度房室传导阻滞之间的一种过渡类型。

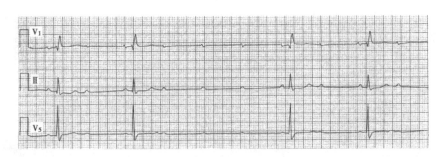

图 7-34　高度房室传导阻滞

(三)三度房室传导阻滞

又称完全性房室传导阻滞,心房冲动全部受阻而不能传导到心室。心电图表
现为:①P 波与 QRS 波群相互各自独立、互不相关,即房室分离;②心房率快于心室
率,心房冲动来自窦房结或异常心房节律,如房速、房扑或房颤;③心室节律由交界
区或心室异位起搏点维持。若心室起搏点位于希氏束及其近端,QRS 波群正常,心

室率为 40~60 次/分,节律较稳定(图 7-35);若心室起搏点位于室内传导系统的远端,QRS 波群增宽,心室率多低于 40 次/分,节律常不稳定。

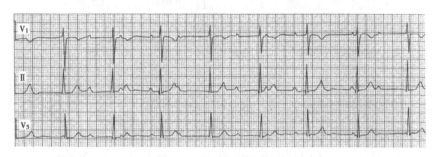

图 7-35　三度房室传导阻滞

【诊断】　根据临床表现和心电图特点可明确诊断。动态心电图检查有助于间歇性房室传导阻滞的诊断。

【治疗】　在针对病因及诱因治疗的基础上,根据房室传导阻滞发生的原因、病程、阻滞的程度以及伴随的症状选择治疗方法。一度和二度 I 型房室传导阻滞多无须特殊治疗。二度 II 型和三度房室传导阻滞心室率缓慢或心室停搏,病情紧急时可用心脏临时起搏,包括床边临时起搏,无心脏起搏条件时可应用阿托品(0.5~2.0mg,静脉注射)、异丙肾上腺素(1~4μg/min 静脉滴注)以提高心室率,以利尽早给予永久性心脏起搏治疗。

【预后】　绝大多数一度和二度 I 型房室传导阻滞预后良好,少数发生在希氏束远端阻滞的患者预后较差,应注意随访观察。二度 II 型和三度房室传导阻滞多数发生在希氏束远端,常为广泛的不可逆性病变所致,预后均较差,应积极实施人工心脏起搏治疗。

二、室内传导阻滞

室内传导阻滞(intmventricular block)又称室内阻滞,是指发生在希氏束分叉以下传导系统的传导阻滞。室内传导系统由左、右束支,左前分支和左后分支组成。单支传导阻滞中右束支阻滞最为常见,其次为左前分支阻滞。有时传导阻滞可波及双支或三支,多为严重心脏病变所致。

【病因】　右束支阻滞多见于右心负荷过重的心脏病患者,如风湿性心脏病二尖瓣狭窄、房间隔缺损、急慢性肺源性心脏病,亦可见于高血压性心脏病、冠心病、心肌病、先天性心脏病等。

左束支阻滞多见于左心室受累的心脏病患者,如充血性心衰、急性心肌梗死、高血压性心脏病、主动脉瓣狭窄、心肌病,亦可见于急性感染、奎尼丁与普鲁卡因胺中毒、风湿性心脏病、冠心病与梅毒性心脏病等。

此外,先天性心脏病、心脏手术和血钾过高也可引起室内阻滞。

【临床表现】　单支和双支阻滞通常无临床症状,偶可闻及第一、第二心音分裂。三分支阻滞的临床表现与三度房室传导阻滞相同。

【心电图特点】

(一)右束支阻滞(right bundle branch block,RBBB)

心电图表现为:①V_{1-2}导联呈 rsR 型或宽大而有切迹的 R 波;②V_{5-6}导联呈 qRs 或 Rs 型;③Ⅰ导联有明显增宽的 S 波,aVR 导联有宽 R 波;④T 波与 QRS 波群主波方向相反;⑤QRS 波群电轴轻度右偏。QRS 波群时限大于或等于 0.12 秒为完全性右束支阻滞(图 7-36),QRS 波群时限小于 0.12 秒为不完全性右束支阻滞。

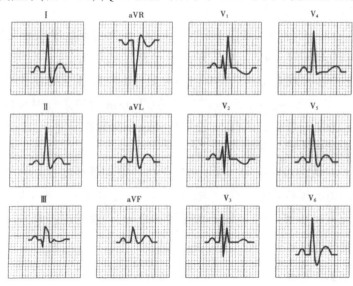

图 7-36　完全性右束支阻滞

(二)左束支阻滞(left bundle branch block,LBBB)

心电图表现为:①V_{5-6}导联 R 波宽大、顶端平坦或有切迹(M 型 R 波),其前无 q 波;②V_{1-2}导联呈 QS 或 rS 型,S 波宽大;③Ⅰ导联 R 波宽大或有切迹;④T 波与 QRS 波群主波方向相反;⑤QRS 波群电轴轻度左偏。QRS 波群时限大于或等于 0.12 秒为完全性左束支阻滞(图 7-37),QRS 波群时限小于 0.12 秒为不完全性左束支阻滞。

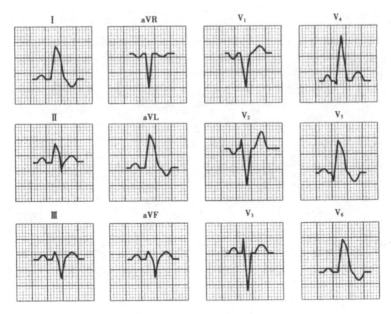

图 7-37　完全性左束支阻滞

（三）左前分支阻滞（left anterior fascicular block）

心电图表现为：①额面 QRS 波群电轴左偏达-45°~-90°；②Ⅰ、aVL 导联呈 qR 型，R 波在 aVL 导联大于Ⅰ导联；③Ⅱ、Ⅲ、aVF 导联呈 rS 型，S 波在Ⅲ导联大于Ⅱ导联；④QRS 波群时限小于 0.12 秒（图 7-38）。

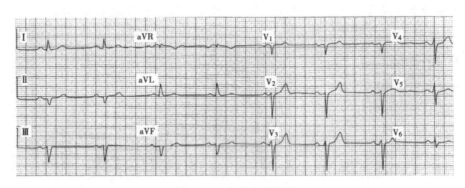

图 7-38　左前分支阻滞

（四）左后分支阻滞（left posterior fascicular block）

心电图表现为：①额面 QRS 波群电轴右偏达+90°~+140°；②Ⅰ、aVL 导联呈 rS 型；③Ⅱ、Ⅲ、aVF 导联呈 qR 型，R 波在Ⅲ导联大于Ⅱ导联；④qrs 波群时限小于

0.12 秒(图 7-39)。

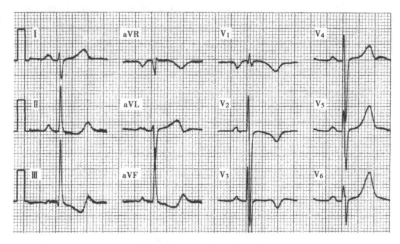

图 7-39　左后分支阻滞

【诊断】　室内传导阻滞的诊断主要依靠心电图。右束支传导阻滞可有第二心音分裂,吸气时更为显著。左束支传导阻滞时可有第二心音的反常分裂(吸气时分裂减轻,呼气时加重)或收缩期前奔马律。

【治疗】　单纯右束支传导阻滞或左束支传导阻滞本身无需特殊治疗,主要针对病因治疗。左前分支阻滞若无合并其他传导阻滞或器质性心脏病也无须治疗。左后分支阻滞往往表示有较广泛而严重的心肌损害,常与不同程度的右束支阻滞和左前分支阻滞合并存在,容易进展为完全性房室传导阻滞,需临床追踪观察。

【预后】　室内阻滞的预后取决于原有心脏病的严重程度,无器质性心脏病患者预后良好。

第八章 心脏性猝死

心脏性猝死(sudden cardiac death,SCD)是指由各种心脏原因引起的、急性症状发作后 1 小时内所致的自然死亡。绝大多数 SCD 发生在院外、急诊室或者在运往医院途中,发生时间和形式通常不可预知。患者可以有或无已知的心脏病及其临床症状。其定义中最重要的内容是"自然""快速""不可预测性"。SCD 是不可逆的生物学死亡,是心搏骤停(cardiac arrest)的直接后果。心搏骤停是指心脏突然丧失泵血功能,如及时处理有可能逆转,否则将导致猝死。心搏骤停救治是否有效与其发生机制、临床情况、是否立即恢复有效循环有关。

【流行病学】 猝死占总死亡的 10%~25%,SCD 是猝死的最常见原因,占 70%以上。全球院外心搏骤停的发生率为 20~140 例/10 万人,存活率只有 2%~11%。美国每年约 30 万~40 万人发生 SCD,总体发生率为 0.1%~0.2%,约占全部心血管病死亡人数的 50%。我国多中心前瞻性研究显示,SCD 人数占总死亡人数的 9.5%,SCD 年发生率为 41.84/10 万,若以 13 亿人口推算,我国 SCD 的总人数约为 54.4 万/年。SCD 发生率随年龄增加而升高,SCD 在猝死中所占的比例也随年龄升高而上升,在 1~13 岁人群中为 1/5,14~21 岁人群中为 30%,中老年人群中为 88%。在青年和中年人群中,男性 SCD 的发生率是女性的 4~7 倍,绝经后女性 SCD 发生率增加,逐渐与男性持平。有心脏疾病的患者发生 SCD 的风险增加 6~10 倍,存在冠心病危险因素(年龄、男性、高血压、吸烟、血脂异常、糖尿病、早发冠心病家族史)的患者发生 SCD 的风险增加 2~4 倍。与遗传有关的疾病,如肥厚型心肌病(hypertrophic cardiomyopathy)、致心律失常性右室心肌病(arrhythmogenic right ventricular dysplasia/cardiomyopathy)、长 QT 综合征(long QT syndrome,LQTS)、Brugada 综合征(Brugada syndrome)等,发生室性心律失常和 SCD 的概率明显增加。随着人口老龄化、冠心病发病率增加以及其他慢性心血管病患病人数的递增,我国 SCD 的总人数将显著增加。

【病因】

(一)器质性心脏病

器质性心脏病是发生 SCD 最常见的病因,各类器质性心脏病均可引起 SCD,常见的心脏病如下:

1. 冠心病　冠心病是 SCD 最常见的病因,占 SCD 总人群的 80%。50% 的冠心病患者死于 SCD,20%~25% 的冠心病患者以 SCD 为首发表现。引起 SCD 的冠状动脉多为三支病变,常存在不稳定斑块和血栓形成。发生急性冠脉综合征时,缺血可直接导致多形性室性心动过速(ventricular tachycardia, VT)或室颤(ventricular fibrillation, VF)。急性心肌梗死 48 小时内 SCD 的风险高达 15%,其后 3 天至 6 周内发生持续性室速或室颤的患者 1 年内死亡率大于 25%,其中半数为 SCD。SCD 人群中 75% 有陈旧性心肌梗死史,心肌梗死后心室重构,尤其是存在室壁瘤及顽固性心力衰竭时,更容易诱发恶性室性心律失常而导致 SCD。近年来资料显示,家族性 SCD 倾向是冠心病的一种特殊类型。

引起 SCD 的冠状动脉病变还有一些少见的原因,如先天性冠状动脉畸形、冠状动脉栓塞、冠状动脉炎、冠状动脉痉挛。尸检中冠脉畸形的检出率为 0.3%,是年轻人 SCD 的常见原因之一。

2. 心肌病　心肌病是 SCD 的第二大病因,占 SCD 总人群的 10%~15%,是小于 35 岁人群中 SCD 的主要原因,主要是扩张型心肌病和肥厚型心脏病,发生 SCD 的风险与心脏病变的严重程度、合并室性心律失常、晕厥史有关。心肌病合并心力衰竭患者中 1/3 死于 SCD。肥厚型心肌是常染色体显性遗传病,是年轻运动员 SCD 的最常见原因,SCD 的发生率在成人患者中约 2%~4%,儿童患者达 6%。致心律失常性右室心肌病的病理特点为右心室心肌局灶性或弥漫性被脂肪和纤维组织所代替,有明显家族遗传倾向,虽然少见,但猝死发生率较高,约 30% 的患者以猝死为首发表现。

3. 心肌炎　心肌炎在 1 岁以上儿童和青少年中多见,是年轻人 SCD 的主要原因之一,炎症多累及传导系统。

4. 瓣膜性心脏病　见于主动脉瓣狭窄及关闭不全、二尖瓣狭窄及关闭不全、二尖瓣脱垂、机械瓣膜功能失调等,以主动脉瓣狭窄引起 SCD 最常见。

(二)非器质性心脏病

此类患者通过常规及特殊检查未发现明显的心脏结构及功能异常。无器质性心脏病的 SCD 患者中,遗传性心律失常综合征是最常见的病因。

1. 遗传性心律失常综合征(inherited primary arrhythmia syndromes)　遗传性心律失常综合征是一组存在潜在恶性心律失常致晕厥或猝死风险的遗传性疾病,大部分由参与调控心脏动作电位的离子通道基因突变引起。心脏结构大多正常,具有猝死高风险,是 SCD 少见的病因,但在小于 45 岁 SCD 人群中有较高的比例,占 10%~12%。

（1）长 QT 综合征：由于编码心肌细胞钾通道和钠通道的基因变异导致心室复极延长，心电图有 QT 间期延长（QT_C＞500m）、T 波和（或）U 波异常，常引起尖端扭转型室速及室颤，导致晕厥，甚至猝死。QT_C＞600ms 的 LQTS 为 SCD 的极高危人群。

（2）Brugada 综合征：由于编码心肌细胞钠通道的基因突变导致心肌细胞复极时离子流发生紊乱，心电图出现胸前导联 ST 段抬高（下斜型或马鞍型）的特征性表现，常染色体显性遗传。据估计，该病约占心脏结构正常猝死病例的 20%。多见于东南亚，患者大多是青年男性（男女比为 4：1），常在夜间或休息时发病。

（3）儿茶酚胺敏感性多形性室速（catecholaminergic polymorphic ventricular tachycardia）：由于细胞内钙超载导致延迟后除极的产生是其发生机制。常见于青年男性，通常在运动或情绪激动时，诱发出双向性室速或多形性室速，可自行恢复或恶化为室颤，导致晕厥和猝死。

（4）其他：短 QT 综合征（short QT syndrome）：常染色体显性遗传，由于基因突变导致复极缩短。QT 间期缩短（QT_C≤330ms），伴有恶性心律失常、晕厥，SCD 发生率高。

早期复极综合征（early repolarization syndrome）：诊断标准为：①原因不明的室颤/多形性室速，心电图有≥2 个连续下壁和（或）侧壁导联 J 点抬高≥1mm；②SCD；③尸检阴性。特发性室颤：心搏骤停幸存者，排除已知心脏、呼吸、代谢和毒理学病因，有室颤心电图记录者可诊断特发性室颤。

2. 预激综合征　猝死的危险性与旁路的传导性有关，当预激综合征合并房颤时可以导致快速的心室率，当 R-R 间期＜250ms 如不及时处理容易恶化为室颤导致猝死。

3. 先天性传导系统疾病　常见于先天性完全性房室传导阻滞。

（三）触发因素

结构性心脏病及心脏电活动异常是发生 SCD 的基础，当在某些特殊环境下可触发严重心律失常而导致猝死。

1. 严重心肌缺血　心肌缺血是常见的触发因素，缺血可以直接影响心脏传导及电活动异常，缺血心肌再灌注也可引起一过性的电生理异常和心律失常。

2. 心排血量下降　无论心脏基础疾病如何，一旦出现心力衰竭（急性或慢性心力衰竭），SCD 的风险明显增加。半数以上的心力衰竭患者死于 SCD。纽约心功能Ⅱ级及Ⅲ级患者较心功能Ⅳ级患者更容易发生 SCD，后者的主要死因是泵衰竭。

3. 自主神经功能紊乱　过度劳累、暴饮暴食、短时间大量吸烟或饮酒、精神过度紧张或过度兴奋,过度焦虑或气愤等,可以引起交感神经过度兴奋而诱发严重心律失常。

4.代谢紊乱及低氧血症　严重酸碱平衡失调、电解质紊乱及低氧血症可引起心肌离子通道异常而触发心律失常,导致 SCD。利尿剂导致的低钾、低镁可延长复极,有可能诱发尖端扭转型室速。

5.药物的毒副作用　抗心律失常药物以及其他药物的致心律失常药物作用(如可卡因,洋地黄中毒)等可以诱发 SCD。

【病理生理机制】　心脏器质性病变、心电活动异常及功能性触发因素是发生 SCD 三要素,这三大要素可独立引起 SCD,也能相互结合、相互影响而引发 SCD。心电活动异常包括心脏除极和复极的异常。心脏除极异常包括 QRS 波增宽、碎裂波、心室晚电位。复极异常包括 QTC 延长、T 波电交替、病理性 T 波。各种心血管疾病或原发心电疾病导致的 SCD 的过程中,最后几乎都通过致命性心律失常而引发猝死。心搏骤停最常见的电生理机制是室颤,占心搏骤停的 50%~80%。因室颤猝死的患者常先有室性心动过速,随即迅速蜕变为室颤。严重缓慢性心律失常、心脏停搏、无脉性电活动(pulseless electrical activity,PEA)约占 SCD 总人群的 20%~30%。PEA 以往也称电-机械分离(electromechanical dissociation),是指心脏有持续的电活动,但没有有效的机械收缩功能。

【危险分层】　根据 SCD 的危险分层可以筛查出高危人群,并可由此制定相应的预防措施,最终降低 SCD 的发生率。危险分层的主要目的是识别可能发生恶性心律失常患者。检查方法包括无创及有创二种,以前者最常用。

(一)无创技术

1.左心室射血分数(left ventricular ejection fraction,LVEF)　LVEF 是心力衰竭患者总死亡率及 SCD 最强有力和最常用的预测指标。LVEF≤35%常是识别高危患者的分界线,LVEF<35%患者的总死亡率及 SCD 发生率明显增加。但 LVEF 预测 SCD 的敏感性不高,因此存在一定的局限性。

2.常规心电图　常规心电图是常用而简单的方法,可以通过检测 QRS 波宽度、QT 间期及 QT 离散度等对恶性室性心律失常的风险作出一定的预测。

(1)QRS 波宽度(QRS duration):是反映心室内和心室间传导障碍的稳定指标。室内传导减慢,尤其伴心室复极离散度增加时,可直接促发室性心律失常。流行病学研究证实,心力衰竭患者 QRS 波宽>120ms 的人群 SCD 的风险增高。

(2)QT 间期和 QT 离散度(QT interval and QT dispersion):QT 间期延长、QT 离散度增加表明心脏复极异常,易导致室速和室颤,与 SCD 风险的增加相关。但它对 SCD 的预测价值存有争议。

3. 动态心电图

(1)室性期前收缩(ventricular ectopy)及非持续性室速:在心搏骤停幸存者、心肌梗死后或严重心力衰竭患者中,动态心电图检测若记录到频发、复杂室性期前收缩和(或)非持续性室速,则发生 SCD 的概率明显增加。心肌梗死后患者中,当室性期前收缩>10 次/小时或出现非持续性室速时,对 SCD 的阳性预测值为 5%~15%,阴性预测值大于 90%。心肌梗死后 LVEF<40%的患者合并室性心律失常时,SCD 的风险明显增加。但是在心脏结构及 LVEF 正常的患者中,动态心电图记录到室性期前收缩及非持续性室速,对 SCD 没有预测价值。

(2)心率变异性(heart rate variability,HRV):心率变异性异常、自主神经张力和心律失常三者间存在关联。研究表明心率变异性降低是总死亡率增加的预测因子,但预测 SCD 的价值有限。

4. 信号平均心电图(signal-averaged ECG,SAECG)　心肌梗死后患者中,信号平均心电图记录的心室晚电位预测发生 SCD 或心律失常事件的敏感性为 30%~76%,特异性 63%~96%,其阴性预测值高,超过 95%,对识别低危患者非常有效。但目前常规使用其来识别 SCD 高危患者的证据尚不充分。

5. 运动试验(exercise test)　对已知或怀疑运动诱发室性心律失常的患者可以行运动试验。运动试验可评价心肌缺血情况。运动后心率恢复时间和恢复期间的室性期前收缩对死亡有一定的预测作用。运动停止后 1 分钟内心率下降≤12 次/分,或者运动后恢复期最初 5 分钟内出现频发或严重室性期前收缩,则与死亡率的增加显著相关。它是预测 SCD 的新指标,但在 SCD 危险分层中的价值尚未证实。

6. T 波电交替(T-wave alternans)　T 波电交替是预测 SCD 高危患者的重要指标,可利用动态心电图记录或者运动试验进行检测。心率<110 次/分时,T 波出现≥1.9μV 的交替为阳性。T 波电交替的阳性预测值为 76%,阴性预测值为 88%。多数研究认为 T 波电交替是 SCD 的独立预测指标。

(二)有创技术

心内电生理检查曾经是筛查高危人群的常用方法。通过记录心内电活动,并应用程序电刺激和快速起搏心房或心室,测定心脏不同组织的电生理功能,发现持续性室速的电生理基础,诱发室性心律失常,评估发生恶性心律失常和 SCD 的风险。ICD 的临床试验表明心内电生理检查对室性心律失常和 SCD 的预测价值有限。心内电生理检查也可用于评估晕厥和心律失常的关系以及宽 QRS 波心动过速的鉴别诊断。当患者发生过晕厥而无心电图记录证据,但临床高度怀疑晕厥由心律失常引起时,可行心内电生理检查。但电生理检查阳性(诱发出持续性室速)的患者SCD发生率约33%,而阴性患者SCD的发生率为4%。因此,敏感性和特异性均不高,而且为有创性检查,因此限制了它的应用。

回顾性研究显示,发生SCD的患者中1/3在生前被确定为猝死的高危人群,1/3在生前被认定为猝死的低危或中危人群,还有1/3是首发临床事件。总之,目前尚缺乏敏感性高及特异性强的预测SCD高危人群的相关检查,因此,寻找更灵敏和特异的预测方法是未来的研究方向。

(三)肥厚型心肌病猝死的危险分层

部分肥厚型心肌病以SCD为首发表现。初次确诊的肥厚型心肌病患者须进行SCD风险评估,其高危因素包括:①有心搏骤停或持续性室速病史;②有SCD家族史;③有不明原因的晕厥;④动态心电图记录到≥120次/分的非持续性室速,特别是小于30岁的患者或运动诱发者;⑤最大左心室壁厚度≥30mm;⑥运动时血压反应异常者(收缩压增加≤20mmHg或用力时下降≥20mmHg)。

【心搏骤停的处理和预后】　　心肺复苏(cardiopulmonary resuscitation,CPR)是指对心搏骤停所采取的旨在提高生存机会的一系列及时、规范、有效的抢救措施,主要包括:基础生命支持(basic life support,BLS)和高级生命支持(advanced cardiovascular life support,ACLS)。由于心搏骤停事件的突发性,成功的CPR需要一整套协调的措施,各个环节紧密衔接,即组成5环生存链(chain of survival),即:①立即识别心搏骤停并启动急救系统;②强调胸外按压的早期CPR,其步骤依次为人工胸外按压(Circulation)、开通气道(Airway)、人工呼吸(Breathing)(C-A-B);③快速除颤;④有效的高级生命支持;⑤综合的心搏骤停后管理。心肺复苏的质量非常重要,成功的关键是尽早进行心肺复苏和尽早复律治疗。

心搏骤停的预后取决于CPR是否及时、心搏骤停的机制、病因及发病前的临床情况。急性心肌梗死时发生心搏骤停分为原发性(心搏骤停之前无血流动力学不稳定)和继发性(之前有明显血流动力学异常)。在有心电监护情况下的原发性心搏骤停,复苏成功率极高;而继发性心搏骤停的患者70%立即死亡或在住院期间死亡。继发于左室功能显著下降患者复苏成功率低。严重非心脏病变引起心搏骤停,如恶性肿瘤、败血症、多器官功能衰竭、终末期肺部疾病和严重中枢神经系统疾病等致命性或终末期疾病,复苏成功率极低,预后不良。由于可逆性原因导致的心搏骤停,如急性中毒、电解质紊乱、代谢紊乱、酸中毒、低氧血症等,如能及早纠正促发因素,则预后较佳。

【SCD的预防】　　由于SCD发生的时间及方式通常不可预测,因此对SCD的预防重点是干预高危人群。根据 SCD 危险分层筛查出高危患者,采取积极、有效的措施控制危险因素,从而降低 SCD 的发生率。SCD 的预防包括一级及二级预防。一级预防是指对未发生过但可能发生 SCD 的高危人群,采取积极有效的措施,以预防及减少 SCD 的发生。二级预防是针对心搏骤停幸存者或者有症状的持续性室速患者采取措施,防止心搏骤停再次发生。有 SCD 高危疾病的患者,发生不明原因的晕厥,很可能是由于室性心律失常所致,也属于二级预防。

（一）一般措施

对高危人群进行医学知识的普及教育,保持健康的生活方式和饮食习惯,规律地进行运动,避免过度劳累、暴饮暴食,戒烟限酒,避免精神过度紧张或过度兴奋,保持良好的心境。开展 SCD 预防和急救知识的教育和普及,加强家庭、社区、公共场所心肺复苏培训。

（二）积极预防和治疗心血管疾病

对于普通人群,通过生活方式干预和药物治疗,积极控制心血管疾病的危险因素,如治疗高血压病、糖尿病、高胆固醇血症,能有效地预防冠心病和心血管事件。避免各种导致心搏骤停的触发因素,如低血容量、低氧、酸中毒、高钾/低钾血症、体温过高或过低、中毒等。

SCD 最常见于冠心病患者,尤其是心肌梗死后合并左室功能障碍及室性心律失常时,猝死风险明显增加。治疗的重点是改善心肌缺血,包括药物和血管重建治疗。抗血小板药、β 受体阻滞剂、血管紧张素转化酶抑制剂、他汀类能减少心血管事件的发生,其中 β 受体阻滞剂能降低心肌梗死后 SCD 发生率。对冠状动脉严重病变(尤其左主干、前降支近端狭窄)合并室性心律失常者,冠脉血管重建治疗是降低室性心律失常发生率的重要手段。当心搏骤停的原因为急性 ST 段抬高性心肌梗死或怀疑急性冠脉综合征时,建议行急诊冠脉血管造影,并对梗死相关血管行血运重建。

积极治疗引起心力衰竭的病因和诱因,血管紧张素转化酶抑制剂、受体阻滞剂、醛固酮受体措抗剂、心脏再同步化治疗(cardiac resynchronization therapy,CRT)可改善射血分数降低性心力衰竭患者预后,降低死亡率,其中 β 受体阻滞剂和醛固酮受体拮抗剂可降低 SCD 风险。CRT 治疗使射血分数降低性心力衰竭总体死亡率下降,但不减少心律失常导致的死亡。

射频消融技术可以根治预激综合征和部分室速(如儿茶酚胺敏感性室速),从而预防 SCD。缓慢性心律失常合并晕厥等严重症状者,安装永久性起搏器是唯一有效的治疗及预防 SCD 的方法。先天性 LQTS 患者,有 ICD 禁忌证或拒绝该治疗和(或) β 受体阻滞剂无效或不能耐受,或禁忌时,应接受左侧颈胸交感神经切断术。

(三)抗心律失常药物

1. β 受体阻滞剂　目前降低 SCD 证据最充分的药物是 β 受体阻滞剂,其降低交感神经活性,有抗心律失常、抗心肌缺血、改善心功能、减少心梗发生的作用。临床试验证实,β 受体阻滞剂是目前唯一能降低总体死亡率、心血管病病死率、心脏性猝死以及心力衰竭恶化引起死亡的药物。适用于有器质性心脏病(如冠心病、射血分数降低性心力衰竭)、室性心律失常、部分遗传性心律失常综合征(长 QT 综合征、儿茶酚胺敏感性多形性室速)。

2. 胺碘酮　胺碘酮具有良好的抑制室性快速性心律失常的作用,常用于心肌梗死后或心肌病室性心律失常的治疗,但能否降低死亡率,临床试验的结果并不一致。在室速或室颤造成心搏骤停时,经常规心肺复苏、应用肾上腺素、血管加压素和电复律无效的患者,应首选静脉注射胺碘酮,然后再次电复律,这能提高除颤的成功率。胺碘酮还可预防心肺复苏后室性心律失常复发。胺碘酮合用 β 受体阻滞剂是治疗电风暴(指持续室速或室颤、24h 内发作 ≥2 次,通常需要电转复)最有效的药物。

发生于器质性心脏病患者的非持续性室速,如果患者有明显左心功能不全或电生理检查诱发出伴有血流动力学障碍的持续性室速或室颤,在没有条件置入 ICD 作为一级预防时,可用药物治疗,首选胺碘酮。心脏性猝死的二级预防,在无条件或无法置入 ICD 时,应该使用胺碘酮。

其他抗心律失常药物,如 I 类(奎尼丁、普罗帕酮等)不适用于有器质性心脏病患者,尤其是心力衰竭及冠心病患者,临床试验显示这些患者长期使用 I 类抗心律失常药物,虽然心律失常发生率减少,但死亡率增加。

(四)心脏复律除颤器

1. 体外自动除颤器(automated external defibrillator,AED)　由于 SCD 大多发生在院外,应用 AED 使在心搏骤停发生现场早期电除颤成为可能。该设备应用过程高度自动化,使用方法简单,是专为医院外现场抢救设计的医疗设备,可以让非医务人员通过短期的培训后在第一时间实施现场医疗急救,使用 AED 可减少院外猝死发生率。

2. 置入式心脏复律除颤器(implantable cardiovertor defibrillator,ICD)　ICD 具

有起搏、抗心动过速、低能量电转复和高能量电除颤作用,自 20 世纪 80 年代 ICD 问世后,它对 SCD 的预防产生了深远的影响。一系列大规模临床研究均证实,ICD 疗效明显优于抗心律失常药物。ICD 能有效降低高危患者的 SCD 发生率和总死亡率,死亡率降低幅度取决于试验纳入患者的危险程度,越高危者获益越大。目前不论是一级预防还是二级预防,ICD 均已成为预防 SCD 的首选策略。

ICD 的适应证:①非可逆性原因引起的室颤或室速导致的心搏骤停幸存者;②伴有器质性心脏病的持续性室速;③不明原因的晕厥,但心脏电生理检查能够诱发出临床相关的、具有明显血流动力学障碍的持续性室速或者室颤;④心肌梗死后 40 天以上,LVEF ≤ 35%,NYHA 心功能 Ⅱ 级或 Ⅲ 级;⑤LVEF ≤ 35%,NYHA Ⅱ 级或 Ⅲ 级的非缺血性心肌病患者;⑥心肌梗死后 40 天以上,LVEF ≤ 30%,NYHA Ⅰ 级的患者;⑦陈旧性心肌梗死所致非持续性室速,LVEF ≤ 40%,电生理检查诱发出室颤或者持续性室速。适应证的掌握主要根据心脏性猝死的危险分层、患者的整体状况和预后,ICD 用于心力衰竭患者的一级预防还要求先给予长期优化药物治疗(至少 3 个月以上),预期生存期>1 年,且状态良好。

在心力衰竭合并左右心室或室内明显不同步的患者中,CRT 在标准药物治疗基础上进一步改善心力衰竭的预后,是近年来心力衰竭治疗的重要进展之一。近年来 CRT 和 ICD 结合,即 CRT-D 在临床上的应用逐渐增多。临床研究显示与单独 CRT 比较,CRT-D 可进一步降低心力衰竭患者的死亡率。猝死的高危人群,尤其为心肌梗死后或缺血性心肌病患者,符合 CRT 适应证时,应尽量置入 CRT-D。

ICD 植入后仍然需应用 P 受体阻断剂或胺碘酮等抗心律失常药物及其他治疗心脏原发病的药物,一方面可以减少室速、室颤的发作,另一方面可使室速的频率减慢或使室颤变为室速,从而减少放电次数,并充分发挥 ICD 的抗心动过速起搏作用。

第九章　晕　厥

晕厥(Syncope)临床常见。不同年龄与性别患者的晕厥原因差异较大。年轻女性多见反射性晕厥,中、老年患者的晕厥病因则以心血管病较多。有研究预计,一个人一生中发生晕厥的概率局达40%以上。

【定义和分类】

(一)定义

晕厥是指大脑短暂低灌注引起的一过性意识丧失(Transient loss of consciousness),其特征为突发、短暂、一过性和自发完全恢复。非大脑低灌注引起的短暂意识丧失不属于晕厥范畴。

(二)分类

晕厥有多种分类方法,其中较多采用根据病因的分类将晕厥分为三大类:

1. 神经介导性(反射性)　临床最常见。女性多于男性,青少年和老年好发。

(1)血管迷走性(Vasovagal syncope, VVS):多见于瘦弱型体格的青少年。诱因包括长时间站立、情绪激动、恐慌、恐血、疼痛和器械操作等。尤其容易发生在闷热的车厢、浴室等场所。

(2)情景性:多见于咳嗽、喷嚏、胃肠道刺激、排尿、运动后、餐后、大笑、铜管乐演奏、举重等。

(3)颈动脉窦过敏性:多见于40岁以上的男性。发作诱因常为衣领过紧、突然转动颈部、按压颈动脉窦区域(如刮须)等。也可以有自发性发作。

2. 体位性(直立性)　体位改变(直立)引起血压下降时,因自主神经功能不全或衰竭(伴或不伴有效血容量不足)而无法做出适应性反射,导致血压过低和晕厥。自主神经功能不全或衰竭包括三类,即原发性、继发性和药物性。前两者属于器质性,药物性属于功能性。

(1)原发性:属于神经退行性变疾病。如单纯自主神经衰竭、多系统萎缩和帕金森病等。患者早期可出现阳痿和排尿紊乱。

(2)继发性:见于糖尿病、淀粉样变性、脊柱损伤和容量不足(如出血、腹泻、呕吐)等。

（3）药物性：是最常见的类型。常见药物包括降压药、利尿剂、三环抗抑郁药、吩噻嗪类药和酒精等。

3. 心脏性

（1）各种心律失常：①各种原因引起的严重心动过缓：包括窦性停搏和窦房阻滞、房室阻滞；②各种原因造成的心动过速：包括房颤、房扑伴过快的心室反应；室性心动过速；遗传相关心律失常等；③其他：如药物引起的尖端扭转型室速；心脏起搏或除颤装置故障。

（2）心脏结构异常：①心脏瓣膜病、人工瓣膜功能异常；②心肌梗死、肥厚型心肌病、主动脉夹层、冠状动脉先天异常；③心脏占位（如心房黏液瘤）、心包压塞；④肺栓塞、肺动脉高压。

【病理生理】　研究显示，人直立时由于重力作用约 500～1000ml 血液将灌入下肢，造成回心血量下降、心输出量下降和血压下降。血压下降经颈动脉窦和主动脉弓的压力感受器触发代偿性反射机制，使交感神经兴奋性增加、迷走神经兴奋性降低，导致外周阻力增加、静脉回流增加和心输出量增加避免了血压下降。如果这一反射机制受损，就可能发生晕厥。

大脑缺血超过 6 秒钟就可以造成晕厥。临床直立倾斜检查过程中收缩压降至 60mmHg 以下就可以出现晕厥。由于晕厥的病因繁多，不同病因引起晕厥的病理生理机制各有其特点。从血压产生机制讲，心脏收缩和总外周血管阻力是关键，其中任何一项出现问题都可以影响血压，而临床上更多见的是两者兼有。

（一）神经介导性

异常神经反射可能导致一系列病理生理改变。包括心率减慢、血管张力下降及容量血管扩张。不同促发因素可以经共同机制产生效应。如排尿、恐血、颈动脉窦过敏等。

（二）体位性低血压或体位不耐受

自主神经衰竭时血管的反射性收缩作用减弱。当体位改变时，在重力的作用下血液下沉到躯体膈肌以下，造成回心血量不足和心输出量下降。脱水或者某些药物造成的容量血管扩张可以加重或导致体位性晕厥。

（三）心脏性

包括心律失常、心脏结构异常和肺栓塞。心律失常造成心脏输出量快速下降，心脏结构异常和肺栓塞直接导致的血流阻断或锐减，它们都可以造成短暂脑供血不足而产生晕厥。

【诊断】　晕厥诊断主要根据病史、发作特点、详细查体及必要的辅助检查。诊断过程通常包括初步评估和进一步检查确诊。

（一）初步评估

一过性意识丧失的初步评估包括：详细病史、查体（包括卧、立位血压）、ECG。详细采集病史非常重要，部分典型病例可以由此做出诊断。如 VVS 多见于年轻女性，长时间站立位、处于闷热的环境易诱发。晕厥前可以有胸闷、心悸、全身发热感、腹部不适、便意、视物模糊和哈欠等。排尿晕厥多发生在排尿中或排尿后即刻，男性多见。疼痛等引起的情境性晕厥都在明确情景下发生。心脏性晕厥通常发生突然，容易致外伤和二便失禁。

三类不同原因晕厥各有其发作特点：

1. 神经介导性晕厥　无基础心脏病史；病程长，反复发作；晕厥发生前有不愉快的视觉、声音、气味或疼痛刺激；长时间站立或处于拥挤、闷热环境；进食或餐后；转头或颈动脉窦受压（如衣领太紧）；用力后。

2. 体位性晕厥　从卧位或坐位起立后；启用或调整血管抑制药物剂量后；有自主神经病变或帕金森病；用力后站立。

3. 心脏性晕厥　存在明确结构性心脏病；家属中有 SCD 或离子通道病；用力时或卧位时发病；突发心悸后立刻晕厥。ECG 提示心脏性晕厥的线索，包括：双束支阻滞（LBBB 或 RBBB 伴左前分支/左后分支阻滞）；其他室内阻滞，QRS 波时限 ≥ 0.12 秒；二度 I 型 AVB；无特殊用药而出现无症状的不适当窦性心动过缓（< 50bpm）、窦房阻滞或窦性停搏 ≥ 3 秒；非持续室速；QRS 有预激波；长 QT 或短 QT；早复极；RBBB 伴 $V_1 \sim V_3$ 导联 ST 抬高（Brugada 综合征）；右胸导联 T 波倒置，epsilon 波和心室晚电位阳性（ARVC）；异常 Q 波提示陈旧心肌梗死病史。

（二）进一步检查和确诊

经过初步评估未能明确晕厥诊断的患者需要进一步检查以确认诊断。常用方法如下：

1. 颈动脉窦按摩（CSM）　年龄>40 岁，原因不明晕厥。心脏停搏>3 秒，或者收缩压下降>50mmHg 为阳性。3 个月内有 TIA 发作或者脑卒中史、颈动脉听诊有杂音的患者不能接受此检查。

2. 体位激发试验　其原理是患者从平卧变为直立时脑部血流减少，若机体反射机制不完善将可能出现晕厥。方法包括：①主动站立（active standing）试验；②直立倾斜试验（TiltTableTest，TTT）。

主动站立激发试验的阳性标准是:从卧位主动起立,站立 3 分钟内 SBP 下降 ≥ 20mmHg 或者 DBP 下降 ≥ 10mmHg,或者 SBP 下降至 90mmHg 以下,伴或不伴晕厥。

TTT 是让受试者以 60~70 度倾斜站立 20~40 分钟,同时观察血压和心率变化。采用异丙肾上腺素(静脉 1~3μg/min 起始,使基础心率增加 20%~25%)或硝酸甘油(舌下 300~400μg)激发,试验时间可以缩短并提高阳性检出率。检查前需要静卧准备至少 5 分钟,有静脉通路者需要 20 分钟。血压测定应该采用人工测定而不是自动测定。因为后者无法做到及时测量,且血压下降过程中的测定时间间隔过大,无法对迅速下降的血压进行精细测量。

检查阳性结果包括心脏抑制型、血管抑制型和混合型。患者在心率和/或血压下降的同时出现晕厥。阴性结果不能除外反射性晕厥。该试验用于评估治疗效果价值不大。

对于临床诊断明确、很少发作且无外伤等后果的患者一般不需要进行 TTT。但是对于诊断不明确,或者虽然偶发但后果严重(如致外伤),或者某些特殊职业(如飞行员)的患者就应该检查。冠心病、肥厚梗阻型心肌病、严重主动脉瓣狭窄、无法控制的危重高血压等情况属禁忌。

3. 心电监测　包括院内(卧床或床旁)心电监测、Holter(动态心电记录)和植入式闭环记录器(ILR)。心电监测发现心律失常晕厥的敏感性低,但特异性高。

院内记录用于留院观察的高危患者,虽然检出率不高,但是能避免某些病例的严重后果。多数 Holter 设备能记录 24 小时心电活动,目前有长程记录可达到 7 天以上。ILR 是一种类似日常使用移动闪存盘(USB)大小的记录器,在局麻下植入胸壁皮下,有效使用时间一般是 1~1.5 年。当发生心律失常或有晕厥先兆时可以自动或手动激活记录器。最大优点是,能在相当长时间内有效记录高保真度的心电信号。但其缺点是需要小手术;有时无法对心律失常类型(室上性或室性)进行辨识;且费用较高。

诊断心律失常晕厥的金标准是:出现晕厥的同时记录到心律失常。提示心律失常性晕厥的标准是:①心脏停搏 ≥3s;②快速室上性心动过速(≥160bpm,持续超过 32 个心搏);③室性心动过速。晕厥发作时无心律失常可以排除心律失常导致的晕厥。

4. 心脏电生理检查　采用心内电极记录心电信号,并通过刺激心脏不同部位评估自律性、传导功能和心脏电稳定性。但是随着无创检查方法的发展,近年来心内电生理检查应用明显减少。本检查可以测定心脏窦房结功能,了解是否存在房室传导异常及所在部位。可以采用不同刺激程序了解心律失常的发生风险,如诱发室速室颤。

5.心脏彩超(ECHO)和其他心脏影像检查　ECHO、TEE、CT、CMR 可用于了解心脏结构和功能,了解是否存在可能造成晕厥的原因,对少数晕厥病因诊断具有重要价值。如主动脉瓣狭窄、心房黏液瘤、心脏压塞、肥厚性梗阻型心肌病、主动脉夹层与血肿、肺栓塞、冠状动脉先天性异常等。

6.运动试验　对于运动或用力后晕厥的患者有必要进行运动试验。运动中或运动后短时间内发生晕厥并伴有心电图异常和严重低血压可以确诊。若发生二度Ⅱ型房室阻滞或三度房室阻滞,即使无晕厥,诊断也能成立。

7.心脏导管检查　冠脉造影可用于了解是否存在冠状动脉病变及其程度,正常可以除外缺血引起的心律失常和晕厥。

(三)诊断程序

对于短暂意识丧失(T-LOC)的患者,可以通过下述诊断流程(图 9-1)逐步推进、明确诊断。

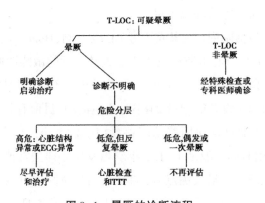

图 9-1　晕厥的诊断流程

【鉴别诊断】　容易误诊为晕厥而需要鉴别的临床情况主要分为两类:

(一)部分或完全意识丧失,但不是由大脑低灌注引起的情况

1.癫痫　其特征为肌强直和肌阵挛(tonic-clonic movements),癫痫大发作的意识丧失通常超过 5 分钟,定向障碍时间长。可有舌咬伤和大小便失禁。晕厥可伴尿失禁,但是大便失禁少见。癫痫发作后乏力、头痛、肌肉痛多见。

2.某些代谢紊乱　如低血氧、低血糖、中毒都可以造成晕厥样发作。低血糖晕厥样发作多见于糖尿病使用胰岛素治疗的患者,发作时有躯体震颤、心悸、焦虑、出汗、饥饿感和感觉异常。

3.椎基动脉短暂缺血(TIA)　可能造成短暂意识丧失。

(二)貌似晕厥(Apparent loss of consciousness)而意识清楚的情况

1.假性晕厥和假性癫痫　两者都表现为呼之不应,而躯体肌张力正常。①假性晕厥发作时无肢体运动,患者貌似晕厥而"心里明白"。血压不低,心率不慢。②假性癫痫发作时无癫痫样脑电活动,但肢体有癫痫样发作的运动。脑电图对鉴别诊断有关键价值。

2.猝倒症(Cataplexy)　是突发短暂肌无力发作,意识清醒,患者常常有发作性睡眠症(narcolepsy)。与调节清醒状态的神经递质下丘脑泌素减少有关。

3.摔倒(Fall)　其原因包括前庭功能障碍、小脑疾病、锥体外系功能异常导致的步态紊乱等。

4.颈动脉源性的一过性脑缺血发作　此也可以造成眩晕等症状,混淆临床诊断。

此外,精神病治疗用药可以造成低血压或 QT 延长引起尖端扭转室性心律失常而发生晕厥。

【治疗】　治疗总原则是延长生存、减少发作、避免外伤。针对不同病因,治疗的主要目标不同。例如,陈旧性心肌梗死后室速治疗的主要目标是预防猝死,而神经介导性晕厥的主要目标则是减少发作和避免外伤。

(一)风险评估

对于明确晕厥诊断的患者首先需要进行风险评估,以免疏漏造成不良后果。以下情况提示患者属于高危,需要立刻住院并积极寻找病因。

1.有严重结构性心脏病或冠心病,包括严重心衰、LVEF 下降、心肌梗死。

2.临床或心电图显示患者可能为心律失常高危的病例(见心脏性晕厥部分)。

3.有严重并发症,包括贫血、电解质紊乱。

(二)神经介导性晕厥的治疗

近年来最重要的治疗进展是强调患者教育。具体包括:认识疾病的良性过程以避免恐慌;避免导致晕厥的触发因素;认识晕厥的先兆症状,晕厥前采用保护性措施。

对于发作频繁影响生活质量;先兆症状不明显发作突然;从事特殊职业如驾驶、飞行、职业运动的患者需要进一步治疗。具体方法包括:

1.物理负压训练　等长运动可以提高血压并降低反射性晕厥的发生率。常用方法如两腿交叉和双手握拳上肢绷紧。

2. 倾斜训练　采用逐渐延长直立位锻炼时间可望增强患者耐受,减少体位性晕厥的发生。此法较为适合反复发作体位性晕厥的年轻患者。但是由于患者不易坚持此项锻炼,效果不如预期。

3. 药物　某些药物治疗晕厥可能有效,包括 β 受体阻滞剂、丙吡胺、茶碱、麻黄碱、依替福林(etilefrine)、可乐定、5 羟色胺摄取抑制剂等。但是仅有少数药物在与安慰剂对照研究中显示一定疗效。α 受体激动剂米多君(midodrine)可以试用于物理治疗和锻炼无效的儿童。因为可能引起排尿困难,故老年人不宜使用。氟氢可的松临床常用,但是尚无临床试验证实其疗效。β 受体阻滞剂通过减弱反射性晕厥时的心室收缩,减轻心室机械受体激活。但是 β 受体阻滞剂可能进一步减慢颈动脉窦反射时的心率而加重晕厥。帕罗西汀(Paroxetine)可以减轻晕厥患者的焦虑,但是无心理障碍的患者不能使用。

4. 起搏器　起搏治疗对于因心脏停搏造成的反射性晕厥有效。研究显示,ILR 有助于发现这些病例,而 TTT 诊断的患者不能保证从起搏治疗中获益。

5. 特殊关注　对于不同类型反射性晕厥的治疗有不同特点。VVS 的重点是对患者进行相关教育。需要使患者认识疾病的良性过程和先兆症状,加强物理负压训练,必要时进行倾斜训练。对于情景性晕厥,应尽量避免触发晕厥的情景,若无法避免则应该采用保护性姿势,避免突然跌倒。对于颈动脉窦过敏者,采用心脏双腔起搏器治疗可以有效减少和预防晕厥的发生。

(三)体位性低血压的治疗

教育和生活方式调整是体位性低血压治疗的基石。血压是否获得改善可以通过动态血压监测获悉。轻度血压提高可能显著改善功能。对于老年体位性低血压的患者,使用弹力袜和腹带可以改善状况。当感觉低血压头昏时,应该采取下肢交叉和蹲坐动作。

对药物引起的低血压,应该避免使用相关药物。体液容量补充很重要。对于无高血压的患者需要补充足够食盐和水分。目标值每日补充食盐 10 克,水 2~3 升。饮用凉水能迅速缓解体位性不耐受和餐后低血压。睡眠时头位抬高 10°可以减少夜尿、平衡体液分布、避免夜间体位性低血压。

米多君 5~20mg 一天 3 次对部分慢性自主神经衰竭患者非常有效。能提高卧位和直立位血压,缓解临床症状。氟氢可的松是一种盐皮质激素,能刺激肾脏保钠储水。研究显示,0.1~0.3mg 每天一次可望改善血流动力学,缓解症状和升高血压。

夜尿增多、贫血、餐后低血压可以分别使用去氨加压素、促红细胞生成素等。使用拐棍、少吃多餐、锻炼下肢和腹部肌肉，以及游泳等运动有助于改善低血压。

（四）心脏性晕厥的治疗

心脏性晕厥的病因包括心律失常和心脏结构异常引起的机械性障碍。治疗旨在减少发作、避免意外、改善生活质量、延长寿命。

1. 心律失常　晕厥治疗包括预防心脏停搏，控制室上性心律失常的心室率、消除快速室性心律失常、消除起搏器和 ICD 故障、预防猝死。

（1）对于病态窦房结综合征和房室传导障碍引起的严重心动过缓和心脏停搏，起搏治疗是关键。

（2）对于快速心律失常治疗主要采用射频消融术或植入心脏转复除颤器（ICD）治疗。射频消融术尤其适合室上性心动过速和心脏结构正常者的室性心动过速。心脏结构异常和心功能减低患者的室速通常需要 ICD 植入治疗。

（3）房颤快速心室率而晕厥的患者，需要除外房颤转复窦律时的长时间停搏，此类患者需要考虑起搏器植入。部分患者适合射频消融。

（4）遗传相关心肌病患者的晕厥病因：包括肥厚型心肌病、致心律失常右心室发育不良心肌病（ARVC）、长 QT 综合征和 Brugada 综合征。这些患者需要在药物综合治疗的同时植入 ICD 预防心脏猝死。

（5）心脏起搏器和除颤器故障也是晕厥的常见原因：包括电池耗竭、导线故障、ICD 除颤放电过迟都可能造成晕厥。更换起搏器、ICD、导线以及重新程控 ICD 可望消除相应的故障，避免晕厥发生。

2. 结构性心脏病晕厥　治疗需要针对造成晕厥的基础疾病。

（1）主动脉瓣狭窄、心房黏液瘤：需要手术解除相应问题。

（2）急诊情况：包括肺栓塞、心肌梗死、心包压塞，需要积极有针对性的治疗。

（3）原发性肺动脉高压和限制型心肌病晕厥的处理常常无有效措施。

（4）晕厥的其他少见原因：包括二尖瓣狭窄和肺动脉狭窄，处理在于解除狭窄。

【特殊人群晕厥】

（一）老年人晕厥

老年人晕厥的最常见原因为体位性低血压、反射性晕厥和心律失常。部分老年患者由于服用某种药物容易造成体位性低血压和晕厥。

老年低血压晕厥临床不易复制，需要反复检查。清晨检查或者晕厥发生后尽早检查的阳性检出率较高。即使临床只表现为非特异性的颈动脉窦过敏而非晕厥,颈动脉窦按摩试验对老年晕厥患者也很重要。TTT 对老年患者的安全性与年轻人接近,可以接受。对于血压不稳的晕厥患者,有必要检查 24 小时动态血压。老年人晕厥中有较多由心律失常引起,可疑者有必要植入 ILR 检查。

(二)儿童晕厥

儿童晕厥以反射性最多见。由于 TTT 对儿童晕厥的假阳性和假阴性都比较高,诊断价值有限。少数患者存在潜在致命心律失常或结构性心脏病。

如果有晕厥发作家族史,首先需要考虑遗传相关心脏疾病。引起儿童晕厥的心脏原因包括:长 QT 综合征、Brugada 综合征、儿茶酚胺敏感性室速、肥厚型心肌病、ARVC、Kearns-Sayre 综合征、肺动脉高压、心肌炎、先心病手术后心律失常、冠状动脉先天性异常等等。

需要提及两种特殊类型婴幼儿晕厥。其中婴儿反射性晕厥发作主要由于不愉快刺激引起。另一种是所谓的发绀性屏气发作,如发生在婴儿哭泣时。其特征是呼气暂停导致发绀和一过性意识丧失。儿童晕厥鉴别需要除外癫痫发作和心理性假性晕厥。

(三)开车与晕厥

有晕厥病史的患者是否应该允许驾车一直存在争议。研究显示有晕厥史患者开车时再发晕厥的概率并不高,车祸的发生率也不高。因此,如果详细检查无明显异常发现,或者考虑为神经介导晕厥,或者晕厥前有先兆,这些患者似乎应该允许自驾车。

(四)起搏器植入患者晕厥

植入起搏器的患者因起搏器或电极故障可以引起晕厥,但是起搏器植入患者晕厥更常见由其他原因引起。ICD 植入病人的晕厥可能由于机器故障或程控不恰当造成,例如室速或室颤发生后未能及时放电。

此外,晕厥是一个涉及多学科的疾病,全科医师应该是处理晕厥的重要一环。发生晕厥或晕厥有外伤的患者常常会到急诊室就诊,因此急诊医师对患者的诊断、危险分层和进一步正确处理也很关键。

第十章 高血压

第一节 原发性高血压

原发性高血压(essential hypertension)是以体循环动脉压升高为主要临床表现的心血管综合征,通常简称为高血压。高血压是导致心脑血管疾病的最重要的危险因素,常与其他心血管危险因素共存,可损伤重要脏器,如心、脑、肾的结构和功能,最终导致这些器官的功能衰竭。

【血压分类和定义】 人群中血压呈连续性正态分布,高血压的标准是根据临床及流行病学资料界定的。根据《中国高血压防治指南 2010》,我国目前采用的血压分类和标准见表 10-1。高血压定义为未使用降压药物的情况下诊室收缩压≥140mmHg 和(或)舒张压≥90mmHg。根据血压升高水平,进一步将高血压分为 1~3 级。

表 10-1 血压水平分类和定义

分类	收缩压(mmHg)		舒张压(mmHg)
正常血压	<120	和	<80
正常高值血压	120~139	和(或)	80~89
高血压	≥140	和(或)	≥90
1 级高血压(轻度)	140~159	和(或)	90~99
2 级高血压(中度)	160~179	和(或)	100~109
3 级高血压(重度)	≥180	和(或)	≥110
单纯收缩期高血压	≥140	和	<90

注:当收缩压和舒张压分属于不同分级时,以较高的级别作为标准。以上标准适用于任何年龄的成年男性和女性。

【流行病学】 高血压患病率和发病率在不同国家、地区或种族之间有差别,工业化国家较发展中国家高,美国黑人约为白人的 2 倍。高血压患病率、发病率及血压水平随年龄增加而升高。高血压在老年人较为常见,尤以单纯收缩期高血压为多。

　　我国自 20 世纪 50 年代以来进行了 4 次(1959 年、1979 年、1991 年和 2002 年)较大规模的成人血压普查,高血压患病率分别为 5.11%、7.73%、13.58% 和 18.80%,总体呈明显上升趋势。然而依据 2002 年的调查,我国人群高血压知晓率、治疗率和控制率分别为 30.2%、24.7% 和 6.1%,依然很低。

　　我国高血压患病率和流行存在地区、城乡和民族差别,随年龄增长而升高。北方高于南方,华北和东北属于高发区;沿海高于内地;城市高于农村;高原少数民族地区患病率较高。男、女性高血压总体患病率差别不大,青年期男性略高于女性,中年后女性稍高于男性。

　　【病因和发病机制】　　原发性高血压的病因为多因素,尤其是遗传和环境因素交互作用的结果。但是遗传与环境因素具体通过何种途径升高血压,尚不明确。基础和临床研究表明,高血压不是一种同质性疾病,不同个体间病因和发病机制不尽相同;其次,高血压病程较长,进展一般较缓慢,不同阶段始动、维持和加速机制不同,各种发病机制间也存在交互作用。因此,高血压是多因素、多环节、多阶段和个体差异性较大的疾病。

　　(一)与高血压发病有关的因素

　　1.遗传因素　　高血压具有明显的家族聚集性。父母均有高血压,子女发病概率高达 46%。约 60% 高血压患者有高血压家族史。高血压的遗传可能存在主要基因显性遗传和多基因关联遗传两种方式。在遗传表型上,不仅高血压发生率体现遗传性,而且在血压高度、并发症发生以及其他有关因素如肥胖等也有遗传性。近年来有关高血压的基因研究报道很多,但尚无突破性进展。关于高血压的基因定位,在全世界进行的 20 多个高血压全基因组扫描研究中,共有 30 多个可能有关的染色体区段。

　　2.环境因素

　　(1)饮食:不同地区人群血压水平和高血压患病率与钠盐平均摄入量显著正相关,但同一地区人群中个体间血压水平与摄盐量并不相关,摄盐过多导致血压升高主要见于对盐敏感的人群。钾摄入量与血压呈负相关。高蛋白质摄入属于升压因素。饮食中饱和脂肪酸或饱和脂肪酸/多不饱和脂肪酸比值较高也属于升压因素。饮酒量与血压水平呈线性相关,尤其与收缩压相关性更强。

　　(2)精神应激:城市脑力劳动者高血压患病率超过体力劳动者,从事精神紧张度高的职业者发生高血压的可能性较大,长期生活在噪声环境中听力敏感性减退者高血压也较多。此类高血压患者经休息后症状和血压可获得一定改善。

（3）吸烟：吸烟可使交感神经末梢释放去甲肾上腺素增加而使血压增高，同时可以通过氧化应激损害一氧化氮（NO）介导的血管舒张引起血压增高。

3. 其他因素

（1）体重：体重增加是血压升高的重要危险因素。肥胖类型与高血压发生关系密切，腹型肥胖者容易发生高血压。

（2）药物：服避孕药妇女血压升高发生率及程度与服药时间长短有关。口服避孕药引起的高血压一般为轻度，并且可逆转，在终止服药后 3~6 个月血压恢复正常。其他如麻黄碱、肾上腺皮质激素、非留体类抗炎药、甘草等也可使血压增高。

（3）睡眠呼吸暂停低通气综合征：是指睡眠期间反复发作性呼吸暂停。有中枢性和阻塞性之分。患者 50% 有高血压，血压升高程度与 SAHS 病程和严重程度有关。

（二）高血压的发病机制

1. 激素机制（肾素-血管紧张素-醛固酮系统（RAAS）激活）　经典的 RAAS 包括：肾小球入球动脉的球旁细胞分泌肾素，激活从肝脏产生的血管紧张素原（AGT），生成血管紧张素 I（A I），然后经肺循环的转换酶（ACE）生成血管紧张素 II（A II）。A II 是 RAAS 的主要效应物质，作用于血管紧张素 II 受体 1（ati），使小动脉平滑肌收缩，刺激肾上腺皮质球状带分泌醛固酮，通过交感神经末梢突触前膜的正反馈使去甲肾上腺素分泌增加，这些作用均可使血压升高。近年来发现很多组织，例如血管壁、心脏、中枢神经、肾脏及肾上腺，也有 RAAS 各种组成成分。组织 RAAS 对心脏、血管的功能和结构所起的作用，可能在高血压发生和维持中有更大影响。另有研究表明 A I 和 A II 可以通过多条途径产生血管紧张素 1-7（A1-7），A1-7 通过与 G 蛋白耦联的 MAS 受体发挥扩血管以及抑制血管平滑肌细胞增殖作用，起到降压和心血管系统保护作用，使我们更全面理解 RAAS 系统的心血管作用。

2. 肾脏机制　现代高盐饮食加上遗传性或获得性肾脏排钠能力的下降是许多高血压患者的基本病生理异常。摄入钠盐后平均动脉压显著上升者为盐敏感性高血压。肾性钠潴留通过增加血容量，启动全身血流自身调节机制和增加排钠激素（例如内源性类洋地黄物质等），从而使外周血管阻力和血压升高。钠潴留以后还可以通过多种机制，例如：亢进的交感活性使肾血管阻力增加；血管紧张素介导的中枢神经系统效应；血管平滑肌细胞收缩；增加肾脏局部 AT1 表达等使血压增加。血压增高启动压力-利尿钠（pressure-natriuresis）机制将潴留的水钠排泄出去，因此有多种机制导致压力-利尿钠曲线再设定从而将血压升高作为维持体内水钠平衡的一种代偿方式。一个患者是盐敏感还是盐耐受是由遗传因素以及肾内或肾外多种机制决定的。出生低体重幼儿由于肾单位减少也可以通过肾脏机制导致高血压。

3. 神经机制　各种原因使大脑皮质下神经中枢功能发生变化,各种神经递质浓度与活性异常,包括去甲肾上腺素、肾上腺素、多巴胺、神经肽 γ、5-羟色胺、血管加压素、脑啡肽、脑钠肽和中枢肾素-血管紧张素系统,最终使交感神经系统活性亢进。交感神经兴奋性增高作用于心脏,可导致心率增快,心肌收缩力加强和心输出量增加;作用于血管 α 受体可使小动脉收缩,外周血管阻力增加和血压升高。肾交感神经活性增强可增加近端肾小管的 α_1 受体介导的钠水重吸收、使肾血管收缩导致肾血流量减少,还可激活 β_1 受体使肾素释放致 A Ⅱ 生成,A Ⅱ 可使血管收缩、去甲肾上腺素释放增多和钠盐重吸收增强,还可作用于延髓头端腹外侧核引起肾交感神经的激活产生正反馈作用,这些因素均可增加心排血量及外周阻力使血压增高。

4. 血管机制　大动脉和小动脉结构和功能的变化在高血压发病中发挥着重要作用。内皮功能异常是高血压发生的重要机制。随着年龄增长以及各种心血管危险因素,例如血脂异常、血糖升高、吸烟、高同型半胱氨酸血症等,导致血管内皮细胞功能异常,内皮产生舒张因子减少(前列腺素类物质、一氧化氮、缓激肽、心钠素和降钙素基因相关肽等)及收缩因子增加(内皮素、血管收缩因子、A Ⅱ),造成血压升高。血压高时血管对这些物质的反应亦发生改变。血管壁对缩血管物质反应性增强,对扩血管物质反应减弱,这也是血管持续收缩、张力增加的原因。

内皮功能异常、神经内分泌系统激活以及高血压本身导致的血管重塑可以加重高血压。血管重塑表现为血管壁增厚和壁/腔比值增加等。由于血管平滑肌细胞肥大、增殖和细胞基质合成增多,血管壁增厚,特别是中层增厚,导致血管阻力增高,血管壁反应性增强。阻力血管纤维化及管壁增厚和壁/腔比值增加,使血管口径减小;血管口径变小使切应力增大易致内皮损伤,推动动脉粥样硬化的形成与发展。

5. 胰岛素抵抗　胰岛素抵抗(insulin resistance, IR)是指必须以高于正常的血胰岛素释放水平来维持正常的糖耐量,表示机体组织对胰岛素处理葡萄糖的能力减退。约50%原发性高血压患者存在不同程度 IR,在肥胖、血甘油三酯升高、高血压及糖耐量减退同时并存的四联症患者中最为明显。近年来认为 IR 是 2 型糖尿病和高血压发生的共同病理生理基础,但 IR 是如何导致血压升高,尚未获得肯定解释。多数认为是 IR 造成继发性高胰岛素血症引起的,继发性高胰岛素血症使肾脏水钠重吸收增强,交感神经系统活性亢进,刺激 H-Na 交换,使细胞内 Na^+、Ca^{2+} 增加,增强血管平滑肌对血管加压物质(如去甲肾上腺素、血管紧张素Ⅱ)和血容量扩张的敏感性,促进血压升高。此外还可以促使血管壁增厚,血管腔变窄,使外周血管阻力增加而导致血压升高。在一定意义上,胰岛素抵抗所致交感活性亢进使机体产热增加,是对肥胖的一种负反馈调节,这种调节以血压升高和血脂代谢障碍为代价。

(三)我国人群高血压的特点

高钠、低钾膳食是我国大多数高血压患者发病的主要危险因素之一。我国大部分地区人均每天盐摄入量 12~15 克以上。在盐与血压的国际协作研究中,反映膳食钠/钾量的 24 小时尿钠/钾比值,我国人群在 6 以上,而西方人又为 2~3。超重和肥胖将成为我国高血压患病率增长的又一重要危险因素。在高血压与心血管风险方面,我国人群监测数据显示,心脑血管死亡占总死亡人数的 40% 以上,其中高血压是首位危险因素。我国脑卒中的年发病率为 250/10 万,冠心病事件的年发病率为 50/10 万,脑卒中发病率是冠心病事件发病率的 5 倍。在临床治疗试验中,脑卒中/心肌梗死发病比值,在我国高血压人群约(5~8)∶1,而在西方高血压人群约 1∶1。另外我国人群叶酸普遍缺乏,导致血浆同型半胱氨酸水平增高,与高血压发病正相关,尤其增加高血压引起脑卒中的风险。这提示脑卒中是我国高血压人群最主要的心血管风险,对于制订更有效的减少我国人群心血管风险的防治策略有重要意义。

【病理生理和病理】　从血流动力学角度,血压主要决定于心输出量和体循环周围血管阻力,平均动脉血压(MBP)=心输出量(CO)×总外周血管阻力(PR)。随年龄增加常可呈现不同血流动力学特征:

1. 对于年轻人(一般 17~25 岁)而言,血流动力学主要改变为心输出量增加和主动脉硬化,体现了交感神经系统的过度激活,一般发生于男性。

2. 对于中年(一般 30~50 岁)而言,主要表现为舒张压增高,伴或不伴收缩压增高。单纯舒张期高血压常见于中年男性,伴随体重增加和代谢综合征。血流动力学主要特点为周围血管阻力增加而心输出量并不增加。

3. 对于老年而言,单纯收缩期高血压是最常见的类型。流行病学显示人群收缩压随年龄增长而增高,而舒张压增长至 55 岁后逐渐下降。脉压的增加提示中心动脉的硬化以及周围动脉回波速度的增快导致收缩压增加。单纯收缩期高血压常见于老年和妇女,也是舒张性心力衰竭的主要危险因素之一。

心脏和血管是高血压作用的主要靶器官,早期可无明显病理改变。长期高血压引起的心脏改变主要是左心室肥厚和扩大。而全身小动脉病变则主要是壁/腔比值增加和管腔内径缩小，导致重要靶器官如心、脑、肾组织缺血。长期高血压及伴随的危险因素可促进动脉粥样硬化的形成及发展。

1.心脏　　长期压力负荷增高，儿茶酚胺与血管紧张素Ⅱ等生长因子都可刺激心肌细胞肥大和间质纤维化引起左心室肥厚和扩张，称为高血压性心脏病。左心室肥厚可以使冠状动脉血流储备下降，特别是在氧耗量增加时，导致心内膜下心肌缺血。高血压性心脏病常可合并冠状动脉粥样硬化和微血管病变。

2.脑　　长期高血压使脑血管发生缺血与变性，形成微动脉瘤，一旦破裂可发生脑出血。高血压促使脑动脉粥样硬化，粥样斑块破裂可并发脑血栓形成。脑小动脉闭塞性病变，引起针尖样小范围梗死病灶，称为腔隙性脑梗死。高血压的脑血管病变部位，特别容易发生在大脑中动脉的豆纹动脉、基底动脉的旁正中动脉和小脑齿状核动脉。这些血管直接来自压力较高的大动脉，血管细长而且垂直穿透，容易形成微动脉瘤或闭塞性病变。因此脑卒中通常累及壳核、丘脑、尾状核、内囊等部位。

3.肾脏　　长期持续高血压使肾小球内囊压力升高，肾小球纤维化、萎缩，肾动脉硬化，导致肾实质缺血和肾单位不断减少。慢性肾衰竭是长期高血压的严重后果之一，尤其在合并糖尿病时。恶性高血压时，入球小动脉及小叶间动脉发生增殖性内膜炎及纤维素样坏死，可在短期内出现肾衰竭。

4.视网膜　　视网膜小动脉早期发生痉挛，随着病程进展出现硬化。血压急骤升高可引起视网膜渗出和出血。眼底检查有助于对高血压严重程度的了解，目前采用Keith-Wagener眼底分级法：Ⅰ级，视网膜动脉变细、反光增强；Ⅱ级，视网膜动脉狭窄、动静脉交叉压迫；Ⅲ级，在上述病变基础上有眼底出血及棉絮状渗出；Ⅳ级，上述基础上又出现视神经盘水肿。

【临床表现及并发症】

(一)症状

大多数起病缓慢，缺乏特殊临床表现，导致诊断延迟，仅在测量血压时或发生心、脑、肾等并发症时才被发现。常见症状有头晕、头痛、颈项板紧、疲劳、心悸等，也可出现视力模糊、鼻出血等较重症状，典型的高血压头痛在血压下降后即可消失。高血压患者可以同时合并其他原因的头痛，往往与血压水平无关，例如精神焦虑性头痛、偏头痛、青光眼等。如果突然发生严重头晕与眩晕，要注意可能是脑血管病或者降压过度、直立性低血压。高血压患者还可以出现受累器官的症状，如胸闷、气短、心绞痛、多尿等。另外，有些症状可能是降压药的不良反应所致。

（二）体征

高血压体征一般较少。周围血管搏动、血管杂音、心脏杂音等是重点检查的项目。常见的并应重视的部位是颈部、背部两侧肋脊角、上腹部脐两侧、腰部肋脊处的血管杂音。心脏听诊可有主动脉瓣区第二心音亢进、轻微收缩期杂音或偶有收缩早期喀喇音。

有些体征常提示继发性高血压可能，例如腰部肿块提示多囊肾或嗜铬细胞瘤；股动脉搏动延迟出现或缺如，下肢血压明显低于上肢，提示主动脉缩窄；向心性肥胖、紫纹与多毛，提示皮质醇增多症。

【并发症】

1. 脑血管病　包括脑出血、脑血栓形成、腔隙性脑梗死、短暂性脑缺血发作，参阅神经科教材。

2. 心力衰竭和冠心病　参阅本书相关章节。

3. 慢性肾衰竭　参阅本书相关章节。

4. 主动脉夹层　参阅本书相关章节。

【实验室检查】

（一）基本项目

血液生化（钾、空腹血糖、总胆固醇、甘油三酯、高密度脂蛋白胆固醇、低密度脂蛋白胆固醇和尿酸、肌酐）；全血细胞计数、血红蛋白和红细胞比积；尿液分析（蛋白、糖和尿沉渣镜检）；心电图。

（二）推荐项目

24 小时动态血压监测、超声心动图、颈动脉超声、餐后 2h 血糖、血同型半胱氨酸、尿白蛋白定量、尿蛋白定量、眼底、胸部 X 线检查、脉搏波传导速度以及踝臂血压指数等。

动态血压监测（ambulatory blood pressure monitoring, ABPM）是由仪器自动定时测量血压，每隔 15~30 分钟自动测压，连续 24 小时或更长时间。正常人血压呈明显的昼夜节律，表现为双峰一谷，在上午 6~10 时及下午 4~8 时各有一高峰，而夜间血压明显降低。目前认为动态血压的正常参考范围为：24 小时平均血压<130/80mmHg，白天均值<135/85mmHg，夜间均值<120/70mmHg。动态血压监测可诊断白大衣高血压，发现隐蔽性高血压，检查难治性高血压的原因，评估血压升高程度、短时变异和昼夜节律以及治疗效果等。

（三）选择项目

对怀疑为继发性高血压患者，根据需要可以分别选择以下检查项目：血浆肾素活性、血和尿醛固酮、血和尿皮质醇、血肾上腺素及去甲肾上腺素、血和尿儿茶酚胺、动脉造影、肾和肾上腺超声、CT 或 MRI、睡眠呼吸监测等。对有并发症的高血压患者，进行相应的脑功能、心功能和肾功能检查。

【诊断和鉴别诊断】　高血压诊断主要根据诊室血压值，采用经核准的汞柱式或电子血压计，测量安静休息坐位时上臂肱动脉部位血压，一般需非同日测量三次血压值收缩压均≥140mmHg 和（或）舒张压均≥90mmHg 可诊断高血压。患者既往有高血压史，正在使用降压药物，血压虽然正常，也诊断为高血压。也可参考家庭自测血压收缩压≥135 和（或）舒张压≥85mmHg 和 24 动态血压收缩压平均值≥130 和（或）舒张压≥80mmHg，白天收缩压平均值≥135 和（或）舒张压平均值≥85mmHg，夜间收缩压平均值≥120 和（或）舒张压平均值≥70mmHg 进一步评估血压状态。一般来说，左、右上臂的血压相差<1.33～2.66kPa（10～20mmHg），右侧>左侧。如果左、右上臂血压相差较大，要考虑一侧锁骨下动脉及远端有阻塞性病变。如疑似直立性低血压的患者还应测量平卧位和站立位血压。是否血压升高，不能仅凭 1 次或 2 次诊室血压测量值，需要经过一段时间的随访，进一步观察血压变化和总体水平。

根据 WHO 减少汞污染的倡议，于 2020 年全面废除汞柱式血压计的使用，电子血压计将是未来主要的血压测量工具。随着科学技术的发展，血压测量的准确性和便捷性将进一步改进，实现血压的远程监测和无创每搏血压的测量。

一旦诊断高血压，必须鉴别是原发性还是继发性。

【危险评估和预后】高血压患者的预后不仅与血压水平有关，而且与是否合并其他心血管危险因素以及靶器官损害程度有关。因此从指导治疗和判断预后的角度，应对高血压患者进行心血管危险分层，将高血压患者分为低危、中危、高危和很高危。具体分层标准根据血压升高水平（1、2、3 级）、其他心血管危险因素、糖尿病、靶器官损害以及并发症情况，见表 10-2。

表 10-2　高血压患者心血管危险分层标准

其他危险因素和病史	高血压		
	1 级	2 级	3 级
无	低危	中危	高危
1~2 个其他危险因素	中危	中危	很高危
≥3 个其他危险因素或靶器官损害	高危	高危	很高危
临床并发症或合并糖尿病	很高危	很高危	很高危

高血压与动脉粥样硬化密不可分。高血压患者动脉粥样硬化的严重程度与高血压的治疗和预后密切相关。现有动脉粥样硬化评估指标对高血压的诊断、治疗和预后评估起着重要作用,进一步明确高血压与动脉粥样硬化的关系以及更加准确的判断动脉粥样硬化程度对高血压发生发展以及危险评估具有重要意义。

【治疗】

(一)目的与原则

原发性高血压目前尚无根治方法。临床证据表明收缩压下降 10~20mmHg 或舒张压下降 5~6mmHg,3~5 年内脑卒中、冠心病与心脑血管病死亡率事件分别减少 38%、16% 与 20%,心力衰竭减少 50% 以上,高危患者获益更为明显。降压治疗的最终目的是减少高血压患者心、脑血管病的发生率和死亡率。

高血压治疗原则如下:

1. 治疗性生活方式干预　适用于所有高血压患者。主要包括:①减轻体重:将体质量指数(BMI)尽可能控制在<24kg/m²。体重降低对改善胰岛素抵抗、糖尿病、高脂血症和左心室肥厚均有益;②减少钠盐摄入:膳食中约 80% 钠盐来自烹调用盐和各种腌制品,所以应减少烹调用盐,每人每日食盐量以不超过 6g 为宜;③补充钾盐:每日吃新鲜蔬菜和水果;④减少脂肪摄入:减少食用油摄入,少吃或不吃肥肉和动物内脏;⑤戒烟限酒;⑥增加运动:运动有利于减轻体重和改善胰岛素抵抗,提高心血管调节适应能力,稳定血压水平;⑦减轻精神压力,保持心态平衡;⑧必要时补充叶酸制剂。

2. 降压药物治疗对象　①高血压 2 级或以上患者;②高血压合并糖尿病,或者已经有心、脑、肾靶器官损害或并发症患者;③凡血压持续升高,改善生活方式后血压仍未获得有效控制者。从心血管危险分层的角度,高危和很高危患者必须使用降压药物强化治疗。

3. 血压控制目标值　目前一般主张血压控制目标值应<140/90mmHg。对于

老年收缩期高血压患者,收缩压控制于 150mmHg 以下,如果能够耐受可降至 140mmHg 以下。应尽早将血压降低到上述目标血压水平,但并非越快越好。大多数高血压患者,应根据病情在数周至数月内将血压逐渐降至目标水平。年轻、病程较短的高血压患者,可较快达标。但老年人、病程较长或已有靶器官损害或并发症的患者,降压速度宜适度缓慢。

4. 多重心血管危险因素协同控制　大部分高血压患者合并其他心血管危险因素。降压治疗后尽管血压控制在正常范围,其他危险因素依然对预后产生重要影响,因此降压治疗时应同时兼顾其他心血管危险因素控制。降压治疗方案除了必须有效控制血压,还应兼顾对糖代谢、脂代谢、尿酸代谢等多重危险因素的控制。

国际大规模临床研究表明,对中高危险的高血压患者在降压治疗同时给予他汀类药物,可进一步减少心脑血管事件。针对我国高血压人群普遍伴存高同型半胱氨酸血症的特点,在降压同时,补充叶酸,降低血浆同型半胱氨酸,对我国脑卒中的防治有重要意义。

(二)降压药物治疗

1. 降压药物应用基本原则　使用降压药物应遵循以下 4 项原则,即小剂量开始,优先选择长效制剂,联合用药及个体化。

(1)小剂量:初始治疗时通常应采用较小的有效治疗剂量,根据需要逐步增加剂量。

(2)优先选择长效制剂:尽可能使用每天给药 1 次而有持续 24 小时降压作用的长效药物,从而有效控制夜间血压与晨峰血压,更有效预防心脑血管并发症。如使用中、短效制剂,则需给药每天 2~3 次,以达到平稳控制血压的目的。

(3)联合用药:可增加降压效果又不增加不良反应,在低剂量单药治疗效果不满意时,可以采用两种或两种以上降压药物联合治疗。事实上,2 级以上高血压为达到目标血压常需联合治疗。对血压 ≥ 160/100mmHg 或高于目标血压 20/10mmHg 或高危及以上患者,起始即可米用小剂量两种药物联合治疗或用固定复方制剂。

(4)个体化:根据患者具体情况、药物有效性和耐受性,兼顾患者经济条件及个人意愿,选择适合患者的降压药物。

2. 降压药物种类　目前常用降压药物可归纳为五大类,即利尿剂、β 受体阻滞剂、钙通道阻滞剂(CCB)、血管紧张素转换酶抑制剂(ACEI)和血管紧张素 n 受体阻滞剂(ARB)。

3. 各类降压药物作用特点

(1)利尿剂:有噻嗪类、袢利尿剂和保钾利尿剂三类。噻嗪类使用最多,常用的有氢氯噻嗪。降压作用主要通过排钠,减少细胞外容量,降低外周血管阻力。降压起效较平稳、缓慢,持续时间相对较长,作用持久。适用于轻、中度高血压,对单纯收缩期高血压、盐敏感性高血压、合并肥胖或糖尿病、更年期女性、合并心力衰竭和老年人高血压有较强的降压效应。利尿剂可增强其他降压药的疗效。主要不良反应是低血钾症和影响血脂、血糖、血尿酸代谢,往往发生在大剂量时,因此推荐使用小剂量。其他还包括乏力、尿量增多等,痛风患者禁用。保钾利尿剂可引起高血钾,不宜与 ACEI、ARB 合用,肾功能不全者慎用。袢利尿剂主要用于合并肾功能不全的高血压患者。

(2)β 受体阻滞剂:有选择性(β1)、非选择性(β1 与 β2)和兼有 α 受体阻滞三类。该类药物可通过抑制中枢和周围 RAAS,抑制心肌收缩力和减慢心率发挥降压作用。降压起效较强而且迅速,不同 β 受体阻滞剂降压作用持续时间不同。适用于不同程度高血压患者,尤其是心率较快的中、青年患者或合并心绞痛和慢性心力衰竭者,对老年高血压疗效相对较差。各种 β 受体阻滞剂的药理学和药代动力学情况相差较大,临床上治疗高血压宜使用选择性 β1 受体阻滞剂或者兼有 α 受体阻滞作用的 β 受体阻滞剂,达到能有效减慢心率的较高剂量。β 受体阻滞剂不仅降低静息血压,而且能抑制应激和运动状态下血压急剧升高。使用的主要障碍是心动过缓和一些影响生活质量的不良反应,较高剂量治疗时突然停药可导致撤药综合征。虽然糖尿病不是使用 β 受体阻滞剂的禁忌证,但它增加胰岛素抵抗,还可能掩盖和延长低血糖反应,使用时应加以注意。不良反应主要有心动过缓、乏力、四肢发冷。β 受体阻滞剂对心肌收缩力、窦房结及房室结功能均有抑制作用,并可增加气道阻力。急性心力衰竭、病态窦房结综合征、房室传导阻滞患者禁用。

(3)钙通道阻滞剂:根据药物核心分子结构和作用于 L 型钙通道不同的亚单位,钙通道阻滞剂分为二氢吡啶类和非二氢吡啶类,前者以硝苯地平为代表,后者有维拉帕米和地尔硫䓬。根据药物作用持续时间,钙通道阻滞剂又可分为短效和长效。长效包括长半衰期药物,例如氨氯地平、左旋氨氯地平;脂溶性膜控型药物,例如拉西地平和乐卡地平;缓释或控释制剂,例如非洛地平缓释片、硝苯地平控释片。降压作用主要通过阻滞电压依赖 L 型钙通道减少细胞外钙离子进入血管平滑肌细胞内,减弱兴奋-收缩耦联,降低阻力血管的收缩反应。钙通道阻滞剂还能减轻血管紧张素 Ⅱ(A Ⅱ)和 α1 肾上腺素能受体的缩血管效应,减少肾小管钠重吸收。钙通道阻滞剂降压起效迅速,降压疗效和幅度相对较强,疗效的个体差异性较小,与其他类型降压药物联合治疗能明显增强降压作用。钙通道阻滞剂对血脂、血糖等无明显影响,服药依从性较好。相对于其他降压药物,钙通道阻滞剂还具有以下优势:对老年患者有较好降压疗效;高钠摄入和非甾体类抗炎症药物不影响降压疗效;对嗜酒患者也有显著降压作用;可用于合并糖尿病、冠心病或外周血管病患者;长期治疗还具有抗动脉粥样硬化作用。主要缺点是开始治疗时有反射性交感活性增强,引起心率增快、面部潮红、头痛、下肢水肿等,尤其使用短效制剂时。非二氢吡啶类抑制心肌收缩和传导功能,不宜在心力衰竭、窦房结功能低下或心脏传导阻滞患者中应用。

(4)血管紧张素转换酶抑制剂:降压作用主要通过抑制循环和组织 ACE,使血管紧张素Ⅱ生成减少,同时抑制激肽酶使缓激肽降解减少。降压起效缓慢,3~4 周时达最大作用,限制钠盐摄入或联合使用利尿剂可使起效迅速和作用增强。ACEI 具有改善胰岛素抵抗和减少尿蛋白作用,对肥胖、糖尿病和心脏、肾脏靶器官受损的高血压患者具有相对较好的疗效,特别适用于伴有心力衰竭、心肌梗死、心房颤动、蛋白尿、糖耐量减退或糖尿病肾病的高血压患者。不良反应主要是刺激性干咳和血管性水肿。干咳发生率约 10%~20%,可能与体内缓激肽增多有关,停用后可消失。高血钾症、妊娠妇女和双侧肾动脉狭窄患者禁用。血肌酐超过 3mg/dl 患者使用时需谨慎,应定期监测血肌酐及血钾水平。

(5)血管紧张素Ⅱ受体阻滞剂(ARB):降压作用主要通过阻滞组织血管紧张素Ⅱ受体亚型 AT1,更充分有效地阻断血管紧张素Ⅱ的血管收缩、水钠潴留与重构作用。近年来的研究表明阻滞 AT1 负反馈引起血管紧张素Ⅱ增加,可激活另一受体亚型 AT2,能进一步拮抗 AT1 的生物学效应。降压作用起效缓慢,但持久而平稳。低盐饮食或与利尿剂联合使用能明显增强疗效。多数 ARB 随剂量增大降压作用增强,治疗剂量窗较宽。最大的特点是直接与药物有关的不良反应较少,一般不引起刺激性干咳,持续治疗依从性高。治疗对象和禁忌证与 ACEI 相同。

除上述五大类主要的降压药物外,在降压药发展历史中还有一些药物,包括交感神经抑制剂,例如利血平(reserpine)、可乐定(clonidine);直接血管扩张剂,例如肼屈嗪(hydrazine);α_1 受体阻滞剂,例如哌唑嗪(prazosin)、特拉唑嗪(terazosin)、多沙唑嗪(doxazosin),曾多年用于临床并有一定的降压疗效,但因副作用较多,目前不主张单独使用,但可用于复方制剂或联合治疗。

4.降压治疗方案　大多数无并发症或并发症患者可单独或联合使用噻嗪类利尿剂、β 阻滞剂、CCB、ACEI 和 ARB,治疗应从小剂量开始。临床实际使用时,患者心血管危险因素状况、靶器官损害、并发症、合并症、降压疗效、不良反应以及药物费用等,都可能影响降压药的具体选择。目前认为,2级高血压患者在开始时就可以采用两种降压药物联合治疗,联合治疗有利于血压较快达到目标值,也利于减少不良反应。

联合治疗应采用不同降压机制的药物,我国临床主要推荐应用优化联合治疗方案是:ACEI/ARB+二氢吡啶类CCB;ARB/ACEI+噻嗪类利尿剂;二氢吡啶类CCB+噻嗪类利尿剂;二氢吡啶类CCB+β受体阻滞剂。次要推荐使用的联合治疗方案是:利尿剂+β受体阻滞剂;α受体阻滞剂+β受体阻滞剂;二氢吡啶类CCB+保钾利尿剂;噻嗪类利尿剂+保钾利尿剂。三种降压药联合治疗一般必须包含利尿剂。采用合理的治疗方案和良好的治疗依从性,一般可使患者在治疗3~6个月内达到血压控制目标值。对于有并发症或合并症患者,降压药和治疗方案选择应该个体化。

降压治疗的益处主要是通过长期控制血压而获得,所以高血压患者需要长期降压治疗,尤其是高危和很高危患者。在每个患者确立有效治疗方案血压控制后,仍应继续治疗,不应随意停止治疗或频繁改变治疗方案,停降压药后多数患者在半年内又回复到原来的血压水平。由于降压治疗的长期性,因此患者的治疗依从性十分重要。采取以下措施可以提高患者治疗依从性:医师与患者之间保持经常性的良好沟通;让患者和家属参与制订治疗计划;鼓励患者家中自测血压。

【特殊类型高血压的处理】

(一)老年高血压

我国流行病学调查显示60岁以上人群高血压患病率为49%。老年人容易合并多种临床疾病,并发症较多,其高血压的特点是收缩压增高、舒张压下降,脉压增大;血压波动性大,容易出现体位性低血压及餐后低血压;血压昼夜节律异常、白大衣高血压和假性高血压相对常见。老年高血压患者的血压应降至150/90mmHg以下。老年高血压降压治疗应强调收缩压达标,同时应避免过度降低血压;在能耐受降压治疗前提下,逐步降压达标,应避免过快降压。CCB、ACEI、ARB、利尿剂或β受体阻滞剂都可以考虑选用。

(二)儿童青少年高血压

儿童青少年高血压以原发性高血压为主,表现为轻、中度血压升高,通常没有明显的临床症状,与肥胖密切相关,近一半儿童高血压患者可发展为成人高血压,左心室肥厚是最常见的靶器官受累。儿童青少年血压明显升高者多为继发性高血压,肾性高血压是首位病因。目前国际上统一采用不同年龄性别血压的90、95和99百分位数作为诊断"正常高值血压""高血压"和"严重高血压"的标准。未合并靶器官损害的儿童与青少年高血压应将血压降至95百分位数以下；合并肾脏疾病、糖尿病或出现高血压靶器官损害时，应将血压降至90百分位数以下。绝大多数儿童与青少年高血压患者通过非药物治疗即可达到血压控制目标。但如果生活方式治疗无效，出现高血压临床症状、靶器官损害，合并糖尿病、继发性高血压等情况应考虑药物治疗。ACEI或ARB和CCB在标准剂量下较少发生不良反应，通常作为首选的儿科抗高血压药物；利尿剂通常作为二线抗高血压药物或与其他类型药物联合使用；其他种类药物如α受体阻滞剂和β受体阻滞剂，因为不良反应的限制多用于儿童青少年严重高血压患者的联合用药。

（三）妊娠高血压

参见妇产科教材。

（四）顽固性高血压

顽固性高血压或难治性高血压是指尽管使用了三种以上合适剂量降压药联合治疗（一般应该包括利尿剂），血压仍未能达到目标水平。使用四种或四种以上降压药物血压达标也应考虑为顽固性高血压。对于顽固性高血压，部分患者存在遗传学和药物遗传学方面的因素，多数患者还应该寻找原因，针对具体原因进行治疗，常见原因如下：

1. 假性难治性高血压　由血压测量错误、"白大衣现象"或治疗依从性差等导致。如：袖带气囊不合适（气囊太短或太容易致血压读数偏高）；袖带置于有弹性阻力的衣服（毛线衣）外面；放气速度过快；听诊器的胸件置于袖带之内（致使听诊头向下压力较大而压力增高）；听诊器上向下压力较大。假性难治性高血压可发生在广泛动脉粥样硬化和钙化的老年人，测量肱动脉血压时需要比硬化的动脉腔内压更高的袖带压力方能阻断血流。以下情况应怀疑假性高血压：血压明显升高而无靶器官损害；降压治疗后在无血压过度下降时产生明显的头晕、乏力等低血压症状；肱动脉处有钙化证据；肱动脉血压高于下肢动脉血压；重度单纯收缩期高血压。患者治疗依从性差，也可以导致顽固性高血压。

2. 生活方式未获得有效改善　比如体重、食盐摄入未得到有效控制，过量饮酒、未戒烟等。

3. 降压治疗方案不合理　如：采用了不合理的联合治疗方案；采用了对某些患者有明显不良反应的降压药，导致无法增加剂量提高疗效和依从性；在多种药物联合方案中未包括利尿剂（包括醛固酮拮抗剂）。

4. 其他药物干扰降压作用　同时服用干扰降压作用的药物是血压难以控制的

一个较隐蔽的原因。非甾体类抗炎药(NSAIDs)引起水钠潴留,增强对升压激素的血管收缩反应,可抵消钙通道阻滞剂外各种降压药的作用。拟交感胺类药物具有激动 α 肾上腺素能活性作用,例如某些滴鼻液、抑制食欲的减肥药,长期使用可升高血压或干扰降压药物作用。三环类抗抑郁药阻止交感神经末梢摄取利血平、可乐定等降压药。环孢素刺激内皮素释放,增加肾血管阻力,减少水钠排泄。重组人促红细胞生成素可直接作用于血管,升高周围血管阻力。口服避孕药和糖皮质激素也可拮抗降压药的作用。

5. 容量超负荷　饮食钠摄入过多抵消降压药作用。肥胖、糖尿病、肾脏损害和慢性肾功能不全时通常有容量超负荷。在一些联合治疗依然未能控制血压的患者中,常发现未使用利尿剂,或者利尿剂的选择和剂量不合理。可以采用短期强化利尿治疗试验来判断,联合服用长作用的噻嗪类利尿剂和短作用的袢利尿剂观察治疗效应。

6. 胰岛素抵抗　胰岛素抵抗是肥胖和糖尿病患者发生顽固性高血压的主要原因。在降压药治疗基础上联合使用胰岛素增敏剂,可以明显改善血压控制。肥胖者减轻体重 5kg 就可显著降低血压或减少降压药数量。

7. 继发性高血压　见本章第二节,其中睡眠呼吸暂停低通气综合征、肾动脉狭窄和原发性醛固酮增多症是最常见的原因。

顽固性高血压的处理应该建立在对上述可能原因评估的基础上,进行有效生活方式干预,合理制订降压方案,除外继发性高血压,增加患者依从性,大多数患者血压可以得到控制。

(五)高血压急症和亚急症

高血压急症(hypertensive emergiencies)是指原发性或继发性高血压患者,在某些诱因作用下,血压突然和明显升高(一般超过 180/120mmHg),伴有进行性心、脑、肾等重要靶器官功能不全的表现。高血压急症包括高血压脑病、颅内出血(脑出血和蛛网膜下腔出血)、脑梗死、急性左心衰竭、急性冠状动脉综合征(不稳定型心绞痛、急性非 ST 段抬高型和 ST 段抬高型心肌梗死)、主动脉夹层、子痫、急进性肾小球肾炎、胶原血管病所致肾功能危象、嗜铬细胞瘤危象及围术期严重高血压等。少数患者病情急骤发展,舒张压持续≥130mmHg,并有头痛、视力模糊、眼底出血、渗出和乳头水肿,肾脏损害突出,持续蛋白尿、血尿与管型尿,称为恶性高血压。应注意血压水平的高低与急性靶器官损害的程度并非呈正比,通常需要使用静脉降压药物。高血压亚急症(hypertensive urgencies)是指血压明显升高但不伴严重临床症状及进行性靶器官损害。患者可以有血压明显升高造成的症状,如头痛,胸闷,鼻出血和烦躁不安等。血压升高的程度不是区别高血压急症与亚急症的标准,区别两者的唯一标准是有无新近发生的急性进行性靶器官损害。

及时正确处理高血压急症十分重要,可在短时间内使病情缓解,预防进行性或不可逆性靶器官损害,降低死亡率。高血压急症和亚急症降压治疗的紧迫程度不同,前者需要迅速降低血压,采用静脉途径给药;后者需要在 24 到 48 小时内降低血压,可使用快速起效的口服降压药。

1.治疗原则

(1)迅速降低血压:对于高血压急症选择适宜有效的降压药物,静脉滴注给药,同时监测血压。如果情况允许,及早开始口服降压药治疗。

(2)控制性降压:高血压急症时短时间内血压急骤下降,有可能使重要器官的血流灌注明显减少,应采取逐步控制性降压,一般情况下,初始阶段(数分钟到 1h 内)血压控制的目标为平均动脉压的降低幅度不超过治疗前水平的 25%。在随后的 2~6h 内将血压降至较安全水平,一般为 160/100mmHg 左右,如果可耐受,临床情况稳定,在随后 24~48h 逐步降至正常水平。如果降压后发现有重要器官缺血表现,血压降低幅度应更小。在随后的 1~2 周内,再将血压逐步降到正常水平。

(3)合理选择降压药:处理高血压急症的药物,要求起效迅速,短时间内达到最大作用;作用持续时间短,停药后作用消失较快;不良反应较小。另外,最好在降压过程中不明显影响心率、心输出量和脑血流量。

(4)避免使用的药物:应注意有些降压药不适宜用于高血压急症,甚至有害。利舍平肌内注射的降压作用起效较慢,如果短时间内反复注射可导致难以预测的蓄积效应,发生严重低血压,引起明显嗜睡反应,干扰对神志的判断。治疗开始时也不宜使用强力的利尿药,除非有心力衰竭或明显的体液容量负荷过重,因为多数高血压急症时交感神经系统和 RAAS 过度激活,外周血管阻力明显升高,体循环血容量减少,对强力利尿存在风险。

2.降压药选择与应用

(1)硝普钠(sodium nitroprusside):同时直接扩张静脉和动脉,降低前、后负荷。开始以 10μg/min 静滴,逐渐增加剂量以达到降压作用,一般临床常用最大剂量为 200μg/min。使用硝普钠必须密切监测血压,根据血压水平仔细调节滴注速率。停止滴注后,作用仅维持 3~5 分钟。硝普钠可用于各种高血压急症。在通常剂量下不良反应轻微,可有恶心、呕吐、肌肉颤动等。硝普钠在体内红细胞中代谢产生氰化物,长期或大剂量使用应注意可能发生硫氰酸中毒,尤其肾功能损害者更容易发生。

（2）硝酸甘油（nitroglycerin）：扩张静脉和选择性扩张冠状动脉与大动脉，降低动脉压作用不及硝普钠。开始时以 $5 \sim 10 \mu g/min$ 速率静滴。降压起效迅速，停药后数分钟作用消失，可用至 $100 \sim 200 \mu g/min$。硝酸甘油主要用于高血压急症伴急性心力衰竭或急性冠脉综合征。不良反应有心动过速、面部潮红、头痛和呕吐等。

（3）尼卡地平（nicardipine）：二氢吡啶类钙通道阻滞剂，作用迅速，持续时间较短，降压同时改善脑血流量。开始时从 $0.5 \mu g/(kg \cdot min)$ 静脉滴注，可逐步增加剂量到 $10 \mu g/(kg \cdot min)$。主要用于高血压急症合并急性脑血管病或其他高血压急症。不良反应有心动过速、面部潮红等。

（4）拉贝洛尔（labetalol）：兼有 α 受体阻滞作用的 β 受体阻滞剂，起效较迅速（5~10 分钟），持续时间较长（3~6 小时）。开始时缓慢静脉注射 $20 \sim 100mg$，以 $0.5 \sim 2mg/min$ 速率静脉滴注，总剂量不超过 $300mg$。拉贝洛尔主要用于高血压急症合并妊娠或肾功能不全患者。不良反应有头晕、直立性低血压、心脏传导阻滞等。

（六）高血压合并其他临床情况

高血压可以合并脑血管病、冠心病、心力衰竭、慢性肾功能不全和糖尿病等。急性脑卒中的血压处理尚未完全达成共识。对于稳定期患者，降压治疗目的是减少脑卒中再发。对老年患者、双侧或颅内动脉严重狭窄者及严重体位性低血压患者应该慎重进行降压治疗，降压过程应该缓慢、平稳，最好不减少脑血流量。对于心肌梗死和心力衰竭患者合并高血压，首先考虑选择 ACEI 或 ARB 和 β 受体阻滞剂。慢性肾功能不全合并高血压者，降压治疗的目的主要是延缓肾功能恶化，预防心、脑血管病发生。ACEI 或 ARB 在高血压早、中期能延缓肾功能恶化，但要注意在低血容量或病情晚期（肌酐清除率 $<30ml/min$ 或血肌酐超过 $265 \mu mol/L$，即 $3.0mg/dl$）有可能反而使肾功能恶化。1 型糖尿病在出现蛋白尿或肾功能减退前通常血压正常，高血压是肾病的一种表现；2 型糖尿病往往较早就与高血压并存。多数糖尿病合并高血压患者往往同时有肥胖、血脂代谢紊乱和较严重的靶器官损害，属于心血管疾病高危群体。因此应该积极降压治疗，为达到目标水平，通常在改善生活方式基础上需要 2 种以上降压药物联合治疗。ACEI 或 ARB 能有效减轻和延缓糖尿病肾病的进展。

第二节　继发性高血压

继发性高血压是指由某些确定的疾病或病因引起的血压升高,约占所有高血压的 5%。继发性高血压尽管所占比例并不高,但绝对人数仍相当多,而且某些继发性高血压,如原发性醛固酮增多症、嗜铬细胞瘤、肾血管性高血压、肾素分泌瘤等,可通过手术得到根治或改善。因此,及早明确诊断能明显提高治愈率及阻止病情进展。

临床上凡遇到以下情况时,要进行全面详尽的筛选检查:①中、重度血压升高的年轻患者;②症状、体征或实验室检查有怀疑线索,例如肢体脉搏搏动不对称性减弱或缺失,腹部听到粗糙的血管杂音等;③药物联合治疗效果差,或者治疗过程中血压曾经控制良好但近期又明显升高;④恶性高血压患者。

(一)肾实质性高血压

包括急、慢性肾小球肾炎,糖尿病肾病、慢性肾盂肾炎,多囊肾和肾移植后等多种肾脏病变引起的高血压,是最常见的继发性高血压,终末期肾病 80%～90% 合并高血压。肾实质性高血压的发生主要是由于肾单位大量丢失,导致水钠潴留和细胞外容量增加,以及肾脏 RAAS 激活与排钠减少。高血压又进一步升高肾小球内囊压力,形成恶性循环,加重肾脏病变。

临床上有时难以将肾实质性高血压与原发性高血压伴肾脏损害完全区别开来。一般而言,除恶性高血压,原发性高血压很少出现明显蛋白尿,血尿不明显,肾功能减退首先从肾小管浓缩功能开始,肾小球滤过功能仍长期保持正常或增强,直到最后阶段才有肾小球滤过降低,血肌酐上升;肾实质性高血压往往在发现血压升高时已有蛋白尿、血尿和贫血,肾小球滤过功能减退,肌酐清除率下降。如果条件允许,肾穿刺组织学检查有助于确立诊断。

肾实质性高血压必须严格限制钠盐摄入,每天<3g;通常需要联合使用降压药物治疗;如果不存在使用禁忌证,联合治疗方案中一般应包括 ACEI 或 ARB,有利于减少尿蛋白,延缓肾功能恶化。

(二)肾血管性高血压

肾血管性高血压是单侧或双侧肾动脉主干或分支狭窄引起的高血压。常见病因有多发性大动脉炎,肾动脉纤维肌性发育不良和动脉粥样硬化,前两者主要见于青少年,后者主要见于老年人。肾血管性高血压的发生是由于肾血管狭窄,导致肾脏缺血,激活 RAAS。早期解除狭窄,可使血压恢复正常;长期或高血压基础上的肾动脉狭窄,解除狭窄后血压一般也不能完全恢复正常,持久严重的肾动脉狭窄会导致患侧甚至整体肾功能的损害。

凡进展迅速或突然加重的高血压,均应怀疑本症。体检时在上腹部或背部肋脊角处可闻及血管杂音。肾动脉彩超、放射性核素肾图、肾动脉 CT 及 MRI 检查有助于诊断,肾动脉造影可明确诊断和狭窄部位。

治疗方法可根据病情和条件选择经皮肾动脉成形术,手术和药物治疗。治疗的目的不仅是降低血压,还在于保护肾功能。经皮肾动脉成形及支架植入术较简便,对单侧非开口处局限性狭窄效果较好。手术治疗包括血运重建术,肾移植术和肾切除术,适用于不宜经皮肾动脉成形术患者。不适宜上述治疗的患者,可采用降压药物联合治疗。需要注意,双侧肾动脉狭窄、肾功能已受损或非狭窄侧肾功能较差患者禁忌使用 ACEI 或 ARB,因为这类药物解除了缺血肾脏出球小动脉的收缩作用,使肾小球内囊压力下降,肾功能恶化。

(三)原发性醛固酮增多症

本症是肾上腺皮质增生或肿瘤分泌过多醛固酮所致。临床上以长期高血压伴低血钾为特征,亦有部分患者血钾正常,临床上常因此忽视了对本症的进一步检查。由于电解质代谢障碍,本症可有肌无力、周期性瘫痪、烦渴、多尿等症状。血压大多为轻、中度升高,约 1/3 表现为顽固性高血压。实验室检查有低血钾、高血钠、代谢性碱中毒、血浆肾素活性降低、血浆和尿醛固酮增多。血浆醛固酮/血浆肾素活性比值增大有较高诊断敏感性和特异性。超声、放射性核素、CT、MRI 可确立病变性质和部位。选择性双侧肾上腺静脉血激素测定,对诊断确有困难者,有较高的诊断价值。

如果本症是肾上腺皮质腺瘤或癌所致,手术切除是最好的治疗方法。如果是肾上腺皮质增生,也可作肾上腺大部切除术,但效果相对较差,一般仍需使用降压药物治疗,选择醛固酮拮抗剂螺内酯和长效钙通道阻滞剂。

(四)嗜铬细胞瘤

嗜铬细胞瘤起源于肾上腺髓质、交感神经节和体内其他部位嗜铬组织,肿瘤间歇或持续释放过多肾上腺素、去甲肾上腺素与多巴胺。临床表现变化多端,典型的发作表现为阵发性血压升高伴心动过速、头痛、出汗、面色苍白。在发作期间可测定血或尿儿茶酚胺或其代谢产物 3-甲氧基-4-羟基苦杏仁酸(VMA),如有显著增高,提示嗜铬细胞瘤。超声、放射性核素、CT 或 MRI 可作定位诊断。

嗜铬细胞瘤大多为良性,约 10%嗜铬细胞瘤为恶性,手术切除效果好。手术前或恶性病变已有多处转移无法手术者,选择 α 和 β 受体阻滞剂联合降压治疗。

（五）皮质醇增多症

皮质醇增多症主要是由于促肾上腺皮质激素（ACTH）分泌过多导致肾上腺皮质增生或者肾上腺皮质腺瘤,引起糖皮质激素过多所致。80%患者有高血压,同时有向心性肥胖、满月脸、水牛背、皮肤紫纹、毛发增多、血糖增高等表现。24 小时尿17-羟和 17-酮类固醇增多,地塞米松抑制试验和肾上腺皮质激素兴奋试验有助于诊断。颅内蝶鞍 X 线检查,肾上腺 CT,放射性核素肾上腺扫描可确定病变部位。治疗主要采用手术、放射和药物方法根治病变本身,降压治疗可采用利尿剂或与其他降压药物联合应用。

（六）主动脉缩窄

主动脉缩窄多为先天性,少数是多发性大动脉炎所致。临床表现为上臂血压增高,而下肢血压不高或降低。在肩胛间区、胸骨旁、腋部有侧支循环的动脉搏动和杂音,腹部听诊有血管杂音。胸部 X 线检查可见肋骨受侧支动脉侵蚀引起的切迹。主动脉造影可确定诊断。治疗主要采用介入扩张支架植入或外科手术。

第十一章　冠状动脉粥样硬化性心脏病

冠状动脉粥样硬化性心脏病(coronary atherosclerotic heart disease)是指冠状动脉粥样硬化使管腔狭窄或阻塞,导致心肌缺血、缺氧而引起的心脏病,它和冠状动脉功能性改变即冠状动脉痉挛一起,统称为冠状动脉性心脏病(coronary heart disease,CHD),简称冠心病,亦称缺血性心脏病(ischemic heart disease,IHD)。导致心肌缺血和缺氧的病因除冠状动脉粥样硬化外,还包括炎症(风湿性、梅毒性、川崎病和血管闭塞性脉管炎等)、栓塞、痉挛、结缔组织疾病、创伤和先天性畸形等,由于冠状动脉粥样硬化是其最主要的病因(占95%~99%),因此临床上常用冠心病一词来代替冠状动脉粥样硬化性心脏病。

冠心病是严重威胁人类健康的疾病,在西方发达国家,其年死亡数可占到总死亡数的1/3左右,占心脏病死亡数的50%~75%。尽管得益于对危险因素的强力干预措施和有效的二级预防,自1968年后冠心病死亡率开始下降,但据WHO统计,冠心病目前仍是世界上最常见的死亡原因,超过所有肿瘤的总和,列死因的首位。本病多发生于40岁以上,男性多于女性,且以脑力劳动者居多,女性常在绝经期后表现症状。

【发病机制和临床类型】

(一)发病机制

冠状动脉分左、右两支,分别起源于左、右冠状动脉窦,其中左冠状窦发出的左主干又分成左前降支和左回旋支两个主要分支。动脉粥样硬化可累及这4支主要冠状动脉中的任何一支或多支,其中以左前降支受累最为多见,病变也最重,然后依次为右冠状动脉、左回旋支和左主干。病变累及冠状动脉的近端多于远端,主支多于分支,易分布在分叉的开口处,且常偏于管壁的一侧。

在正常情况下,通过神经和体液的调节,心肌的需氧和冠状动脉的供氧两者保持着动态平衡。由于静息状态下,心肌从冠状动脉血液内摄取氧的比例已达到最大,因此当心肌需氧量增加时,只能通过增加冠状动脉的血流量来增加供氧量。当冠状动脉管腔狭窄达50%~75%之间,安静时尚能代偿,而运动、心动过速、情绪激动等造成心肌需氧量增加时,可导致短暂的心肌供氧和需氧间的不平衡,称为"需氧增加性心肌缺血"(demand ischemia),这是引起大多数慢性稳定型心绞痛发病的机制。另一些情况下,由于粥样硬化斑块的破裂或出血、表面溃疡或糜烂,继而引发血小板聚集、不同程度的血栓形成和远端血管栓塞,或发生痉挛等导致管腔狭窄程度急剧加重(不完全或完全性阻塞),可使心肌氧供明显减少,代谢产物的清除也发生障碍,虽心肌需氧量未增加,但心肌严重缺氧,称之为"供氧减少性心肌缺血"(supply ischemia),这是引起大多数心肌梗死(myocardial infarction,MI)和不稳定型心绞痛发生的原因。但在许多情况下,心肌缺血是需氧量增加和供氧量减少两者共同作用的结果。心肌因缺氧致高能磷酸化合物产生和储备降低,细胞功能随之发生改变。短暂的反复缺血发作可使心肌对随后发生的缺血产生保护作用以减少心肌坏死范围或延缓心肌细胞死亡,称为"心肌预适应"(myocardial precondi-tioning)。而短暂的重度缺血后,虽然心肌的血流灌注和供氧量已恢复,但仍存在心肌功能异常伴收缩力的恢复延缓,称为"心肌顿抑"(myocardial stunning)。而心肌长期慢性缺血状态下,心肌功能下调以减少能量消耗,以维持心肌细胞的存活,避免心肌坏死的发生;当供血恢复后,心肌功能可完全恢复正常(尽管可能有延迟),此现象称为"心肌冬眠"(myocardial hibernation),属心肌的自身保护机制。持续而严重的心肌缺血则可导致不可逆的细胞损伤和心肌坏死。

(二)临床类型

根据冠状动脉病变的部位、供血范围、血管阻塞程度以及心肌供血不足的发展速度不同,本病可有不同的临床特点。1979 年 WHO 发表了"缺血性心脏病"的命名和诊断标准,将本病分为 5 型,包括:①隐匿型或无症状性冠心病:患者有心肌缺血的客观证据,但无相关症状,也称无症状性心肌缺血;②心绞痛:一过性心肌供血不足所致,有发作性胸骨后疼痛,发作时无心肌坏死;③心肌梗死:严重而持续的心肌缺血导致心肌坏死,属危重的冠心病临床类型;④缺血性心肌病:表现为心脏增大、心力衰竭和心律失常,为长期心肌缺血导致心肌纤维化引起;⑤猝死:为缺血心肌局部发生电生理紊乱,引起严重的室性心律失常所致。近年来,从提高诊治效果和降低死亡率出发,根据心肌缺血的发生机制、发展速度和预后的不同,临床上将冠心病的临床类型分为慢性稳定型心绞痛和急性冠状动脉综合征两大类。

1.稳定型心绞痛　是慢性心肌缺血症候群中最常见临床类型,主要发病机制为需氧增加性心肌缺血。隐匿型冠心病和缺血性心肌病也包括在内。

2.急性冠状动脉综合征(acute coronary syndrome,ACS)　广义的 ACS 包括不稳定型心绞痛(unstable angina,UA)、急性心肌梗死(acute myocardial infarction,AMI)和冠心病性猝死,但后者的诊断常为推测性或事后诊断,故临床上所称 ACS主要指前两者。根据发病早期 ECG 的 ST 段变化,ACS 可分为:①非 ST 段抬高型

ACS 和②ST 段抬高型 ACS 两大类,前者包括 UA、非 ST 段抬高型心肌梗死(non-ST-segment elevation myocardial infarction,NSTEMI),两者的鉴别取决于急性期是否能检测到心肌损伤标志物的升高,后者主要是 ST 段抬高型心肌梗死(ST-segment elevation myocardial infarction,STEMI)(图 11-1)。

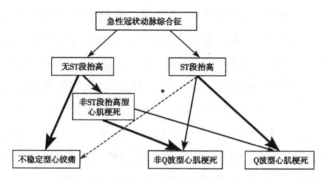

图 11-1　急性冠状动脉综合征命名

(箭头粗细代表发展的可能性大小,∗ 极少部分为变异型心绞痛)

本章将主要论述动脉粥样硬化和冠心病的两大类综合征。

第一节　动脉粥样硬化

动脉粥样硬化(atherosclerosis)是西方发达国家的流行性疾病,随着我国人民生活水平提高和饮食习惯的改变,该病亦成为我国的主要死亡原因。动脉粥样硬化始发于儿童时代并持续进展,通常在中年或中老年出现临床症状。由于动脉粥样硬化斑块表现为脂质和坏死组织的聚集,因此以往被认为是一种退行性病变。目前认为本病变是多因素共同作用的结果,首先是血管平滑肌细胞、巨噬细胞及 T 淋巴细胞聚集;其次是胶原、弹力纤维及蛋白多糖等结缔组织基质增生;再者是脂质积聚,其主要含胆固醇结晶及游离胆固醇。粥样硬化斑块中脂质及结缔组织的含量决定斑块的稳定性以及是否容易导致急性缺血事件的发生。

【病因与发病机制】　本病的病因尚不完全清楚,大量的研究表明本病是多因素作用所致,这些因素称为危险因素。

(一)危险因素

1.血脂异常　血脂在血液循环中以脂蛋白形式转运,脂蛋白分为乳糜微粒、极低密度脂蛋白(very low density lipoprotein,VLDL)、低密度脂蛋白(LDL)、中等密度脂蛋白(intermediate density lipoprotein,IDL)及高密度脂蛋白(high density lipoprotein,HDL)。各种脂蛋白导致粥样硬化的危险程度不同:富含甘油三酯(triglyceride,TG)的脂蛋白如乳糜微粒和 VLDL 被认为不具有致粥样硬化的作用,但它们脂解后的残粒如乳糜微粒残粒和 IDL 能导致粥样硬化。现已明确 VLDL 代谢终末产物 LDL 以及脂蛋白(a)[Lp(a)]能导致粥样硬化,而 HDL 则有心脏保护作用。

血脂异常是指循环血液中的脂质或脂蛋白的组成成分浓度异常,可由遗传基因和(或)环境条件引起,使循环血浆中脂蛋白的形成、分解和清除发生改变,血液中的脂质主要包括总胆固醇(totalcholesterol,TC)和 TG。采用 3-羟甲基戊二酰辅酶 A(HMG-CoA)还原酶抑制剂(他汀类)降低血脂,可以使各种心脑血管事件(包括非致命性 MI、全因死亡、脑血管意外等)的危险性降低 30%。其中 MI 危险性下降 60%左右。调整血脂治疗后还可能使部分粥样硬化病灶减轻或消退。

2.高血压　无论地区或人种,血压和心脑血管事件危险性之间的关系连续一致、持续存在并独立于其他危险因素。年龄在 40～70 岁之间,血压在 115/75mmHg～185/115mmHg 的个体,收缩压每增加 20mmHg,舒张压每增加 10mmHg,其心血管事件的危险性增加一倍,临床研究发现,降压治疗能减少 35%～45%的脑卒中和 20%～25%的 MI。

血压增高常伴有其他危险因素,如胰岛素抵抗综合征(或称代谢性 X 综合征),其表现有肥胖、糖耐量减退、高胰岛素血症、高血压、高 TG、HDL-C 降低;患者对胰岛素介导的葡萄糖摄取有抵抗性,可能还有破血管性心绞痛、高尿酸血症和纤溶酶原激活剂抑制物-1(plasminogen activatorinhibitor type-1,PAI-1)浓度增高。

3.糖尿病　胰岛素依赖型和非胰岛素依赖型糖尿病是冠心病的重要危险因素,在随访观察 14 年的 Rancho Bernardo 研究中,与无糖尿病患者相比,非胰岛素依赖型糖尿病患者的冠心病死亡相对危险比在男性为 1.9,女性为 3.3。糖尿病患者中粥样硬化发生较早并更为常见,大血管疾病也是糖尿病患者的主要死亡原因,冠心病、脑血管疾病和周围血管疾病在成年糖尿病患者的死亡原因中占 75%～80%。

4.吸烟　Framingham 心脏研究结果显示,平均每天吸烟 10 支,能使男性心血管死亡率增加18%,女性心血管死亡率增加31%。此外,对有其他易患因素的人来说,吸烟对冠心病的死亡率和致残率有协同作用。

5.遗传因素　动脉粥样硬化有家族聚集发生的倾向,家族史是较强的独立危险因素。冠心病患者的亲属比对照组的亲属患冠心病的危险增大 2.0～3.9 倍,双亲中有 70 岁前患 MI 的男性发生 MI 的相对危险性是 2.2。阳性家族史伴随的危险性增加,可能是基因对其他易患因素介导而起作用,如肥胖、高血压、血脂异常和糖尿病等。

6. 体力活动减少　定期体育活动可减少冠心病事件的危险,通过对不同职业发病率的回顾性研究表明,与积极活动的职业相比,久坐的职业人员冠心病的相对危险增加 1.9。从事中等度体育活动者,冠心病死亡率比活动少的人降低 1/3。

7. 年龄和性别　病理研究显示,动脉粥样硬化是从婴儿期开始的缓慢发展的过程;出现临床症状多见于 40 岁以上的中、老年人,49 岁以后进展较快;致死性 MI 患者中约 4/5 是 65 岁以上的老年人;高胆固醇血症引起的冠心病死亡率随年龄增加而增高。

本病多见于男性,男性的冠心病死亡率为女性的 2 倍,男性较女性发病年龄平均早 10 岁,但绝经期后女性的发病率迅速增加。糖尿病对女性产生的危险较大,HDL-C 降低和 TG 增高对女性的危险也较大。

8. 酒精摄入　大量观察表明,适量饮酒可以降低冠心病的死亡率。这种保护作用被认为与酒精对血脂及凝血因子的作用有关,适量饮酒可以升高 HDL 及载脂蛋白(Apo)Al 并降低纤维蛋白原浓度,此外还可抑制血小板聚集。以上都与延缓动脉粥样硬化发展、降低心脑血管死亡率有关。但是大量酒精摄入可导致高血压及出血性脑卒中的发生。

9. 其他因素　其他的一些危险因素包括:①肥胖(以腹部脂肪过多为特征的腹型肥胖)及不良饮食方式(摄入含高热量、较多动物性脂肪、胆固醇和糖等);②A 型性格(性情急躁、进取心和竞争性强、强迫自己为成就而奋斗);③微量元素铬、锰、锌、钒、硒等的摄取减少,铅、镉、钴的摄取增加;④存在缺氧、抗原-抗体复合物沉积、维生素 C 缺乏、动脉壁内酶的活性降低等增加血管通透性的因素;⑤一些凝血因子增高,如凝血因子Ⅶ的增加与总胆固醇浓度直接相关;⑥血液中同型半胱氨酸增高、PAI-1 和尿酸升高;⑦血管紧张素转换酶基因的过度表达;⑧高纤维蛋白原血症;⑨血液中抗氧化物浓度低。

(二)发病机制

曾有多种学说从不同角度来阐述该病的发病机制。最早提出的是脂肪浸润学说,认为血中增高的脂质(包括 LDL、VLDL 或其残粒)侵入动脉壁,堆积在平滑肌细胞、胶原和弹性纤维之间,引起平滑肌细胞增生,其与来自血液的单核细胞一样可吞噬大量脂质成为泡沫细胞并释放出胆固醇和胆固醇酯,LDL-C 还和动脉壁的蛋白多糖结合产生不溶性沉淀,均可刺激纤维组织增生,所有这些成分共同组成粥样斑块;其后又提出血小板聚集和血栓形成学说以及平滑肌细胞克隆学说,前者强调血小板活化因子(PAF)增多,使血小板黏附和聚集在内膜上,释放血栓素 A2 （thromboxane A2，TXA2）、血小板源生长因子（platelet derived growth factor，PDGF）、成纤维细胞生长因子（fibroblast growth factor，FGF）、第Ⅷ因子、血小板第 4 因子（platelet factor 4，PF4）、PAI-1（plasminogen activator inhibitor-1）等，促使内皮细胞损伤、LDL 侵入、单核细胞聚集、平滑肌细胞增生迁移、成纤维细胞增生、血管收缩和纤溶受抑制等，均利于粥样硬化形成。后者强调平滑肌细胞的单克隆性增殖，使之不断增生并吞噬脂质，形成动脉粥样硬化。

随着近年来新资料的不断出现，1973 年提出的动脉粥样硬化形成的损伤-反应学说（response to injury）也不断得到修改。此学说的内容涵盖了上述 3 种学说的一些论点，目如多数学者支持这种学说。该学说的关键是认为内皮细胞的损伤是发生动脉粥样硬化的始动因素，而粥样斑块的形成是动脉对内皮损伤作出反应的结果。可导致本病的各种危险因素最终都损伤动脉内皮细胞，另外还可能包括病毒（如疱疹病毒）以及其他可能的微生物（如在斑块中已见到的衣原体），但微生物与本病的因果关系尚未确立。

内皮损伤后可表现为多种形式的功能紊乱，如内皮的渗透屏障作用发生改变，渗透性增加；内皮表面抗血栓形成的特性发生改变，促凝性增加；内皮来源的血管收缩因子和扩张因子的平衡发生改变，血管易发生痉挛。正常情况下内皮细胞维持内膜表面的连贯性和低转换率，对维持内皮自身稳定状态非常重要，一旦内皮转换加快，就可能导致内皮功能发生一系列改变，包括由内皮细胞合成和分泌的物质如血管活性物质、脂解酶和生长因子等的变化。因此，内皮损伤可引起内皮细胞功能的改变，进而引起严重的细胞间相互作用并逐渐形成动脉粥样硬化病变。

在长期高脂血症情况下，增高的脂蛋白主要是氧化低密度脂蛋白（ox-LDL）胆固醇，对动脉内皮细胞产生功能性损伤，使内皮细胞和白细胞表面特性发生改变，增加单核细胞对内皮细胞的黏附力，单核细胞黏附在内皮细胞的数量增多，通过趋化吸引，内皮细胞间迁移进入内膜后单核细胞转化成有清道夫样作用的巨噬细胞，通过清道夫受体吞噬脂质，主要为内皮下大量沉积的 ox-LDL 胆固醇，巨噬细胞吞噬大量脂质后成为泡沫细胞并形成脂质条纹，巨噬细胞在内膜下积聚，导致内膜进一步发生改变。ox-LDL 对内皮细胞及微环境中的其他细胞均有毒性作用。

正常情况下，巨噬细胞合成和分泌的大量物质能杀灭吞入的微生物和灭活毒性物质。而异常情况下，巨噬细胞能分泌大量氧化代谢物，如 ox-LDL 和超氧化离子，这些物质能进一步损伤覆盖在其上方的内皮细胞。巨噬细胞的另一重要作用是分泌生长调节因子，已证实，活化的巨噬细胞至少能合成和分泌 4 种重要的生长因子：PDGF、FGF、内皮细胞生长因子样因子和 TGF-β。PDGF 是一种强有力的促平滑肌细胞有丝分裂的物质,在某些情况下,FGF 有类似的作用。这些生长因子协同作用,强烈刺激成纤维细胞的迁移和增生,也可能刺激平滑肌细胞的迁移和增生,并刺激这些细胞形成新的结缔组织。

TGF-β 不仅是结缔组织合成的强刺激剂,并且还是迄今所发现的最强的平滑肌增殖抑制剂。大多数细胞能合成 TGF-β,但其最丰富的来源为血小板和活化的巨噬细胞,细胞分泌的 TGF-β 大多数呈无活性状态,在 pH 值降低或蛋白质水解分裂后才有活性。增生抑制剂如 TGF-β 和增生刺激剂如 PDGF 之间的平衡决定了平滑肌的增生情况及随之而引起的粥样病变。因此,泡沫细胞分泌生长因子趋化吸引平滑肌细胞向内膜迁移,导致内膜下纤维肌性增生病变。内膜中的平滑肌细胞也能吞噬 ox-LDL,成为泡沫细胞的另一重要来源。巨噬细胞在粥样硬化形成过程中对诱发和维持平滑肌细胞增生起关键作用,约 20% 的巨噬细胞中存在含有 PDGF-β 链的蛋白,PDGF-β 是最强的生长因子,能刺激平滑肌细胞的迁移、趋化和增生。另外,斑块富含淋巴细胞提示炎症和免疫应答在动脉粥样硬化的发生发展过程中起重要作用。如反复出现内皮细胞损伤与巨噬细胞积聚和刺激的循环,可持续导致病变进展。

损伤反应学说还提供了第三种细胞——血小板作用的机会。内皮损伤后内皮细胞与细胞的连接受到影响,引起细胞之间的分离、内皮下泡沫细胞或(和)结缔组织的暴露,血小板发生黏附、聚集并形成附壁血栓。此时,血小板成为生长因子的第三种来源,可分泌巨噬细胞分泌的相同的 4 种生长因子,在平滑肌细胞增生和纤维组织形成中起非常重要的作用。

【病理解剖】　动脉粥样硬化是累及体循环系统从大型肌弹力型(如主动脉)到中型肌弹力型(如冠状动脉)动脉内膜的疾病。其特征是动脉内膜散在的斑块形成,严重时这些斑块也可融合。每个斑块的组成成分不同,脂质是基本成分。内膜增厚严格地说不属于粥样硬化斑块而是血管内膜对机械损伤的一种适应性反应。

正常动脉壁由内膜、中膜和外膜 3 层构成,动脉粥样硬化斑块大体解剖上有的呈扁平的黄斑或线状(脂质条纹),有的呈高起内膜表面的白色或黄色椭圆形丘(纤维脂质性斑块)。前者(脂质条纹)见于 5~10 岁的儿童,后者(纤维脂质性斑块)始见于 20 岁以后,在脂质条纹基础上形成。

根据病理解剖,可将粥样硬化斑块进程分为 6 期:①第 Ⅰ 期(初始病变,initial lesion):单核细胞黏附在内皮细胞表面,并从血管腔面迁移到内皮下。②第 Ⅱ 期(脂质条纹期,fatty streak):主要由含脂质的巨噬细胞(泡沫细胞)在内皮细胞下聚集而成。③第Ⅲ期(粥样斑块前期,preatheroma):Ⅱ期病变基础上出现细胞外脂质池。④第Ⅳ期(粥样斑块期,atheroma):两个特征是病变处内皮细胞下出现平滑肌细胞,以及细胞外脂质池融合成脂核。⑤第Ⅴ期(纤维斑块期,fibroatheroma):在病变处脂核表面有明显结缔组织沉着形成斑块的纤维帽。有明显脂核和纤维帽的斑块为Ⅴa型病变;有明显钙盐沉着的斑块为Ⅴb型病变;主要由胶原和平滑肌细胞组成的病变为Ⅴc型病变。⑥第Ⅵ期(复杂病变期,complicated lesions):此期又分为3个亚型:Ⅵa型病变为斑块破裂或溃疡,主要由Ⅳ期和Ⅴa型病变破溃而形成;Ⅵb型病变为壁内血肿,是由于斑块内出血所致;Ⅵc型病变指伴血栓形成的病变,多由于在Ⅵa型病变的基础上并发血栓形成,可导致管腔完全或不完全堵塞。

【临床表现】　根据粥样硬化斑块的进程可将其临床过程分为4期,但其是非线性发展的临床过程:

(一)无症状期或隐匿期

其过程长短不一,对应于Ⅰ~Ⅲ期病变及大部分Ⅳ期和Ⅴa型病变,粥样硬化斑块已形成,但尚无管腔明显狭窄,因此无组织或器官缺血的临床表现。

(二)缺血期

由于动脉粥样硬化斑块导致管腔狭窄、器官缺血所产生。对应于Ⅴb和Ⅴc及部分Ⅴa型病变。根据管腔狭窄程度及所累及的靶器官不同,所产生的临床表现也有所不同。冠状动脉狭窄导致急性心肌缺血可表现为心绞痛,长期缺血可导致心肌冬眠及纤维化。肾动脉狭窄可引起顽固性高血压和肾功能不全。在四肢动脉粥样硬化中以下肢较为多见,尤其是下肢动脉。由于血供障碍,引起下肢发凉、麻木和间歇性跛行,即行走时发生腓肠肌麻木、疼痛以至痉挛,休息后消失,再走时又出现,严重时可持续性疼痛,下肢动脉尤其是足背动脉搏动减弱或消失。其他内脏器官血管狭窄可产生靶器官缺血的相应症状。

(三)坏死期

由于动脉管腔急性堵塞或血管腔内急性血栓形成而产生靶器官组织坏死的一系列症状。冠状动脉闭塞表现为AMI。下肢动脉闭塞可表现为肢体坏疽。

(四)纤维化期

组织坏死后可经纤维化愈合,但不少患者因长期缺血可不经坏死期而直接进入纤维化期,而在纤维化期的患者也可发生缺血期的表现。靶器官组织纤维化、萎缩而引起症状。心脏长期缺血纤维化,可导致心脏扩大、心功能不全、心律失常等。长期肾脏缺血、纤维化可导致肾萎缩并发展为肾衰竭。

主动脉粥样硬化大多数无特异症状,叩诊时可发现胸骨柄后主动脉浊音区增宽,主动脉瓣区第二心音亢进而带金属音调,并有收缩期杂音。收缩期血压升高,脉压增宽。X线检查可见主动脉结向左上方凸出,主动脉影增宽和扭曲,有时可见片状或弧状钙质沉着阴影。

主动脉粥样硬化还可形成主动脉瘤,以发生在肾动脉开口以下的腹主动脉处最为多见,其次在主动脉弓和降主动脉。腹主动脉瘤多在体检查见腹部有搏动性肿块而诊断,腹壁相应部位可闻及杂音,股动脉搏动可减弱。胸主动脉瘤可引起胸痛、气急、吞咽困难、咯血、喉返神经受压导致的声音嘶哑、气管移位或受压、上腔静脉或肺动脉受压等表现。X线检查可见相应部位血管影增大,二维超声、多排螺旋CT或磁共振成像可显示瘤样主动脉扩张,主动脉瘤一旦破裂,可因急性大量内出血,迅速致命。动脉粥样硬化也可形成动脉夹层分离,但较少见。

【实验室检查】

(一)实验室检查

本病尚缺乏敏感而又特异的早期实验室诊断方法。血液检查有助于危险因素如脂质或糖代谢异常的检出,其中脂质代谢异常主要表现为TC增高、LDL-C增高、HDL-C降低、TG增高、Apo-A降低、Apo-B和Lp(a)增高。部分动脉病变(如颈动脉、下肢动脉、肾动脉等)可经体表超声检测到。X线平片检查可发现主动脉粥样硬化所导致的血管影增宽和钙化等表现。

(二)特殊检查

CT或磁共振成像有助于判断脑动脉的功能情况以及脑组织的病变情况。电子束CT根据钙化情况来评价冠状动脉病变。随着技术的进步,多排螺旋CT血管造影技术因其无创伤性而被广泛用于评价动脉病变情况,包括冠状动脉。静息和负荷状态下放射性核素心脏检查、超声心动图、ECG以及磁共振检查,有助于诊断冠状动脉粥样硬化所导致的心肌缺血。数字减影血管造影(DSA)可显示管腔狭窄或动脉瘤样病变以及病变所在部位、范围和程度,有助于确定介入治疗或外科治疗的适应证及手术方式的选择。

血管内超声显像(intravascular ultrasound,IVUS)和光学相干断层扫描(optical coherence tomogmphy,OCT)为侵入性检查方法,可直接观察粥样硬化病变,了解病变的性质、组成、分布和管腔狭窄程度,因而对病变的检出更为敏感和准确。血管镜检查在识别粥样病变基础上的血栓形成方面有独特的作用。

【诊断和鉴别诊断】　　本病的早期诊断相当困难。当粥样硬化病变发展到引起管腔狭窄甚至闭塞或血栓形成,从而导致靶器官出现明显病变时,诊断并不困难。年长患者有血脂异常,且动脉造影发现血管狭窄性病变,应首先考虑诊断本病。

主动脉粥样硬化引起的主动脉病变和主动脉瘤,需与梅毒性主动脉炎和主动脉瘤鉴别,胸片发现主动脉影增宽还应与纵隔肿瘤相鉴别。其他靶器官的缺血或坏死表现需与其他原因的动脉病变所引起者相鉴别。冠状动脉粥样硬化引起的心绞痛和心肌梗死,需与其他原因引起的冠状动脉病变如冠状动脉夹层、冠状动脉炎、冠状动脉畸形、冠状动脉栓塞等相鉴别。心肌纤维化需与其他心脏病特别是原发性扩张型心肌病相鉴别。肾动脉粥样硬化所引起的高血压,需与其他原因的高血压相鉴别;肾动脉血栓形成需与肾结石相鉴别。四肢动脉粥样硬化所产生的症状,需与多发性动脉炎等其他可能导致动脉病变的原因鉴别。

【防治和预后】　首先应积极预防其发生,如已发生应积极治疗,防止病变发展并争取逆转。已发生器官功能障碍者,应及时治疗,防止其恶化,延长患者寿命。血运重建治疗可恢复器官的血供,其效果取决于可逆性缺血的范围和残存的器官功能。

(一)一般预防措施

1. 发挥患者的主观能动性配合治疗　经过防治,本病病情可得到控制,病变可能部分消退,患者可维持一定的生活和工作能力。此外,病变本身又可促使动脉侧支循环的形成,使病情得到改善。因此说服患者耐心接受长期的防治措施至关重要。

2. 合理的膳食

(1)膳食总热量不宜过高,以维持正常体重为度,40 岁以上者尤应预防超重或肥胖。

(2)超过正常标准体重者,应减少每天饮食的总热量,食用低脂(脂肪摄入量不超过总热量的 30%,其中动物性脂肪不超过 10%)、低胆固醇(每天不超过 300mg)膳食,并限制蔗糖及含糖食物摄入。

(3)年过 40 岁者即使血脂正常,也应避免经常食用过多的动物性脂肪和含胆固醇较高的食物,如:肥肉、肝、脑、肾、肺等内脏,鱿鱼、墨鱼、鳗鱼、骨髓、猪油、蛋黄、蟹黄、鱼子、奶油及其制品、椰子油、可可油等。如血 TC、TG 等增高,应食用低胆固醇、低动物性脂肪食物,如鱼肉、鸡肉、各种瘦肉、蛋白、豆制品等。

(4)已确诊有冠状动脉粥样硬化者,严禁暴饮暴食,以免诱发心绞痛或心肌梗死。合并有高血压或心衰者,应同时限制盐的摄入。

(5)提倡饮食清淡,多食富含维生素 C(如新鲜蔬菜、瓜果)和植物蛋白(如豆类及其制品)的食物,在可能条件下,尽量以豆油、菜籽油、麻油、玉米油、茶油、米糠油、红花油等为食用油。

3.适当的体力劳动和体育锻炼 一定的体力劳动和体育活动对预防肥胖、锻炼循环系统的功能和调整血脂代谢均有益,是预防本病的积极措施。体力活动量应根据个体的身体情况、体力活动习惯和心脏功能状态来衡量,以不过多增加心脏负荷和不引起不适感为原则。体育活动要循序渐进,不宜勉强做剧烈活动;对老年人提倡散步(每天 1 小时,分次进行)、做保健体操、打太极拳等。

4.合理安排工作和生活 生活要有规律,保持乐观、愉快的情绪,避免过度劳累和情绪激动,注意劳逸结合,保证充分睡眠。

5.提倡不吸烟,不饮烈性酒

6.积极治疗与本病相关的疾病 包括高血压、肥胖症、高脂血症、痛风、糖尿病、肝病、肾病综合征和有关的内分泌疾病等。

不少学者认为,本病的预防措施应从儿童期开始,即儿童也应避免摄食过量高胆固醇、高动物性脂肪的饮食,防止肥胖。

(二)药物治疗

1.降血脂药降血脂药又称调脂药物,血脂异常的患者,经上述饮食调节和进行体力活动后仍未正常者,可按血脂具体情况选用下列调脂药物:

(1)HMG-CoA 还原酶抑制剂(他汀类药物):HMG-CoA 还原酶是胆固醇合成过程中的限速酶,他汀类药物部分结构与 HMG-CoA 结构相似,可和 HMG-CoA 竞争与酶的活性部位相结合,阻碍 HMG-CoA 还原酶的作用,抑制胆固醇的合成,从而降低血胆固醇水平。细胞内胆固醇含量减少又可刺激细胞表面 LDL 受体合成增加,促进 LDL、VLDL 通过受体途径代谢而降低血清 LDL 含量。常见的不良反应有乏力、胃肠道症状、头痛和皮疹等,少数病例可出现肝功能损害和骨骼肌肌病的严重不良反应,也有横纹肌溶解症致死的个别报道,长期用药要注意监测肝、肾功能和肌酸激酶。常用制剂有洛伐他汀(lovastatin)20~40mg,普伐他汀(pravastatin)20~40mg,辛伐他汀(simvastatin)10~40mg,氟伐他汀(fluvastatin)40~80mg,阿托伐他汀(atorvastatin)10~40mg,瑞舒伐他汀(msUVastatin)5~20mg,均为每晚 1 次口服。他汀类药物的安全性高、耐受性好,其疗效获益远远大于不良反应风险,但对高龄、低体重、基础肾功能不全及严重心功能不全者应密切监测。

(2)氯贝丁酯类(clofibmte):又称贝丁酸或纤维酸类。其降血 TG 的作用强于降总胆固醇,并使 HDL-C 增高,且可减少组织胆固醇沉积。可选用以下药物:非诺贝特(fenofibrate)100mg,3 次/天,其微粒型制剂 200mg,1 次/天;吉非贝齐(gemfi-brozil,吉非罗齐)600mg,2 次/天;苯扎贝特(bezafibrate)200mg,2~3 次/天;环丙贝特(ciprofibrate)50~100mg,1 次/天等。这类药物有降低血小板黏附性、增加纤维蛋白溶解活性和减低纤维蛋白原浓度、削弱凝血的作用。少数患者有胃肠道反应、皮肤发痒和荨麻疹、一过性血清转氨酶增高和肾功能改变。宜定期检查肝、肾功能。尽量避免吉非贝齐与他汀类合用。与抗凝药合用时,要注意抗凝药的用量。

(3)烟酸类(nicotinic acid):烟酸口服 3 次/天,每次剂量从 0.1g 逐渐增加到最大量 1.0g。有降低血甘油三酯和总胆固醇、增高 HDL-C 以及扩张周围血管的作用。可引起皮肤潮红和发痒、胃部不适等不良反应,故不易耐受;长期应用还要注意检查肝功能。同类药物有阿昔莫司(acipimox,吡莫酸),口服 250mg,3 次/天,不良反应较烟酸少,适用于血 TG 水平明显升高、HDL-C 水平明显低者。

(4)胆酸螯合树脂类(bile acid sequestering resin):为阴离子交换树脂,服后吸附肠内胆酸,阻断胆酸的肠肝循环,加速肝中胆固醇分解为胆酸,与肠内胆酸一起排出体外而使血 TC 下降。有考来烯胺(cholestyramine,消胆胺)4~5g,3 次/天;考来替泊(colestipol)4~5g,3~4 次/天等。可引起腹胀、便秘等胃肠反应,近年采用微粒型制剂,不良反应减少,患者较易耐受。

(5)胆固醇吸收抑制剂(cholesterol absorption inhibitor):可选择性抑制小肠黏膜刷状缘的一种特殊转运蛋白 NPC1L1 的活性,减少肠道内胆固醇的吸收,降低血浆胆固醇水平以及肝脏胆固醇储量。药物有依折麦布,口服 10mg,1 次/天。

(6)其他调节血脂药:①普罗布考(probucol)0.5g,2 次/天,有抗氧化作用并可降低胆固醇,但 HDL-C 也降低,主要的不良反应包括胃肠道反应和 QT 间期延长;②不饱和脂肪酸(unsaturated fatty acid)类,包括从植物油提取的亚油酸、亚油酸乙酯等和从鱼油中提取的多价 4 不饱和脂肪酸如 20-碳 5-烯酸(EPA)和 22-碳 6-烯酸(DHA),后两者用量为 3~4g/d;③维生素类,包括维生素 C(口服至少 lg/d)、维生素 B6(口服 50mg,3 次/天)、泛酸的衍生物泛硫乙胺(pantethine,口服 200mg,3 次/天)、维生素 E(口服 100mg,3 次/天)等,其降脂作用较弱。

以上调节血脂药多需长期服用,但应注意掌握好用药剂量和不良反应。

2. 抗血小板药物　抗血小板黏附和聚集的药物,可防止血栓形成,有助于防止血管阻塞性病变的发展。可选用:①阿司匹林:主要抑制 TXA2 的生成,较少影响前列环素的产生,建议剂量 50~300mg/d;②氯吡格雷(dopidogrel)、替格瑞洛(ticagrelor):通过拮抗 ADP 受体抑制血小板内 Ca²⁺活性,并抑制血小板之间纤维蛋白原桥的形成,氯吡格雷 75mg/d,替格瑞洛 90mg,2 次/天;③血小板糖蛋白Ⅱb/Ⅲa

（GP Ⅱ b/Ⅲ a）受体阻滞剂,能通过抑制血小板 GP Ⅱ b/Ⅲ a 受体与纤维蛋白原的结合而抑制血小板聚集和功能,静脉注射制剂有阿昔单抗(abciximab,或称 ReoPro)、替罗非班(tirofiban)等,主要用于 ACS 患者,口服制剂的疗效不肯定;④双嘧达莫(dipyridamole,潘生丁)50mg,3 次/天,可使血小板内环磷酸腺苷增高,抑制 Ca^{2+} 活性,可与阿司匹林合用;⑤西洛他唑(cilostazol)是磷酸二酯酶抑制剂,50～100mg,2次/天。

3. 其他治疗手段　包括扩张血管药物及血运重建术(经皮介入治疗和外科治疗)。

（三）预后

本病的预后随病变部位、程度、血管狭窄发展速度、受累器官受损情况和有无并发症而不同。重要器官如脑、心、肾动脉病变导致脑卒中、心肌梗死或肾衰竭者,预后不佳。

第二节　稳定型心绞痛

稳定型心绞痛是慢性心肌缺血症候群中最常见和最具代表性的临床类型,隐匿型冠心病和缺血性心肌病也在本节中作概述。

一、稳定型心绞痛

心绞痛(angina pectoris)是因冠状动脉供血不足,心肌发生急剧的、暂时的缺血与缺氧所引起的临床综合征,可伴心功能障碍,但无心肌坏死。其特点为阵发性的前胸压榨性或窒息样疼痛感觉,主要位于胸骨后,可放射至心前区与左上肢尺侧面,也可放射至右臂和两臂的外侧面或颈部与下颌部,持续数分钟,往往经休息或舌下含化硝酸甘油后迅速消失。

Braunwald 根据发作状况和机制将心绞痛分为稳定型、不稳定型和变异型心绞痛 3 种,而 WHO 根据心绞痛的发作性质进行分型如下:

1. 劳力性心绞痛　是由运动或其他心肌需氧量增加等情况所诱发的心绞痛。包括 3 种类型:①稳定型劳力性心绞痛,1～3 个月内心绞痛的发作频率、持续时间、诱发胸痛的劳力程度及含服硝酸酯类后症状缓解的时间保持稳定;②初发型劳力性心绞痛,1～2 个月内初发;③恶化型劳力性心绞痛,一段时间内心绞痛的发作频率增加,症状持续时间延长,含服硝酸甘油后症状缓解所需时间延长或需要更多的药物,或诱发症状的活动量降低。

2. 静息性心绞痛　与劳力性心绞痛相比,疼痛持续时间一般较长,程度较重,且不易为硝酸甘油所缓解。包括 4 种类型:①卧位型心绞痛(angina decubitus);②变异型心绞痛;③中间综合征;④梗死后心绞痛(postinfarction angina)。目前,临床上很少应用①,③分型。

3. 混合性心绞痛(mixed type angina pectoris)　劳力性和静息性心绞痛同时并存。可以看出,WHO 分型中除了稳定型劳力性心绞痛外,其余均为不稳定型心绞痛,此广义不稳定型心绞痛除去变异型心绞痛即为 Braunwald 分型的不稳定型心绞痛。

临床上所指的稳定型心绞痛(stable angina pectoris)即指稳定型劳力性心绞痛,常发生于劳力或情绪激动时,持续数分钟,休息或用硝酸酯制剂后消失。本病多见于男性,多数患者在 40 岁以上,劳力、情绪激动、饱餐、受寒、阴雨天气、急性循环衰竭等为常见诱因。本病多为冠状动脉粥样硬化引起,还可由主动脉瓣狭窄或关闭不全、梅毒性主动脉炎、风湿性冠状动脉炎、肥厚型心肌病、先天性冠状动脉畸形、心肌桥等引起。

【发病机制】　机械性刺激心脏并不引起疼痛,但心肌缺血、缺氧则引起疼痛。当冠状动脉的供血和供氧与心肌的需氧之间发生矛盾,冠状动脉血流量不能满足心肌代谢的需要,引起心肌急剧的、暂时的缺血缺氧时,即产生心绞痛。

心肌耗氧量的多少由心肌张力、心肌收缩力和心率所决定,故常用"心率×收缩压"(即二重乘积)作为估计心肌耗氧的指标。心肌能量的产生要求大量的氧供,心肌细胞摄取血液氧含量的 65% ~ 75%,而身体其他组织则摄取 10% ~ 25%。因此心肌平时对血液中氧的摄取比例已接近于最大血含氧量,若需氧量再增大时,只能依靠增加冠状动脉的血流量来提供。在正常情况下,冠状循环有很大的储备力量,其血流量可随身体的生理情况而有显著的变化:在剧烈体力活动时,冠状动脉适当地扩张,血流量可增加到休息时的 6~7 倍;缺氧时,冠状动脉也扩张,能使血流量增加 4~5 倍;动脉粥样硬化而致冠状动脉狭窄或部分分支闭塞时,其扩张性能减弱、血流量减少,且对心肌的供血量相对比较固定。如心肌的血液供应减低但尚能应付心脏平时的需要,则休息时可无症状。一旦心脏负荷突然增加,如劳力、激动、左心衰等,使心肌张力增加(心腔容积增加、心室舒张末期压力增高)、心肌收缩力增加(收缩压增高、心室压力曲线的最大压力随时间变化率增加)和心率增快等致心肌耗氧量增加时,心肌对血液的需求增加;或当冠状动脉发生痉挛(吸烟过度或神经体液调节障碍,如肾上腺素能神经兴奋、TXA_2 或内皮素增多)或因暂时性血小板聚集、一过性血栓形成等,使冠状动脉血流量进一步减少;或突然发生循环血流量减少(如休克、极度心动过速等),冠状动脉血流灌注量骤降,心肌血液供求之间矛盾加深,心肌血液供给不足,遂引起心绞痛。严重贫血的患者,在心肌供血量虽未减少的情况下,可因血液携氧量不足而引起心绞痛。慢性稳定型心绞痛心肌缺血的主要发生机制是在心肌因冠状动脉狭窄而供血固定性减少的情况下发生耗氧量的增加。

在多数情况下,劳力诱发的心绞痛常在同一"心率×收缩压"的水平上发生。产生疼痛感觉的直接因素,可能是在缺血缺氧的情况下,心肌内积聚过多的代谢产物如乳酸、丙酮酸、磷酸等酸性物质,或类似激肽的多肽类物质,刺激心脏内自主神经的传入纤维末梢,经1~5胸交感神经节和相应的脊髓段,传至大脑,产生疼痛感觉。这种痛觉反映在与自主神经进入水平相同脊髓段的脊神经所分布的区域,即胸骨后及两臂的前内侧与小指,尤其是在左侧,而多不在心脏部位。有人认为,在缺血区内富有神经供应的冠状血管的异常牵拉或收缩,可以直接产生疼痛冲动。

【病理和病理生理】　稳定型心绞痛患者冠状动脉粥样硬化的病理变化对应于上一节中提到的斑块Ⅴb型和Ⅴc型,但也有部分为Ⅳ型和Ⅴa型。一般来说,至少一支冠状动脉狭窄程度>70%才会导致心肌缺血。在稳定型心绞痛的患者中,造影显示有1、2或3支冠状动脉狭窄>70%的病变者,分别各有25%左右,5%~10%的患者有左冠状动脉主干狭窄,其余约15%的患者无显著狭窄,可因微血管功能不全或严重的心肌桥所致的压迫导致心肌缺血。

(一)心肌缺血、缺氧时的代谢与心肌改变

1.对能量代谢的影响　缺血引起的心肌代谢异常主要是缺氧的结果。在缺氧状态下,有氧代谢受限,从三磷酸腺苷(ATP)、肌酸磷酸(CP)或无氧糖酵解产生的高能磷酸键减少,导致依赖能源活动的心肌收缩和膜内外离子平衡发生障碍。缺氧时无氧糖酵解增强,除了产生的ATP明显减少外,乳酸和丙酮酸不能进入三羧酸循环进行氧化,生成增加,冠状静脉窦乳酸含量增高;而乳酸在短期内骤增,可限制无氧糖酵解的进行,使心肌能源的产生进一步减少,乳酸及其他酸性代谢产物积聚,可导致乳酸性酸中毒,降低心肌收缩力。

2.心肌细胞离子转运的改变及其对心肌收缩性的影响　正常心肌细胞受激动而除极时,细胞质内释出钙离子,钙离子与原肌凝蛋白上的肌钙蛋白C结合后,解除了对肌钙蛋白I的抑制作用,促使肌动蛋白和肌浆球蛋白合成肌动球蛋白,引起心肌收缩,这就是所谓兴奋-收缩耦联作用。当心肌细胞受缺血、缺氧损害时,细胞膜对钠离子的渗透性异常增高,钠离子在细胞内积聚过多;加上酸度(氢离子)的增加,减少钙离子从肌浆网释放,使细胞内钙离子浓度降低并可妨碍钙离子对肌钙蛋白的结合作用,使心肌收缩功能发生障碍,因而心肌缺血后可迅速(1分钟左右)出现收缩力减退。缺氧也使心肌松弛发生障碍,可能因细胞膜上钠-钙离子交换系统的功能障碍及部分肌浆网钙泵对钙离子的主动摄取减少,室壁变得比较僵硬,左室顺应性减低,充盈阻力增加。

3. 心肌电生理的改变　心肌细胞在缺血性损伤时,细胞膜上的钠-钾泵功能受影响,钠离子在细胞内积聚而钾离子向细胞外漏出,使细胞膜在静止期处于低极化(或部分除极化)状态,在激动时又不能完全除极,产生所谓损伤电流。在体表心电图(electrocardiogram,ECG)上表现为 ST 段的偏移。心室壁内的收缩期压力在靠心内膜的内半层最高,而同时由于冠状动脉的分支从心外膜向心内膜深入,心肌血流量在室壁的内层较外层为低。因此,在血流供不应求的情况下,心内膜下层的心肌容易发生急性缺血。受到急性缺血性损伤的心内膜下心肌,其电位在心室肌静止期较外层为高(低极化),而在心肌除极后其电位则较低(除极受阻),因此,左心室表面所记录的 ECG 出现 ST 段压低。在少数病例,心绞痛发作时急性缺血可累及心外膜下心肌,则 ECG 上可见相反的 ST 段抬高。

(二)左心室功能及血流动力学改变

由于粥样硬化狭窄性病变在各个冠状动脉分支的分布并不均匀,因此,心肌的缺血性代谢改变及其所引起的收缩功能障碍也常为区域性的。缺血部位心室壁的收缩功能,尤其在心绞痛发作时,可以明显减弱甚至暂时完全丧失,以致呈现收缩期膨出,正常心肌代偿性收缩增强。如涉及范围较大,可影响整个左心室的排血功能,心室充盈阻力也增加。心室的收缩及舒张障碍都可导致左室舒张期终末压增高,最后出现肺瘀血症状。

以上各种心肌代谢和功能障碍常为暂时性和可逆性的,随着血液供应平衡的恢复,可以减轻或者消失。有时严重的暂时性缺血虽不引起心肌坏死,但可造成心肌顿抑,心功能障碍可持续 1 周以上,心肌收缩、高能磷酸键储备及超微结构均异常。

【临床表现】

(一)症状

心绞痛以发作性胸痛为主要临床表现,疼痛的特点为:

1. 部位　主要在胸骨体上段或中下段之后,可波及心前区,有手掌大小范围,甚至横贯前胸,界限不很清楚。常放射至左肩、左臂内侧达无名指和小指,或至颈、咽或下颌部(图 11-2)。

2.性质　胸痛常为压迫、发闷或紧缩感,也可有烧灼感,但不尖锐,不像针刺或刀扎样痛,偶伴濒死的恐惧感。发作时,患者往往不自觉地停止原来的活动,直至症状缓解。

3.诱因　发作常由体力劳动或情绪激动(如愤怒、焦急、过度兴奋等)所激发,饱食、寒冷、吸烟、心动过速、休克等亦可诱发。疼痛发生于劳力或激动的当时,而不是在一天劳累之后。典型的稳定型心绞痛常在相似的条件下发生。但有时同样的劳力只在早晨引起心绞痛,提示与晨间痛阈较低有关。

4.持续时间和缓解方式　疼痛出现后常逐步加重,然后在 3~5 分钟内逐渐消失,一般在

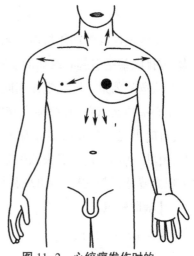

图 11-2　心绞痛发作时的
疼痛放射范围

原来诱发症状的活动停止后即缓解。舌下含用硝酸甘油也能在几分钟内使之缓解。可数天或数星期发作一次,亦可一日内发作多次。

稳定型劳力性心绞痛发作的性质在 1~3 个月内并无改变,即每天和每周疼痛发作次数大致相同,诱发疼痛的劳力和情绪激动程度相同,每次发作疼痛的性质和部位无改变,疼痛时限相仿(3~5 分钟),用硝酸甘油后,也在相同时间内起效。

根据心绞痛的严重程度及其对体力活动的影响,加拿大心血管学会将稳定型心绞痛分为 IV 级(表 11-1):

表 11-1　稳定型心绞痛的加拿大心血管学会(CCS)分级

分级	心绞痛的严重程度及其对体力活动的影响
I 级	一般体力活动如步行或上楼不引起心绞痛,但可发生于费力或长时间用力后
II 级	体力活动轻度受限。心绞痛发生于快速步行或上楼、餐后步行或上楼,或者在寒冷、顶风逆行、情绪激动时。平地行走两个街区(200~400m),或以常速上行相当于 3 楼以上的高度或坡度时,能诱发心绞痛
III 级	日常体力活动明显受限。在正常情况下以一般速度平地步行 100-200m 或登 1 层楼梯时可发作心绞痛。可发生于平地行走 1~2 个街区,或以常速上行 3 楼以下的高度
IV 级	轻微活动或休息时即可出现心绞痛症状

（二）体征

胸痛发作间隙期体检通常无特殊异常发现，但仔细体检能提供有用的诊断线索，可排除某些引起心绞痛的非冠状动脉疾病如瓣膜病、心肌病等，并确定患者的冠心病危险因素。胸痛发作期间体检，有助于发现有无因心肌缺血而产生的暂时性左心室功能障碍，心绞痛发作时常见心率增快血压升高、表情焦虑皮肤冷或出汗，有时出现第四或第三心音奔马律。缺血发作时，可有暂时性心尖部收缩期杂音，由乳头肌缺血、功能失调引起的二尖瓣关闭不全所致；可有第二心音逆分裂或出现交替脉；部分患者可出现肺部啰音。

【辅助检查】

（一）心电图（ECG）

ECG 是发现心肌缺血、诊断心绞痛最常用的检查方法。

1. 无症状时 ECG 检查　稳定型心绞痛患者无症状，ECG 一般是正常的，所以 ECG 正常并不能除外严重的冠心病。最常见的 ECG 异常是 ST-T 改变，包括 ST 段压低（水平型或下斜型）、T 波低平或倒置以 ST 段改变更具特异性。少数可伴有陈旧性 MI 的表现，可有多种传导障碍，最常见的是左束支传导阻滞和左前分支传导阻滞。不过，无症状 ECG 上 ST-T 改变在普通人群常见，在 Framingham 心脏研究中，8.5% 的男性和 7.1% 的女性有 ECG 的 ST-T 改变，并且检出率随年龄而增加；在高血压、糖尿病、吸烟者和女性中，ST-T 改变的检出率也增加。其他可造成 ST-T 异常的疾病包括左心室肥厚和扩张、电解质异常、神经因素和抗心律失常药物等。然而在冠心病患者中，出现无症状时 ECG 的 ST-T 异常可能与基础心脏病的严重程度有关，包括病变血管的支数和左心室功能障碍。心肌缺血可增加各种心律失常的可能。

2. 心绞痛发作时 ECG 检查　据估计，将近 95% 病例的心绞痛发作时出现明显的、有相当特征的 ECG 改变，主要为暂时性心肌缺血所引起的 ST 段移位。心内膜下心肌容易缺血，故常见 ST 段压低 0.1mV 以上，有时出现 T 波倒置，症状缓解后 ST-T 改变可恢复正常，动态变化的 ST-T 对诊断心绞痛的参考价值较大。静息 ECG 上 ST 段压低（水平型或下斜型）或 T 波倒置的患者，发作时可变为无压低或直立的所谓"假性正常化"，也支持心肌缺血的诊断。T 波改变虽然对反映心肌缺血的特异性不如 ST 段，但如与平时 ECG 比较有动态变化，也有助于诊断。

3. ECG 负荷试验　ECG 负荷试验是对疑有冠心病的患者增加心脏负荷（运动或药物）而激发心肌缺血的 ECG 检查。ECG 负荷试验的指征为：临床上怀疑冠心病;对有冠心病危险因素患者的筛选;冠状动脉搭桥及心脏介入治疗前后的评估;陈旧性 MI 患者对非梗死部位心肌缺血的监测。禁忌证包括:AMI;高危的 UA;急性心肌、心包炎;严重高血压(收缩压≥200mmHg 和(或)舒张压≥110mmHg);心功能不全;严重主动脉瓣狭窄;肥厚性梗阻型心肌病;静息状态下有严重心律失常;主动脉夹层。静息状态下 ECG 即有明显 ST 段改变的患者如完全性左束支或右束支传导阻滞,或心肌肥厚继发 ST 段压低等也不适合行 ECG 负荷试验。负荷试验终止的指标:ST-T 降低或抬高≥0.2mV、心绞痛发作、收缩压超过 220mmHg、血压较负荷前下降、室性心律失常(多源性、连续 3 个室早和持续性室速)。

运动负荷试验为最常用的方法,敏感性可达到约 70%,特异性 70% ~ 90%。有典型心绞痛并且负荷 ECG 阳性者,诊断冠心病的准确率达 95% 以上。运动方式主要为分级踏板或蹬车,其运动强度可逐步分期升级,以前者较为常用。常用的负荷目标是达到按年龄预计的最大心率或 85% ~ 90% 的最大心率,前者称为极量运动试验,后者称为次极量运动试验。运动中应持续监测 ECG 改变,运动前和运动中每当运动负荷量增加一级均应记录 ECG,运动终止后即刻和此后每 2 分钟均应重复 ECG 记录,直至心率恢复运动前水平。记录 ECG 时应同步测定血压。最常用的阳性标准为运动中或运动后 ST 段水平型或下斜型压低 0.1mV(J 点后 60 ~ 80ms),持续超过 2 分钟,如运动前心电图只有 ST 段下移,则运动后 ST 段在原水平上再下移>0.1mV,亦属阳性。

4. 动态 ECG　连续记录 24 小时或 24 小时以上的 ECG,可从中发现 ST-T 改变和各种心律失常,可将出现 ECG 改变的时间与患者的活动和症状相对照分析判断。ECG 上显示缺血性 ST-T 改变而患者当时并无心绞痛症状者,称为无痛性心肌缺血。

(二)超声心动图

超声心动图可以观察心室腔的大小、心室壁的厚度以及心肌舒缩状态;另外,还可以观察到陈旧性 MI 时梗死区域的运动消失及室壁瘤形成。稳定型心绞痛患者的静息超声心动图大部分无异常表现,与静息 ECG 一样。负荷超声心动图可以帮助识别心肌缺血的范围和程度,包括药物负荷(多巴酚丁胺常用)、运动负荷、心房调搏负荷以及冷加压负荷。

(三)放射性核素检查

1. 静息和负荷心肌灌注显像　心肌灌注显像常用 201T1 或 99mTc-MIBI 静脉注射使正常心肌显影而缺血区不显影的"冷点"显像法,结合运动或药物(双嘧达莫、腺苷或多巴酚丁胺)负荷试验,可查出静息时心肌无明显缺血的患者。

2. 放射性核素心腔造影　用 113mIn、99mTc 标记红细胞或白蛋白行心室血池显影有助于了解室壁运动,可测定 LVEF 及显示室壁局部运动障碍。

(四)磁共振成像

可同时获得心脏解剖、心肌灌注与代谢、心室功能及冠状动脉成像的信息。

(五)心脏 X 线检查

可无异常发现或见主动脉增宽、心影增大、肺瘀血等。

(六)CT 检查

电子束 CT(EBCT)可用于检测冠状动脉的钙化、预测冠状动脉狭窄的存在。近年发展迅速的多排螺旋 CT 冠状动脉造影,能建立冠状动脉三维成像以显示其主要分支,并可用于显示管壁上的斑块。随硬件设备和软件的进步,诊断的准确性得到很大提高,已被广泛用于无创性诊断冠状动脉病变。

(七)左心导管检查

主要包括冠状动脉造影术(coronary angiography)和左心室造影术,是有创性检查方法。选择性冠状动脉造影术目前仍是诊断冠状动脉病变并指导治疗方案选择,尤其是血运重建术方案的最常用方法,常采用穿刺股动脉或桡动脉的方法,选择性地将导管送入左、右冠状动脉口,注射造影剂使冠状动脉主支及其分支显影,可以准确地反映冠状动脉狭窄的程度和部位。而左心室造影术是将导管送入左心室,用高压注射器将 30~40ml 造影剂以 12~15ml/s 的速度注入左心室,以评价左心室整体功能及局部室壁运动状况。

(八)其他有创性检查技术

由于冠状动脉造影只是通过造影剂充填的管腔轮廓反映冠状动脉病变,因此在定性和定量判断管壁上的病变方面存在局限性。而 IVUS 成像是将微型超声探头送入冠状动脉,显示血管的横断面,可同时了解管腔的狭窄程度和管壁上的病变情况,根据病变的回声特性了解病变性质。OCT 的成像原理与 IVUS 相似,但分辨率更高,不过穿透力较低。血管镜在显示血栓性病变方面有独特的应用价值。血管内多普勒血流速度测定技术能测定冠状动脉血流速度及血流储备,评价微循环功能。冠状动脉内压力测定技术得到的血流储备分数可评价狭窄病变导致的机械性梗阻程度。上述有创的技术对冠状动脉病变的形态和冠状动脉循环的功能评价能提供更多有价值的信息。

【诊断和鉴别诊断】　根据典型的发作特点和体征,休息或含用硝酸甘油后缓解,结合年龄和存在的冠心病危险因素,除外其他疾病所致的心绞痛,即可建立诊断。发作不典型者,诊断要依靠观察硝酸甘油的疗效和发作时 ECG 的变化。未记录到症状发作时 ECG 者,可行 ECG 负荷试验或动态 ECG 监测,如负荷试验出现 ECG 阳性变化或诱发心绞痛时亦有助于诊断。诊断困难者,可行放射性核素检查、冠状动脉 CTA 或选择性冠状动脉造影检查。考虑介入治疗或外科手术者,必须行选择性冠状动脉造影。

胸痛患者需考虑多种疾病,见表 11-2。稳定型心绞痛尤其需要与以下疾病进行鉴别:

表 11-2　需与稳定型心绞痛相鉴别的疾病

心源性胸痛	胸部疾患	消化道疾病	神经肌肉疾病	精神性疾病
主动脉夹层	胸膜炎	胃-食管反流	肋间神经痛	焦虑性疾病
心包炎	肺栓塞	食管痉挛	肋骨肋软骨病	情感性疾病(如抑郁症)
心肌病	肺炎	食管失弛缓综合征	带状疱疹	躯体性精神病
重度主动脉瓣狭窄	纵隔肿瘤	食管裂孔疝		思维型精神病
心脏神经症	气胸	消化性溃疡		
心肌梗死		胰腺炎 胆囊炎 胆囊结石		

(一)心脏神经症

本病患者常诉胸痛,但为短暂(几秒钟)的刺痛或持久(几小时)的隐痛,患者常喜欢不时地吸一大口气或作叹息性呼吸。胸痛部位多在左胸乳房下心尖部附近,或经常变动。症状多在疲劳之后出现,而不在疲劳的当时,作轻度体力活动反觉舒适,有时可耐受较重的体力活动而不发生胸痛或胸闷。含用硝酸甘油无效或在 10 多分钟后才"见效",常伴有心悸、疲乏及其他神经衰弱的症状。

(二)不稳定型心绞痛和急性心肌梗死

与稳定型劳力性心绞痛不同,UA 包括初发型心绞痛、恶化型心绞痛及静息型心绞痛,仔细病史询问有助鉴别。AMI 临床表现更严重,有心肌坏死的证据。下一节将详细介绍。

（三）其他疾病引起的心绞痛

包括主动脉瓣严重狭窄或关闭不全、冠状动脉炎引起的冠状动脉口狭窄或闭塞、肥厚型心肌病、X 综合征等疾病均可引起心绞痛，要根据其他临床表现来鉴别。其中 X 综合征多见于女性，ECG 负荷试验常阳性，但冠状动脉造影阴性且无冠状动脉痉挛，预后良好，与微血管功能不全有关。

（四）肋间神经痛

疼痛常累及 1~2 个肋间，但并不一定局限在胸前，为刺痛或灼痛，多为持续性而非发作性，咳嗽、用力呼吸和身体转动可使疼痛加剧，沿肋间神经行走分布处可有压痛，手臂上举活动时局部有牵拉疼痛，故与心绞痛不同。

（五）不典型疼痛

还需与包括胃-食管反流、食管动力障碍、食管裂孔疝等食管疾病以及消化性溃疡、颈椎病等鉴别。

【治疗】　有两个主要目的：一是预防 MI 和猝死，改善预后，延长患者的生存期；二是减少缺血发作和缓解症状，提高生活质量。

（一）一般治疗

发作时立刻休息，一般在停止活动后症状即可消除；平时应尽量避免各种已知的诱发因素，如过度的体力活动、情绪激动、饱餐等，冬天注意保暖；调节饮食，一次进食不宜过饱，避免油腻饮食，戒烟限酒；调整日常生活与工作量；减轻精神负担；保持适当的体力活动，以不发生疼痛症状为度；治疗高血压、糖尿病、贫血、甲状腺功能亢进等相关疾病。

（二）药物治疗

药物治疗首先考虑预防 MI 和死亡，其次是减少缺血、缓解症状及改善生活质量。

1. 抗心绞痛和抗缺血治疗

（1）硝酸酯类药物（nitrates）：能降低心肌需氧，同时增加心肌供氧，从而缓解心绞痛。除扩张冠状动脉、降低阻力、增加冠状循环的血流量外，还通过对周围容量血管的扩张作用，减少静脉回流心脏的血流量，降低心室容量、心腔内压和心室壁张力，降低心脏前负荷；对动脉系统也有轻度扩张作用，减低心脏后负荷和心脏的需氧。

1）硝酸甘油（nitroglycerin）：需即刻缓解心绞痛发作，可使用作用较快的硝酸甘油舌下含片,1~2 片(0.5~1.0mg),舌下含化,迅速为唾液所溶解而吸收,1~2 分钟开始起作用,约半小时后作用消失。延迟见效或完全无效者,首先要考虑药物是否过期或未溶解,如属后者可嘱患者轻轻嚼碎后继续含化。用 2%硝酸甘油油膏或橡皮膏贴片(含 5~10mg)涂或贴在胸前或上臂皮肤而缓慢吸收,适用于预防夜间心绞痛发作。

2)硝酸异山梨酯(isosorbide dinitrate,消心痛),口服 3 次/天,每次 5~20mg,服后半小时起作用,持续 3~5 小时,缓释制剂药效可维持 12 小时,可用 20mg,2 次/天。本药舌下含化后 2~5 分钟见效,作用维持 2~3 小时,每次可用 5~10mg。

以上两种药物还有供喷雾吸入用的气雾制剂。

3)5-单硝酸异山梨酯(isosorbide 5-mononitrate):多为长效制剂,每天 20~50mg,1~2 次。

硝酸酯药物长期应用的主要问题是耐药性,其机制尚未明确,可能与巯基利用度下降、RAAS 激活等有关。防止发生耐药的最有效方法是每天保持足够长(8~10 小时)的无药期。硝酸酯药物的不良反应有头晕、头胀痛、头部跳动感、面红、心悸等,偶有血压下降。

(2)β受体阻滞剂:机制是阻断拟交感胺类对心率和心肌收缩力的刺激作用,减慢心率、降低血压、减低心肌收缩力和氧耗量,从而缓解心绞痛的发作;此外,还减少运动时血流动力的反应,使同一运动量水平上心肌氧耗量减少;使不缺血的心肌区小动脉(阻力血管)缩小,从而使更多的血液通过极度扩张的侧支循环(输送血管)流入缺血区。不良反应有心室射血时间延长和心脏容积增加,虽然可能使心肌缺血加重或引起心肌收缩力降低,但其使心肌耗氧量减少的作用远超过其不良反应。常用的制剂是美托洛尔(metoprolol)25~100mg,2~3 次/天,其缓释制剂每天仅需口服 1 次;阿替洛尔(atenolol)12.5~50mg,1~2 次/天;比索洛尔(bisoprolol)5~10mg,1 次/天。

本药常与硝酸酯药物联合应用,比单独应用效果好。但要注意:①与硝酸酯制剂有协同作用,因而剂量应偏小,开始剂量尤其要注意减少,以免引起低血压等不良反应;②停用本药时应逐步减量,如突然停用有诱发 MI 的可能;③支气管哮喘以及心动过缓、高度房室传导阻滞者不用为宜;④部分患者对本药比较敏感,可能难以耐受大剂量。

(3)钙通道阻断剂(CCB):机制是抑制钙离子进入心肌内,也抑制心肌细胞兴奋-收缩耦联中钙离子的作用,因而抑制心肌收缩,减少心肌氧耗;扩张冠状动脉,解除冠状动脉痉挛,改善心内膜下心肌的供血;扩张周围血管,降低动脉压,减轻心脏负荷;还降低血黏度,抗血小板聚集,改善心肌的微循环。常用制剂包括:①二氢吡啶类:硝苯地平(nifedipine)10~20mg,3次/天,亦可舌下含用,其缓释制剂20~40mg,1~2次/天。非洛地平(felodipine)、氨氯地平(amlodipine)为新一代具有血管选择性的二氢吡啶类。同类制剂有尼群地平(nitredipine)、尼索地平(nisoldipine)、尼卡地平(nicardipine)、贝尼地平(benidipine)、尼鲁地平(niludipine)、伊拉地平(isradipine)等;②维拉帕米:40~80mg,3次/天,或缓释剂120~480mg/d,同类制剂有噻帕米(tiapamil)等;③地尔硫卓(硫氮卓酮):30~90mg,3次/天,其缓释制剂45~90mg,1~2次/天。

对于需要长期用药的患者,目前推荐使用控释、缓释或长效剂型。低血压、心功能减退和心衰加重可以发生在长期使用该药期间。该药的不良反应包括周围性水肿和便秘,还有头痛、面色潮红、嗜睡、心动过缓或过速和房室传导阻滞等。

CCB对于减轻心绞痛大体上与β受体阻滞剂效果相当。本类药可与硝酸酯联合使用,其中二氢吡啶类尚可与β受体阻滞剂同服,但维拉帕米和地尔硫卓与β受体阻滞剂合用时则有过度抑制心脏的危险。变异型心绞痛首选CCB治疗。

(4)代谢类药物:曲美他嗪通过抑制脂肪酸氧化、增加葡萄糖代谢而增加缺氧状态下高能磷酸键的合成,治疗心肌缺血,无血流动力学影响,可与其他药物合用。可作为传统治疗不能耐受或控制不佳时的补充或替代治疗。口服60mg/d,每次20mg,3次/天。

(5)窦房结抑制剂伊伐布雷定(ivabradine):该药是目前唯一的尚选择If离子通道抑

制剂,通过阻断窦房结起搏电流If通道、降低心率,发挥抗心绞痛的作用,对房室传导功能无影响。该药适用于对β受体阻滞剂和CCB不能耐受、无效或禁忌又需要控制窦性心率的患者。

2.预防心肌梗死和死亡的药物治疗

(1)抗血小板治疗(antiplatelet therapy):稳定型心绞痛患者至少需要服用一种抗血小板药物。常用药物包括:①阿司匹林:通过抑制血小板环氧化酶和TXA2,抑制血小板在动脉粥样硬化斑块上的聚集,防止血栓形成,同时也抑制TXA2导致的血管痉挛,能使稳定型心绞痛的心血管事件危险性平均降低33%。对所有急性或慢性缺血性心脏病的患者,无论有否症状,只要没有禁忌证,就应每天常规应用阿司匹林75~100mg。不良反应主要是胃肠道症状和出血,并与剂量有关,使用肠溶剂或缓释剂、抗酸剂可以减少对胃肠道的不良作用。禁忌证包括过敏、严重未控制的高血压、活动性消化性溃疡、局部出血和出血体质。②氯吡格雷、替格瑞洛:通过拮抗二磷酸腺苷(ADP)受体抑制血小板内 Ca^{2+} 活性,并抑制血小板之间纤维蛋白原桥的形成。氯吡格雷的剂量为 75mg,每天 1 次;替格瑞洛为 90mg,2 次/天。替格瑞洛起效更快,个体差异性小,但要注意呼吸困难和心动过缓的不良反应。③其他的抗血小板制剂:西洛他唑是磷酸二酯酶抑制剂,50~100mg,2 次/天。④普拉格雷:为新型抗血小板药物 ADP 受体拮抗剂,推荐应用于 PCI 治疗的患者。

(2)降脂药物(lipid-lowering agents):降脂(或称调脂)药物在治疗冠状动脉粥样硬化中起重要作用,LDL-C 的降低与冠心病死亡率和总死亡率降低有明显关系。他汀类药物可以进一步改善内皮细胞的功能,抑制炎症、稳定斑块,使部分动脉粥样硬化斑块消退,显著延缓病变进展。慢性稳定型心绞痛患者即使只是出现轻到中度 LDL-C 升高,也建议采用他汀类治疗,建议目标是将 LDL-C 水平降到<80mg/dl。药物和用法详见"动脉粥样硬化"节。

(3)血管紧张素转换酶抑制剂(ACEI):ACEI 并非控制心绞痛的药物,但可降低缺血性事件的发生。ACEI 能逆转左室肥厚及血管壁增厚,延缓动脉粥样硬化进展,能减少斑块破裂和血栓形成;另外,有利于心肌氧供/氧耗平衡和心脏血流动力学,并降低交感神经活性。可应用于冠心病患者的二级预防,尤其是合并糖尿病患者。收缩压<90mmHg、肾衰竭、双侧肾动脉狭窄和过敏者禁用。不良反应主要包括干咳、低血压和罕见的血管性水肿。常用药物包括培哚普利 4~8mg,1 次/天;福辛普利 10~20mg,1 次/天;贝那普利 10~20mg,1 次/天;雷米普利 5~10mg,1 次/天;赖诺普利 10~20mg,1 次/天;依那普利 5~10mg,2 次/天;卡托普利12.5~25mg,3 次/天。

3. 中医中药治疗　以"活血化瘀"法(常用丹参、红花、川芎、蒲黄、郁金、丹参滴丸或脑心通等)、"芳香温通"法(常用苏合香丸、苏冰滴丸、宽胸丸、保心丸、麝香保心丸等)和"祛痰通络"法(通心络等)最为常用。

(三)经皮冠状动脉介入术(percutaneous coronary intervention,PCI)

PCI 已成为冠心病治疗的重要手段,介入治疗的手术数量已超过外科旁路手术。与内科药物保守疗法相比,能使患者的生活质量明显提高(活动耐量增加),但是总体的 MI 发生和死亡率无显著差异。随着新技术的出现,尤其是新型药物洗脱支架、新型抗血小板药物、腔内影像技术和生理功能检测等应用,PCI 不仅可以改善生活质量,而且对存在大面积心肌缺血的高危患者可明显降低其 MI 的发生率和死亡率。PCI 的适应证也从早期的简单单支病变扩展为更复杂的病变,如多支血管病变、慢性完全闭塞病变及左主干病变等。

（四）冠状动脉旁路手术（coronary artery bypass graft，CABG）

使用患者自身的大隐静脉或游离内乳动脉或桡动脉作为旁路移植材料，一端吻合在主动脉，另一端吻合在有病变的冠状动脉段的远端，引主动脉的血流以改善该病变冠状动脉所供心肌的血流供应。CABG术在冠心病发病率高的国家已成为最普通的择期性心脏外科手术，对缓解心绞痛和改善患者生存有较好效果。最近的微创冠状动脉旁路手术，采用心脏不停跳的方式进行CABG，并发症少、患者恢复快。手术适应证：①冠状动脉多支血管病变，尤其是合并糖尿病的患者；②复杂冠状动脉左主干病变；③不适合行介入治疗的患者；④MI后合并室壁瘤，需要切除室壁瘤的患者；⑤闭塞段的远段管腔通畅，血管供应区有存活心肌。

（五）运动锻炼疗法

谨慎安排进度适宜的运动锻炼，有助于促进侧支循环的发展，提高体力活动的耐受量而改善症状。

【预后】　心绞痛患者大多数能生存很多年，但有发生AMI或猝死的危险，有室性心律失常或传导阻滞者预后较差，但决定预后的主要因素为冠状动脉病变范围和心功能。左冠状动脉主干病变最为严重，左主干狭窄患者第一年的生存率为70%，三支血管病变及心功能减退（LVEF<25%）患者的生存率与左主干狭窄相同，左前降支近段病变较其他两支的病变严重。患者应积极治疗和预防，二级预防的主要措施可总结为所谓的ABCDE方案：A.阿司匹林和ACEI；B.β受体阻滞剂和控制血压；C.控制胆固醇和吸烟；D.控制饮食和糖尿病；E.健康教育和运动。

二、隐匿型冠心病

隐匿型冠心病（latent coronary heart disease）亦称无症状性冠心病，指无临床症状，但有心肌缺血客观证据（ECG、心肌血流灌注及心肌代谢等异常）的冠心病。其心肌缺血的ECG表现可见于静息时，或在负荷状态下才出现，常为动态ECG记录所发现，又称为无症状性心肌缺血。这些患者经过冠状动脉造影或尸检，几乎均证实冠状动脉有明显狭窄病变。

【临床表现】　本病有3种临床类型：①患者有因冠状动脉狭窄引起心肌缺血的客观证据，但从无心肌缺血的症状；②患者曾患MI，现有心肌缺血但无心绞痛症状；③患者有心肌缺血发作，但有些有症状，有些则无症状，此类患者临床最多见。心肌缺血而无症状的发生机制尚不清楚，可能与下列因素有关：①生理情况下，血浆或脑脊液中内源性阿片类物质（内啡肽）水平的变化，可能导致痛阈的改变；

②心肌缺血较轻或有较好的侧支循环;③糖尿病性神经病变、冠状动脉旁路移植术后、MI 后感觉传入径路中断所引起的损伤,以及患者的精神状态等,均可导致痛阈的改变。隐匿性冠心病患者可转为各种有症状的冠心病临床类型,包括心绞痛或 MI,亦可能逐渐演变为缺血性心肌病,个别患者发生猝死。及时发现这类患者,可为他们提供及早治疗的机会。

【诊断和鉴别诊断】　诊断主要根据静息、动态或负荷试验的 ECG 检查、放射性核素心肌显像,发现患者有心肌缺血的改变,而无其他原因解释,又伴有动脉粥样硬化的危险因素。能确定冠状动脉存在病变的影像学检查(包括多排螺旋 CT 造影、有创性冠状动脉造影或 IVUS 等检查),有重要诊断价值。

鉴别诊断要考虑能引起 ST 段和 T 波改变的其他疾病,如各种器质性心脏病,尤其是心肌炎、心肌病、心包病,电解质失调,内分泌病和药物作用等情况,都可引起 ST 段和 T 波改变,诊断时要注意鉴别。根据这些疾病和情况的临床特点,不难作出鉴别。心脏神经症患者可因肾上腺素能 β 受体兴奋性增高而在 ECG 上出现 ST 段和 T 波变化,也应予鉴别。

【防治】　采用防治动脉粥样硬化的各种措施,应用硝酸酯类、β 受体阻滞剂和 CCB 可减少或消除无症状性心肌缺血的发作,联合用药效果更好。建议行冠状动脉造影以明确病变的严重程度,并考虑是否需血运重建手术治疗。

【预后】　与冠状动脉病变的范围、程度相关,而与有无症状无关。总缺血负荷,即有症状与无症状缺血之和,可作为预测冠心病患者预后的指标。

三、缺血性心肌病

缺血性心肌病(ischemic cardiomyopathy)为冠状动脉粥样硬化病变使心肌长期缺血、缺氧而导致心肌细胞减少、坏死、心肌纤维化、心肌瘢痕形成的疾病。其临床特点是心脏变得僵硬、逐渐扩大,发生心律失常和心力衰竭,因此也称为心律失常和心衰型冠心病或心肌硬化型冠心病。

【病理解剖和病理生理】　缺血性心肌病主要由冠状动脉粥样硬化性狭窄、闭塞、痉挛和毛细血管网的病变所引起。心肌细胞的减少和坏死可以是 MI 的直接后果,也可因长期慢性心肌缺血累积而造成。心肌细胞坏死,残存的心肌细胞肥大、纤维化或瘢痕形成以及心肌间质胶原沉积增加等均可发生,可导致室壁张力增加及室壁硬度异常、心脏扩大及心衰等。主要累及左心室肌和乳头肌,也累及特殊心肌传导系统。心室壁上既可有块状成片的坏死区,也可有非连续性多发的灶性心肌损害。

心肌细胞凋亡是缺血性心肌病的重要细胞学基础。细胞凋亡与坏死共同形成了细胞生命过程中两种不同的死亡机制。心肌坏死是细胞受到严重和突然缺血后所发生的死亡,而心肌细胞凋亡是指程序式死亡,可以由严重的心肌缺血、再灌注损伤、MI 和心脏负荷增加等诱发。此外,内皮功能紊乱可以促进患者发生心肌缺血,从而影响左心室功能。

【临床表现】

(一)心脏增大

患者有心绞痛或心肌梗死的病史,常伴有高血压。心脏逐渐增大,以左心室增大为主,可先心肌肥厚,以后心脏扩大,后期则两侧心脏均扩大。部分患者可无明显的心绞痛或 MI 史,由隐匿性冠心病发展而来。

(二)心力衰竭

心衰的表现多逐渐发生,大多先出现左心衰。在心肌肥厚阶段,心脏顺应性降低,引起舒张功能不全。随着病情的发展,收缩功能也衰竭,然后发生右心衰竭,出现相应的症状和体征。

(三)心律失常

可出现各种心律失常,一旦出现常持续存在,其中以期前收缩(室性或房性)、房颤、病态窦房结综合征、房室传导阻滞和束支传导阻滞为多见,阵发性心动过速亦时有发现。有些患者在心脏还未明显增大前已发生心律失常。

【诊断和鉴别诊断】　　诊断主要依靠冠状动脉粥样硬化的证据,并且除外可引起心脏扩大、心衰和心律失常的其他器质性心脏病。ECG 检查可见心律失常和冠状动脉缺血的变化,包括 ST 段压低、T 波平坦或倒置、QT 间期延长、QRS 波低电压等;放射性核素检查见心肌缺血;超声心动图可显示室壁的异常运动。如以往有心绞痛或 MI 病史史,有助于诊断。冠状动脉造影可确立诊断。鉴别诊断要考虑与心肌病(特别是特发性扩张型心肌病)、心肌炎、高血压性心脏病、内分泌病性心脏病等鉴别。

【防治】　　早期的内科防治甚为重要,有助于延缓充血性心衰的发生发展。积极控制冠心病危险因素,治疗各种原因所致的心肌缺血,对缺血区域有存活心肌者,血运重建术可显著改善心肌功能。治疗心衰以应用利尿剂和 ACEI(或 ARB)为主。β 受体阻滞剂长期应用可改善心功能、降低病死率。能阻滞 β1、β2 和 α1 受体的新一代 β 受体阻滞剂卡维地洛 12.5～100mg/d,效果较好。正性肌力药可作为辅助治疗,但强心苷宜选用作用和排泄快速的制剂,如毒毛花苷 K、毛花苷 C、地高辛等。曲美他嗪可改善缺血,解除残留的心绞痛症状并减少对其他辅助治疗的需要。对既往有血栓栓塞史、心脏明显扩大、房颤或超声心动图证实有附壁血栓者应给予抗凝治疗。病态窦房结综合征和房室传导阻滞出现阿-斯综合征发作者,宜及早安置永久性人工心脏起搏器;有房颤的患者,如考虑转复窦性心律,应警惕同时存在病态窦房结综合征的可能,避免转复窦性心律后心率极为缓慢,或窦性停搏对患者反而不利。晚期患者是人工心脏或心脏移植手术的主要对象。

近年来,新的治疗技术如干细胞移植、基因治疗已试用于临床,为缺血性心肌病治疗带来新的希望。

【预后】　本病预后不佳,5 年病死率约 50%~84%。心脏显著扩大特别是进行性心脏增大、严重心律失常和射血分数明显降低,为预后不佳的预测因素。死亡原因主要是进行性充血性心衰、MI 和严重心律失常。

第三节　急性冠状动脉综合征

急性冠状动脉综合征(ACS)指冠心病中急性发病的临床类型,包括不稳定型心绞痛(UA)、非 ST 段抬高型心肌梗死(NSTEMI)和 ST 段抬高型心肌梗死(STE-MI)。近年又将前两者合称为非 ST 段抬高型 ACS,约占 3/4,后者称为 ST 段抬高型 ACS,约占 1/4(包括小部分变异型心绞痛,往往一过性 ST 段抬高)。它们主要涵盖了以往分类中的 Q 波型急性心肌梗死(AMI)、非 Q 波型 AMI 和 UA,由于 Q 波的形成发生于心肌缺血发生后数小时,因此无助于早期诊断和治疗方案的选择。故为了指导早期治疗方案(主要是再灌注策略)的制定,目前临床上更常用 ST 段抬高型和非 ST 段抬高型 ACS 的分类。ACS 有共同的病理生理机制,视心肌缺血程度、范围和侧支循环形成速度的不同,临床上出现不同的表现。需要指出的是,ACS 是由危险程度和预后不同的一系列不同临床表现组成,也可能是疾病进展的不同阶段,其中 UA 和 NSTEMI 若未及时治疗,可能进展成 STEMI。

一、不稳定型心绞痛和非 ST 段抬高型心肌梗死

不稳定型心绞痛(UA)指介于稳定型心绞痛和 AMI 之间的临床状态,包括除稳定型劳力性心绞痛以外的初发型、恶化型劳力性心绞痛和各型自发性心绞痛。它是 ACS 中的常见类型。若 UA 伴有血清心肌标志物明显升高,即可确立非 ST 段抬高型心肌梗死(NSTEMI)的诊断。

【发病机制】　ACS 有着共同的病理生理学基础,即在冠状动脉粥样硬化的基

础上,发生斑块破裂或糜烂、溃疡,并发血栓形成、血管收缩、微血管栓塞等导致急性或亚急性的心肌供氧减少。

(一)斑块破裂(plaque rupture)和糜烂(plaque erosion)

突发和不可预见的心绞痛发生通常与斑块破溃有关,易损性斑块的形态学特征包括纤维帽较薄、脂核大、平滑肌细胞密度低、富含单核巨噬细胞和组织因子。在泡沫细胞死亡后,基质金属蛋白酶(matrixmetalloproteinase,MMP)主动溶解胶原形成脂核,而不是单纯的脂质被动积聚。不稳定斑块常含有高浓度的胆固醇结晶和多不饱和脂肪酸,边缘位置的不饱和脂肪酸含量比中心部位更低。

斑块破溃的方式包括斑块破裂(主动破裂、被动破裂)和斑块糜烂。主动破裂的主要原因是由于单核巨噬细胞或肥大细胞分泌的 MMP(如胶原酶、凝胶酶、基质溶解酶等)消化纤维帽引起;斑块内 T 淋巴细胞通过合成 γ-干扰素(IFN-γ)而抑制平滑肌细胞分泌间质胶原,使斑块纤维帽结构变薄弱。而被动破裂常与外力作用于纤维帽上最薄弱的部位(通常为纤维帽最薄处或斑块与"正常"血管壁交界处)有关,冠状动脉管腔内压力升高、冠状动脉血管痉挛、心动过速时,心室过度收缩和扩张所产生的剪切力以及斑块滋养血管破裂均可诱发与正常管壁交界处的斑块破裂。由于收缩压、心率、血液黏滞度、内源性组织纤溶酶原激活剂(tPA)活性、血浆肾上腺素和皮质激素水平的昼夜节律性变化一致,使每天晨起后 6～11 时最易诱发冠状动脉斑块破裂和血栓形成,由此产生了凌晨和上午 MI 高发的规律。斑块糜烂似乎更多见于女性、糖尿病和高血压患者,易发生在高度狭窄和右冠状动脉病变中。斑块糜烂时血栓黏附在斑块表面,而斑块破裂后血栓可进入到斑块的脂核内,并导致斑块的迅速生长。易损性斑块内炎性细胞如巨噬细胞、肥大细胞和激活的 T 淋巴细胞等的含量显著增高,提示炎症过程在斑块破裂中起重要作用。

(二)血小板聚集和血栓形成

不稳定型心绞痛的血栓富含血小板,血小板聚集既可能是原发现象,也可能是血管内斑块破裂或裂缝的继发表现。斑块破裂后脂核暴露于管腔,而脂核是高度致血栓形成物质,并且富含组织因子。血栓形成通常发生在斑块破裂或糜烂处,从而导致管腔狭窄程度的急剧变化。血小板产生的 TXA2 是一种促血小板聚集和血管收缩的物质,进一步导致管腔的不完全性或完全性闭塞。另外,高脂血症、纤维蛋白原、纤溶机制的损害和感染可参与血栓的形成。脱落的血栓碎片或斑块成分可沿血流到远端引起微血管栓塞,导致微小心肌坏死。

(三)血管收缩

富含血小板的血栓可释放诸如血清素、TXA2 等缩血管物质,引起局部及远端血管、微血管收缩。冠状动脉造影显示,血管收缩反应一般局限于有粥样斑块病变的部位。内皮功能障碍促进血管释放收缩介质(如内皮素－1)或抑制血管释放舒张因子(如前列环素和内皮衍生的舒张因子),导致血管收缩。由这些因素引起的血管收缩作用,在变异型心绞痛发病中占主导地位。

【病理解剖】　冠状动脉病理检查可发现前述的斑块破裂、糜烂、溃疡和继发血栓等表现,不同于 STEMI 患者,非 ST 段抬高性 ACS 患者的附壁血栓多为白血栓,冠状动脉管腔往往未完全闭塞,即使管腔完全闭塞者也往往已有良好的侧支循环形成。

病变血管供应的心肌是否有坏死,取决于冠状动脉阻塞程度、持续时间以及侧支循环的开放程度。如果冠状动脉阻塞时间短、累计心肌缺血<20 分钟、组织学上既无心肌坏死也无心肌标志物的释出,ECG 呈一过性心肌缺血改变,临床上就表现为 UA;如果冠状动脉严重阻塞时间较长、累计心肌缺血>20 分钟、组织学上有心肌坏死、血清心肌标志物异常升高、ECG 呈持续性心肌缺血改变而无 ST 段抬高和病理性 Q 波出现,临床上即可诊断为 NSTEMI 或非 Q 波型 MI。NSTEMI 虽然心肌坏死面积不大且常为非透壁性,但心肌缺血范围往往不小,临床上依然很高危。这可以是冠状动脉血栓性闭塞已有早期再通,或痉挛性闭塞反复发作,或在严重狭窄基础上急性闭塞后已有充分的侧支循环建立的结果,也有可能是斑块成分或血小板血栓栓塞远端血管所致。

【临床表现和辅助检查】

(一)临床表现

1. 症状　UA 和 NSTEMI 胸部不适的部位及性质与典型的稳定型心绞痛相似,但通常程度更重,持续时间更长,可达 30 分钟,胸痛可在休息发生。UA 和 NSTEMI 的临床表现一般具有以下 3 个特征之一:①静息时或夜间发生心绞痛,常持续 20 分钟以上;②新近发生的心绞痛(病程在 2 个月内)且程度严重;③近期心绞痛逐渐加重(包括发作的频度、持续时间、严重程度)和疼痛放射到新的部位。发作时可有出汗、恶心、呕吐、心悸或呼吸困难等表现;而原来可以缓解心绞痛的措施此时变得无效或不完全有效。老年、女性、糖尿病患者症状可不典型。

2. 体征　无特异性,胸痛发作时患者可出现脸色苍白、皮肤湿冷;体检可发现一过性的第三心音或第四心音,以及由二尖瓣反流引起的一过性收缩期杂音,为乳头肌功能不全所致;少见低血压、休克等表现。详细的体格检查可以发现潜在的加重心肌缺血的因素,并能为判断预后提供非常重要的线索。

（二）辅助检查

1. 心电图　症状发作时的 ECG 有重要诊断意义，如有以往 ECG 作比较，可提高诊断准确率。应在症状出现 10 分钟内记录 ECG。大多数患者胸痛发作时 ECG 有一过性 ST 段偏移和（或）T 波倒置，个别表现为 U 波倒置；除变异型心绞痛患者症状发作时 ECG 表现为一过性 ST 段抬高外，UA 患者症状发作时主要表现为 ST 段压低，其 ECG 变化随症状缓解而完全或部分消失，如 ECG 变化持续 12 小时以上，则提示发生 NSTEMI。NSTEMI 时一般不出现病理性 Q 波，但多数导联有持续性 ST 段压低 $\geqslant 0.1 \text{mV}$（aVR 导联，有时还有 V1 导联则 ST 段抬高）或伴对称性 T 波倒置及相应导联的 R 波电压进行性降低。连续的心电检测可发现无症状或心绞痛发作时的 ST 段变化。

2. 心肌标志物检查　心肌血清标志物是鉴别 UA 和 NSTEMI 的主要标准。cTnT 及 cTnI 较传统的 CK 和 CK-MB 更敏感、更可靠。UA 时，心肌标志物一般无异常增高，cTnT 及 cTnI 升高表明心肌损害，cTnT 及 cTnI 峰值超过正常对照值的 99 百分位，可考虑 NSTEMI 的诊断。血清心肌标志物是否升高，也是非 ST 段抬高型 ACS 危险性分层的重要参考，肌钙蛋白 T 或 I 升高提示预后较差。CRP 升高也是预后差的指标。

3. 冠状动脉造影和其他侵入性检查　考虑行血运重建术的患者，尤其是经积极药物治疗症状控制不佳或高危患者，应尽早行冠状动脉造影明确病变情况以帮助评价预后和指导治疗。在长期稳定型心绞痛基础上出现的 UA 患者常有多支冠状动脉病变，而新发的静息心绞痛患者可能只有单支冠状动脉病变，病变常呈偏心性狭窄、表面毛糙或充盈缺损。冠状动脉造影正常或无阻塞性病变者，可能 UA 的诊断有误，但也可能是冠状动脉内血栓自发性溶解、微循环灌注障碍、病变遗漏或冠状动脉痉挛等，IVUS、血管镜或 OCT 可提高病变的诊断率。

4. 其他　对于低危患者，在早期药物治疗控制症状后，也要根据无创性负荷试验（ECG、超声心动图和放射性核素等）的检查结果评价预后并指导下一步治疗；若有大面积心肌缺血者应建议进一步行冠状动脉造影。多排螺旋 CT 造影技术被越来越多地用于无创诊断冠状动脉病变。

【诊断和鉴别诊断】　根据上述典型的胸痛症状和辅助检查尤其是 ECG 改变，结合冠心病危险因素，非 ST 段抬高型 ACS 的诊断不难建立。UA 与 NSTEMI 的鉴别主要参考 ECG 上 ST-T 改变的持续时间和血清心肌标志物检测结果。尽管 ACS 的发病机制相似，但 UA/NSTEMI 和 STEMI 两者的治疗原则有所不同，因此需进行鉴别诊别。与其他疾病的鉴别诊断参见稳定型心绞痛和 STEMI 节。

（一）UA 或 NSTEMI 的分级

Braunwald 分级根据 UA 发生的严重程度将之分为 Ⅰ、Ⅱ、Ⅲ级,而根据其发生的临床环境将之分为 A、B、C 级(表 11-3)：

表 11-3　不稳定型心绞痛严重度分级(Braunwald 分级)

严重程度	定 义	1 年内死亡或心肌梗死
Ⅰ级	严重的初发型或恶化型心绞痛,无静息时疼痛	7.3%
Ⅱ级	亚急性静息型心绞痛(在就诊前 1 个月内发生),但近 48 小时内无发作	10.3%
Ⅲ级	急性静息型心绞痛,在 48 小时内有发作	10.8%
临床环境		
A 型(继发性心绞痛)	在冠状动脉狭窄的基础上,存在加重心肌缺血的冠状动脉以外的诱发因素：①增加心肌氧耗的因素：感染、甲状腺功能亢进或快速性心律失常；②减少冠状动脉血流的因素：低血压；③血液携氧能力下降：贫血和低氧血症	14.1%
B 型(原发性心绞痛)	无加剧心肌缺血的冠状动脉以外的疾病	8.5%
C 型(心肌梗死后心绞痛)	急性心肌梗死后两周内发生的不稳定型心绞痛	18.5%

（二）危险分层

由于不同类型非 ST 段抬高型 ACS 的近、远期预后有较大的差别,因此正确识别 ACS 的高危人群并给予及时、有效的治疗可明显改善其预后,具有重要的临床意义。对于 ACS 的危险性评估遵循以下原则：首先是明确诊断,然后进行临床分类和危险分层,最终确定治疗方案。危险性分层的主要参考指标是症状、血流动力学状况、ECG 表现和血清心肌标志物。CRP、高敏 CRP(hs-CRP)、BNP、NT-Pro-BNP 和纤维蛋白原水平,对预后也有重要参考价值。

【治疗】　ACS 是内科急症,治疗结局主要受是否迅速诊断和治疗的影响。因此应及早发现、及早住院,并加强住院前的就地处理；应连续监测 ECG,以发现缺血和心律失常；多次测定血清心肌标志物。具体方案见以下流程图(图 11-3)。UA 或 NSTEMI 的治疗目标是稳定斑块、治疗残余心肌缺血、进行长期的二级预防。

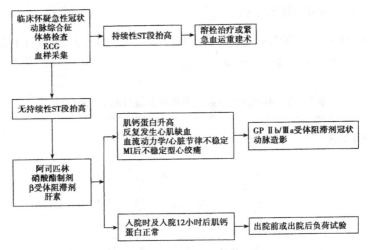

图 11-3　急性胸痛疑诊急性冠状动脉综合征患者的诊治流程

（一）监护和一般治疗

UA 或 NSTEMI 患者应住冠心病监护病室，患者应立即卧床休息至少 12~24 小时，给予持续心电监护。保持环境安静，应尽量对患者进行必要的解释和鼓励，使其能积极配合治疗而又解除焦虑和紧张，可以应用小剂量的镇静剂和抗焦虑药物，使患者得到充分休息和减轻心脏负担。有明确低氧血症（动脉血氧饱和度低于92%）或存在左心室功能衰竭时才需补充氧气。病情稳定或血运重建后症状控制，应鼓励早期活动，活动量的增加应循序渐进。下肢作被动运动可防止静脉血栓形成。在最初 2~3 天饮食应以流质为主，以后随着症状减轻而逐渐增加易消化的半流质，宜少量多餐，钠盐和液体的摄入量应根据汗量、尿量、呕吐量及有无心衰而作适当调节。保持大便通畅，便时避免用力，如便秘可给予缓泻剂。

（二）抗栓治疗

UA/NSTEMI 患者应给予积极地抗栓治疗而非溶栓治疗。抗栓治疗可预防冠状动脉内进一步血栓形成、促进内源性纤溶活性溶解血栓和减少冠状动脉狭窄程度，从而可减少事件进展的风险和预防冠状动脉完全阻塞的进程。抗栓治疗包括抗血小板和抗凝两部分。

1.抗血小板治疗

（1）阿司匹林：阿司匹林通过抑制血小板环氧化酶，可降低 ACS 患者的短期和长期死亡率。若无禁忌证，所有 ACS 患者应尽早接受阿司匹林治疗，起始负荷剂量为 300mg，使用非肠溶制剂或嚼服肠溶制剂，以加快其吸收、迅速抑制血小板激活状态,以后改用长期服用小剂量 75~100mg/d 维持。主要不良反应是胃肠道反应和上消化道出血。

(2)二磷酸腺苷(ADP)受体拮抗剂:包括氯吡格雷、替格瑞洛能拮抗血小板ADP 受体,从而抑制血小板聚集。应早期给予氯吡格雷负荷剂量 300mg,若采用早期介入治疗方案,未服用过氯吡咯雷者,术前可给以 600mg 负荷剂量,以后 75mg/d维持;已服用过氯吡咯雷的 NSTE-ACS 患者,可考虑术前再给予氯吡咯雷 300~600mg 负荷剂量;或口服替格瑞洛负荷剂量 180mg,维持剂量 90mg,2 次/日。对于非 ST 段抬高型 ACS 患者不论是否行介入治疗,小剂量阿司匹林和氯吡格雷联合应用为常规治疗,早期保守治疗的 NSTE-ACS 联合应用至少 1 月,如能延长到 12个月更好,植入药物洗脱支架或裸支架的 NSTE-ACS 患者则至少联合应用 12 个月。对于植入药物洗脱支架的患者这种联合治疗时间可更长。对阿司匹林不能耐受的患者,氯吡格雷可替代阿司匹林作为长期的抗血小板治疗。

(1)血小板膜糖蛋白Ⅱb/Ⅲa(GPⅡb/Ⅲa)受体拮抗剂:激活的 GPⅡb/Ⅲa 受体与纤维蛋白原结合,形成在激活血小板之间的桥梁,导致血小板血栓形成。GPⅡb/Ⅲa 受体拮抗剂能有效地与血小板表面的 GPⅡb/Ⅲa 受体结合,迅速抑制血小板的聚集。阿昔单抗为单克隆抗体,常规使用方法是先静注冲击量 0.25mg/kg,然后 10μg/(kg·h)静滴。合成的该类药物还包括替罗非班(tiro,ban)和依替巴肽(epti.batide)。以上 3 种 GPⅡb/Ⅲa 受体拮抗剂静脉制剂均适用于 ACS 患者急诊PCI,可明显降低急性和亚急性血栓形成的发生率;如果在 PCI 前 6 小时内开始应用该类药物,疗效更好。若未行 PCI,GPⅡb/Ⅲa 受体拮抗剂可用于高危患者,尤其是心肌标志物升高,或尽管接受合适的药物治疗症状仍持续存在或两者兼有的患者。GPⅡb/Ⅲa 受体拮抗剂应持续应用 24~36 小时。不推荐常规联合应用 GPⅡb/Ⅲa 受体拮抗剂和溶栓药。口服制剂的剂量、生物利用度和安全性方面,尚需进一步研究。

(2)磷酸二酯酶抑制剂:对阿司匹林不能耐受或禁忌者,也可选用西洛他唑替代阿司匹林,与氯吡格雷联用。

2. 抗凝治疗 除非有禁忌证(如活动性出血或已应用链激酶或复合纤溶酶链激酶),所有患者应在抗血小板治疗的基础上常规接受抗凝治疗,抗凝药物选择应根据治疗策略以及缺血和出血的风险。常用的抗凝药包括普通肝素(UFH)、低分子肝素(LMWH)、磺达肝癸钠(fondaparinux sodium)和比伐卢定(bivalirudin)。需紧急介入治疗者,应立即开始使用 UFH 或 LWMH 或比伐卢定。对选择保守治疗且出血风险高的患者,应优先选择磺达肝癸钠。

（1）UFH 和 LMWH：UFH 的推荐剂量是先给予 80U/kg 静注，然后以 18U/（kg·h）的速度静脉滴注维持，起始用药或调整剂量后每 6 小时测定部分激活凝血酶时间（APTT），再根据 APTT 调整用量，使 APTT 控制在 45~70 秒。但是，UFH 对富含血小板的血栓作用较小，且 UFH 的作用可由于结合血浆蛋白而受影响。未口服阿司匹林的患者停用 UFH 后可能使胸痛加重，与停用 UFH 后引起继发性凝血酶活性增高有关。因此，UFH 以逐渐停用为宜。与 UFH 相比，LMWH 具有更合理的抗 Xa 因子及 Ⅱa 因子活性比例的作用，可以皮下应用，不需要实验室监测。临床观察表明，LMWH 较 UFH 有疗效肯定、使用方便的优点。使用 LMWH 的参考剂量：依诺肝素（enoxaparin）40mg、那曲肝素（fraxiparin 或 nadroparin）0.4ml 或达肝素（dalteparin）5000~7500IU，皮下注射，每 12 小时一次，通常在急性期用 5~6 天。对肾功能不全者，LMWH 易蓄积，需谨慎应用或调节剂量。肝素应用期间应监测血小板计数以早期检出肝素诱导的血小板减少症。

磺达肝癸钠是 Xa 因子抑制剂，最近有研究表明，在降低非 ST 段抬高型 ACS 缺血事件方面的效果与 LMWH 相当，但出血并发症明显减少，因此安全性较好，但不能单独用于 PCI 治疗中。

（2）直接抗凝血酶的药物：在接受介入治疗的非 ST 段抬高型 ACS 人群中，用直接抗凝血酶药物比伐卢定较联合应用 UFH/LMWH 和 GPIIb/IEa 受体拮抗剂的出血并发症少、安全性更好、临床效益相当，但其远期效果尚缺乏随机双盲的对照研究，目前处于争议中。

（三）抗心肌缺血治疗

1. 硝酸酯类药物　硝酸酯类药物可选择口服、舌下含服、经皮肤或经静脉给药。硝酸甘油为短效硝酸酯类，对有持续性胸部不适、高血压、急性左心衰的患者，在最初 24~48 小时的治疗中，静脉内应用有利于控制心肌缺血发作。先给予舌下含服 0.3~0.6mg，继以静脉点滴，开始 5~10μg/min，每 5~10 分钟增加 5~10%，直至症状缓解或平均压降低 10%，但收缩压不低于 90mmHg。目前推荐，静脉应用硝酸甘油的患者在症状消失 24 小时后，改用口服制剂或应用皮肤贴剂。药物耐受现象可能在持续静脉应用硝酸甘油 24~48 小时内出现。由于在 NSTEMI 患者中未观察到硝酸酯类药物具有减少死亡率的临床益处，因此在长期治疗中此类药物应逐渐减量至停用。

2. 镇痛剂　如硝酸酯类药物不能使疼痛迅速缓解，应立即给予吗啡，10mg 稀释成 10ml，每次 2~3ml 静脉注射。哌替啶（度冷丁）50~100mg 肌内注射，必要时 1~2 小时后再注射 1 次，以后每 4~6 小时可重复应用，注意呼吸功能的抑制。给予吗啡后如出现低血压,可平卧或静脉滴注生理盐水来维持血压,很少需要用升压药。如出现呼吸抑制,应给予纳洛酮 0.4~0.8mg。有使用吗啡禁忌证(低血压和既往过敏史)者,可选用哌替啶替代。疼痛较轻者可用罂粟碱,30~60mg 肌内注射或口服。

3. β 受体阻滞剂　　β 受体阻滞剂用于所有无禁忌证(如心动过缓、心脏传导阻滞、低血压或哮喘)的 UA/NSTEMI 患者,可减少心肌缺血发作和心肌梗死的发展。首选具有心脏选择性的药物如阿替洛尔、美托洛尔和比索洛尔。首先排除有心衰、低血压(收缩压低于 90mmHg)、心动过缓(心率低于 60 次/分)或有房室传导阻滞的患者。主要采用口服给药的方法,从小剂量开始逐渐增加剂量,剂量应个体化,可调整到患者安静时心率 50~60 次/分。对需要尽早控制心室率者,也可静脉推注美托洛尔,每次 5mg,每次推注后观察 2~5 分钟,如果心率低于 60 次/分或收缩压低于 100mmHg,则停止给药,总量不超过 15mg。艾司洛尔是一种快速作用的 β 受体阻滞剂,静脉应用,安全而有效,甚至可用于左心功能减退的患者,停 20 分钟内作用消失。

4. 钙通道阻滞剂(CCB)　　CCB 与 β 受体阻滞剂一样能有效地减轻症状,但所有的大规模临床试验表明,CCB 应用于 UA,不能预防 AMI 的发生或降低病死率,目前仅推荐用于全量硝酸酯和 β 受体阻滞剂之后仍有持续性心肌缺血的患者,或对 β 受体阻滞剂有禁忌的患者。若确定为冠状动脉痉挛所致的变异型心绞痛,治疗首选 CCB。对心功能不全的患者,应用 β 受体阻滞剂后再加用 CCB 应特别谨慎。

(四)其他药物治疗

下列药物能保护心脏功能并预防缺血性心脏事件的再次发生,对改善患者的预后有益。

1. ACEI　　近年来一些临床研究显示,对 UA 和 NSTEMI 患者,短期应用 ACEI 并不能获得更多的临床益处,但长期应用对预防再发缺血事件和死亡有益。因此除非有禁忌证(如低血压、肾衰竭、双侧肾动脉狭窄和已知的过敏反应),所有 UA 和 NSTEMI 患者都可选用 ACEI。

2. 调脂药物　　所有 ACS 患者应在入院 24 小时之内评估空腹血脂谱。他汀类药物除了对血脂的调节作用外,还可以稳定斑块、改善内皮细胞功能,因此如无禁忌证,无论血基线 LDL-C 水平和饮食控制情况如何,均建议早期应用他汀类药物,使 LDL-C 水平降至<80mg/dl。常用的他汀类药物有辛伐他汀 20~40mg/d、普伐他汀 10~40mg/d、氟伐他汀 40~80mg/d、阿托伐他汀 10~80mg/d 或瑞舒伐他汀

10～20mg/d。

(五)血运重建治疗

针对 UA/NSTEMI 有"早期保守治疗"(early conservative strategy)和"早期侵入性治疗"(early invasive strategy)两种治疗策略。前者指早期采用强化药物治疗,对强化药物治疗后仍然有心绞痛复发或负荷试验强阳性的患者进行冠状动脉造影,而后者指临床上只要没有血运重建的禁忌证,在强化药物治疗的同时,早期常规作冠状动脉造影,根据造影结果,选用 PCI 或 CABG 的血运重建策略。研究显示,中、高危的 UA/NSTEMI 患者能从早期侵入性策略及 PCI 或 CABG 治疗中获益。

1. PCI　UA 和 NSTEMI 的高危患者,尤其是经积极药物治疗后仍有顽固性或反复发作心绞痛发生,并伴 ECG 上 ST 段压低(>0.2mV),心衰或进展性的血流的动力学不稳定,或危及生命的心律失常者,应紧急(120 分钟内)进行冠状动脉造影和血运重建术。对具有其他中高危特征并有持续性心肌缺血者,应早期行血管造影术和 PCI(入院 48～72 小时内)。PCI 能改善预后,尤其是同时应用 GP Ⅱ b/Ⅲ a 受体拮抗剂时,对伴有低血压和心功能不全者,可在主动脉内球囊反搏(intra-aortic bal100n pump,IABP)辅助下施行 PCI。但对低危患者,不建议常规的介入性治疗。

2. CABG　多支血管病变且有左心室功能不全(LVEF<50%)或伴有糖尿病者,建议行 CABG 术;对合并严重左主干病变者,CABG 术也是首选。不过,与稳定型心绞痛相比,UA/NSTEMI 患者行 CABG 术的围术期死亡率和心肌梗死发生率增加 2 倍以上,最大的获益者往往为有多支血管严重病变和左心室功能不全的患者。

【预后】　约30%的 UA 患者在发病 3 个月内发生 MI,猝死较少见;其近期死亡率低于 NSTEMI 或 STEMI,但 UA 或 NSTEMI 的远期死亡率和非致死性事件的发生率高于 STEMI。因此,随访 1 年 UA/NSTEMI 和 STEMI 的生存率相似,这可能与其冠状动脉病变更严重有关。患者应坚持长期治疗,积极控制危险因素。

二、急性 ST 段抬高型心肌梗死

心肌梗死(myocardial infarction,MI)是指心肌的缺血性坏死。急性心肌梗死(AMI)是在冠状动脉粥样病变的基础上,发生冠状动脉血供急剧减少或中断,使相应的心肌严重而持久地缺血所致部分心肌急性坏死。临床表现为胸痛、急性循环功能障碍,反映心肌急性缺血、损伤和坏死的一系列特征性 ECG 演变以及血清心肌标志物的升高。NSTEMI 前已述及,本部分阐述急性 ST 段抬高型心肌梗死(STEMI)。其他非动脉粥样硬化的原因如冠状动脉栓塞、主动脉夹层累及冠状动脉开口、冠状动脉炎、冠状动脉先天性畸形等所导致的 MI 在此不作介绍。

本病在欧美常见,美国 35~84 岁人群中年发病率男性为 71%,女性为 22%。;每年约有 150 万人发病(大约每 20 秒发生一例),45 万人发生再次 MI。虽然最近 10 年 AMI 的死亡率下降近 30%,但是此病对于 1/3 左右的患者仍然是致命的。50%的死亡发生在发病后的 1 小时内,其原因为心律失常,最多见为室颤。AMI 急性期死亡率下降得益于冠心病监护病房的设立、再灌注治疗及药物治疗的进展。

【病理解剖】　尸解资料表明,AMI 患者 75%以上有一支以上的冠状动脉严重狭窄;1/3~1/2 患者所有三支冠状动脉均存在有临床意义的狭窄,梗死相关冠状动脉内血栓既有白血栓(富含血小板),又有红血栓(富含纤维蛋白和红细胞)。STEMI 的闭塞性血栓是白、红血栓的混合物,从堵塞处向近端延伸部分为红血栓。STEMI 发生后数小时所作的冠状动脉造影显示,90%以上的 MI 相关动脉发生完全闭塞。少数 AMI 患者冠状动脉无狭窄,可能为血管腔内血栓的自溶、血小板一过性聚集造成闭塞或严重的持续性冠状动脉痉挛使冠状动脉血流急骤减少所致。左冠状动脉前降支闭塞最多见,可引起左心室前壁、心尖部、下侧壁、前间隔和前内乳头肌梗死;左冠状动脉回旋支闭塞可引起左心室高侧壁、膈面及左心房梗死,并可累及房室结;右冠状动脉闭塞可引起左心室膈面、后间隔及右心室梗死,并可累及窦房结和房室结。右心室及左、右心房梗死较少见。左冠状动脉主干闭塞则引起左心室壁广泛梗死。

心肌血供完全停止后,所供区域心室壁心肌透壁性坏死,临床上表现为典型的 STEMI,即传统的 Q 波型 MI。在冠状动脉闭塞后 20~30 分钟,受其供血的心肌即有少数坏死,开始了 AMI 的病理过程。1~2 小时后绝大部分心肌呈凝固性坏死,心肌间质则充血、水肿,伴多量炎性细胞浸润。以后,坏死的心肌纤维逐渐溶解,形成肌溶灶,随后渐有肉芽组织形成。坏死组织约 1~2 周后开始吸收,并逐渐纤维化,在 6~8 周后进入慢性期形成瘢痕而愈合,称为陈旧性或愈合性 MI。瘢痕大者可逐渐向外凸出而形成室壁膨胀瘤。梗死附近心肌的血供随侧支循环的建立而逐渐恢复。病变可波及心包出现反应性心包炎,波及心内膜可导致附壁血栓形成。在心腔内压力的作用下,坏死的心壁可破裂(心脏破裂),破裂可发生在心室游离壁、间隔处、乳头肌及腱索断裂。

病理学上,MI 可分为透壁性和非透壁性(或心内膜下)。前者坏死累及心室壁全层,多由冠状动脉持续闭塞所致;后者坏死仅累及心内膜下或心室壁内,未达心外膜,多是冠状动脉短暂闭塞后持续开通的结果。不规则片状非透壁 MI 多见于 STEMI 在未形成透壁 MI 前早期再灌注(溶栓或 PCI 治疗)成功的患者。

【病理生理】　ACS 具有共同的病理生理基础(详见"不稳定型心绞痛和非 ST 段抬高型心肌梗死"部分)。STEMI 的病理生理特征是由于心肌丧失收缩功能所产生的左心室收缩功能降低、血流动力学异常和左心室重构所致。

(一)左心室功能

冠状动脉急性闭塞时相关心肌依次发生 4 种异常收缩形式:①室壁运动同步失调,即相邻心肌节段收缩时相不一致;②收缩减弱,即心肌缩短幅度减小;③无收缩;④反常收缩,即矛盾运动,收缩期膨出。于梗死部位发生功能异常同时,受交感神经系统活力增加和 Frank-Starling 机制的影响,非梗死节段正常心肌在早期出现代偿性收缩运动增强,对维持左室整体收缩功能的稳定有重要意义。梗死面积大者,左心室泵功能受到损害,心排出量、每搏排出量、血压和 dp/dt 峰值降低,收缩末期容积增加。收缩末期容积增加的程度是 AMI 后死亡率的重要预测指标。在梗死后的数周时间内,舒张末期容积增加,舒张末期压力开始下降而趋于正常。

(二)心室重构

MI 发生后,左室腔大小、形态和厚度发生变化,总称为心室重构,从而影响患者的左室功能和预后。重构是左室扩张和非梗死心肌肥厚等因素的综合结果,使心室变形(球形变)。除梗死范围外,另两个影响左室扩张的重要因素是左室负荷状态和梗死相关动脉的通畅程度。左室压力升高有导致室壁张力增加和梗死扩展的危险,而通畅的梗死区相关动脉可加快瘢痕形成,加速梗死区组织的修复,减少梗死扩展和心室扩张的危险。

1. 梗死扩展　是指梗死心肌节段随后发生的面积扩大,而无梗死心肌量的增加。导致梗死扩展的原因有:①心肌束之间的滑动,致使单位容积内心肌细胞减少;②正常心肌细胞碎裂;③坏死区内组织丧失。梗死扩展的特征为梗死区不成比例的变薄和扩张。心尖部是心室最薄的部位,也是最容易受到梗死扩展损伤的区域。梗死扩展后,心衰和室壁瘤等致命性并发症发生率增高,严重者可发生心室破裂。

2. 心室扩大　心室心肌存活部分的扩大也与重构有重要关联。心室重构在梗死发生后立即开始,并持续数月甚至数年。在大面积梗死的情况下,为维持心搏量,有功能的心肌增加了额外负荷,可能会发生代偿性肥厚,这种适应性肥厚虽能代偿梗死所致的心功能障碍,但存活的心肌最终也受损,导致心室的进一步扩张、心脏整体功能障碍,最后发生心衰。心室的扩张程度与梗死范围、梗死相关动脉的开放迟早和心室非梗死区的局部 RAAS 的激活程度有关。心室扩大以及不同部位的心肌电生理特性的不一致,使患者有发生致命性心律失常的危险。

【临床表现】　与梗死的面积大小、部位、冠状动脉侧支血管情况密切有关。

（一）诱因

大约有 1/2 的 AMI 患者有诱因和前驱症状,如剧烈运动、创伤、情绪波动、急性失血、出血性或感染性休克、主动脉瓣狭窄、发热、心动过速等引起心肌耗氧增加的因素,都可能是心肌梗死的诱因。其他诱因还有呼吸道感染、各种原因引起的低氧血症、肺栓塞、低血糖、服用麦角制剂、应用可卡因和拟交感药、血清病、过敏以及少见的黄蜂叮咬等。在变异性心绞痛患者中,反复发作的冠状动脉痉挛也可进展为 AMI。

（二）先兆

半数以上患者在发病前数日有乏力、胸部不适、活动时心悸、气急、烦躁、心绞痛等前驱症状,其中初发型心绞痛和恶化型心绞痛为最突出。心绞痛发作较以往频繁、性质较剧烈、持续较长及硝酸甘油疗效差等。多无明显诱发因素。疼痛时伴有恶心、呕吐、大汗和心动过速,或伴有心功能不全、严重心律失常、血压大幅度波动等,同时 ECG 示 ST 段一过性明显抬高（变异性心绞痛）或压低,T 波倒置在演变过程中,一过性恢复到正常状态（异常心电图伪改善）,应警惕近期内发生 MI 的可能。发现先兆及时住院处理,可使部分患者避免发生 MI。

（三）症状

1. 疼痛　为最先出现的症状,疼痛强度轻重不一。对于原有心绞痛的患者,疼痛发生的部位和性质常类似于心绞痛,但多无明显诱因,且程度较重、持续时间较长,可达数小时或数天,休息和含服硝酸甘油片多不能缓解。患者常烦躁不安、出汗、恐惧或有濒死感。少数患者无明显疼痛,一开始即表现为休克或急性心衰,在老年人和糖尿病患者多见。部分患者疼痛位于上腹部,被误认为胃穿孔或急性胰腺炎等急腹症,部分患者疼痛放射至下颌、背部上方,被误认为骨关节痛。

2. 全身症状　有发热、心动过速、白细胞增高和血沉增快等,由坏死物质吸收所引起,一般在疼痛发生 24～48 小时出现,程度与梗死范围常呈正相关,体温一般在 38℃左右,很少超过 39℃,持续约 1 周。

3. 胃肠道症状　可伴有频繁的恶心、呕吐和上腹胀痛,这与迷走神经受坏死心肌刺激和心排出量降低、组织灌注不足等张力增高有关。多见于下壁心肌梗死。

4. 心律失常　见于 75%～95% 的患者,多发生在起病 1～2 周内,而以 24 小时内最多见,可伴乏力、头晕、晕厥等症状。以室性心律失常最多,尤其是室早,如室早频发(每分钟5次以上)、成对出现或短阵室速,多源性或落在前一心搏的易损期(R on T现象)需严密观察并处理。房室传导阻滞和束支传导阻滞也较多见。完全性房室传导阻滞多见于下壁MI。前壁MI如发生房室或(和)室内传导阻滞表明梗死范围广泛。室上性心律失常则较少,多发生在MI合并心衰患者中。

　　5. 心力衰竭　　主要是急性左心衰,可在起病最初几天内发生,或在疼痛、休克好转阶段出现,为梗死后心脏舒缩力显著减弱或不协调所致,发生率约为32%～48%。出现呼吸困难、咳嗽、发绀、烦躁等症状,严重者可发生肺水肿,随后可发生颈静脉怒张、肝大、水肿等右心衰表现。右心室MI开始即出现右心衰表现,伴血压下降。

　　6. 低血压和休克　　疼痛期中血压下降常见,未必是休克。如疼痛缓解而收缩压仍低于80mmHg,有烦躁不安、面色苍白、皮肤湿冷、脉细而快、大汗淋漓、尿量减少(<20ml/h)、神志淡漠等则为休克表现。休克多在起病后数小时至1周内发生,见于约20%的患者,主要是心源性,为心肌广泛(40%以上)坏死、心排出量急骤下降所致,神经反射引起的周围血管扩张属次要,有些患者尚有血容量不足的因素参与。

　　根据有无心衰表现及其相应的血流动力学改变严重程度,按Killip分级法(表11-4)将AMI的心功能分为4级。

表11-4　急性心肌梗死后心衰的Killip分级

分级	分级依据
Ⅰ级	无明显心功能损害证据
Ⅱ级	轻、中度心衰,主要表现为肺底啰音(<50%的肺野)、第三心音及X线胸片上肺瘀血的表现
Ⅲ级	重度心衰(肺水肿)——啰音>50%的肺野
Ⅳ级	心源性休克

　　AMI时,重度左室衰竭或肺水肿与心源性休克同样由左心室排血功能障碍所引起,两者可以不同程度合并存在,常统称为心脏栗功能衰竭或泵衰竭。在血流动力学上,肺水肿是以左心室舒张末期压及左房与肺毛细血管压力的增高为主,而休克则以心排出量和动脉压的降低更为突出。心源性休克是较左心室衰竭更重的泵衰竭,一定水平的左室充盈后,心排血指数比左心室衰竭时更低,亦即心排血指数与充盈压之间关系的曲线更为平坦而下移。

（四）体征

AMI 时心脏体征可在正常范围内,体征异常者大多数无特征性:心脏可有轻度至中度增大;心率增快或减慢;心尖区第一心音减弱,可出现第三或第四心音奔马律,反映左室舒张压和舒张期容积增高,常表示有左心室衰竭。前壁 MI 的早期,可能在心尖区和胸骨左缘之间扪及迟缓的收缩期膨出,是由心室壁反常运动所致,常在几天至几周内消失。约 10%~20% 的患者在发病后 2~3 天出现心包摩擦音,多在 1~2 天内消失,少数持续 1 周以上。急性二尖瓣乳头肌功能失调者,心尖区可出现粗糙的收缩期杂音;心室间隔穿孔者,胸骨左下缘出现响亮的收缩期杂音,常伴收缩期震颤。右室梗死较重者可出现颈静脉怒张,深吸气时更为明显。除发病极早期可出现一过性血压增高外,几乎所有患者在病程中都会有血压降低;起病前有高血压者,血压可降至正常;起病前无高血压者,血压可降至正常以下,且可能不再恢复到起病之前的水平。

【并发症】MI 的并发症可分为机械性、缺血性、栓塞性和炎症性。主要的并发症包括:

（一）乳头肌功能失调或断裂（dysfunction or rupture of papillary muscle）

总发生率可高达 50%,二尖瓣乳头肌因缺血、坏死等使收缩功能发生障碍,造成不同程度的二尖瓣脱垂或关闭不全,心尖区出现收缩中晚期喀喇音和吹风样收缩期杂音,第一心音可不减弱,可引起心衰。轻症者可以恢复,其杂音可消失。乳头肌整体断裂极少见,多发生在二尖瓣后乳头肌,多见于下壁 MI,心衰明显,可迅速发生肺水肿,约 1/3 的患者迅速死亡。

（二）心室游离壁破裂

3% 的 MI 患者可发生心室游离壁破裂,是心脏破裂最常见的一种,占 MI 患者死亡的 10%。心室游离壁破裂常在发病 1 周内出现,早高峰在 MI 后 24 小时内,晚高峰在 MI 后 3~5 天。心室游离壁破裂的典型表现包括持续性心前区疼痛,可迅速发生循环衰竭、急性心包压塞而猝死,ECG 呈电机械分离。心室游离壁破裂偶可为亚急性,形成包裹性心包积液或假性室壁瘤,患者能存活数月。

（三）室间隔穿孔

较心室游离壁破裂少见,约有 0.5%~2% 的 MI 患者会发生室间隔穿孔,常发生于 AMI 后 3~7 天。胸骨左缘突然出现粗糙的全收缩期杂音或可触及收缩期震颤,或伴有心源性休克和心衰者应高度怀疑室间隔穿孔,超声心动图检查可确诊。

（四）心室壁瘤（cardiac aneurysm）

主要见于左心室，发生率 5%～20%，体格检查可见左侧心界扩大、心脏搏动较广泛，可有收缩期杂音。瘤内发生附壁血栓时心音减弱。ECG 上 ST 段持续抬高，X 线透视、摄影、超声心动图、放射性核素心脏血池显像以及左心室造影可见局部心缘突出、搏动减弱或有反常搏动。很少发生破裂，但易出现快速室性心律失常和心衰。

（五）栓塞（embolism）

发生率 1%～3%，见于起病后 1～2 周，如为左心室附壁血栓脱落所致，可引起脑、肾、脾或四肢等动脉栓塞。如下肢静脉血栓形成、部分脱落，可导致肺动脉栓塞。

（六）心肌梗死后综合征（post-infarction syndrome, Dressier 综合征）

为炎症性并发症，发生率约 10%，于心肌梗死后数周至数月内出现，可反复发生，表现为心包炎、胸膜炎或肺炎，有发热、胸痛、白细胞增多和血沉增快等症状，可能为机体对坏死物质的过敏反应。

【辅助检查】

（一）ECG

大部分 AMI 患者作系列 ECG 检查时，都能记录到典型的 ECG 动态变化，但是许多因素限制了 ECG 对心肌梗死的诊断和定位能力，这些因素有：心肌损伤的范围、梗死的时间及其位置、束支传导阻滞、陈旧性 MI、急性心包炎、电解质浓度异常及一些药物等。不过，标准 12 导联 ECG 的系列观察，仍是临床进行 MI 检出和定位的有用方法。

1. 特征性改变　有 Q 波 MI 者，在面向透壁心肌坏死区的导联上出现以下特征性改变（图 11-4,11-5）：①宽而深的 Q 波（病理性 Q 波）；②ST 段抬高呈弓背向上型；③T 波倒置，往往宽而深，两肢对称。在背向梗死区的导联上则出现相反的改变，即 R 波增高、ST 段压低、T 波直立并增高。

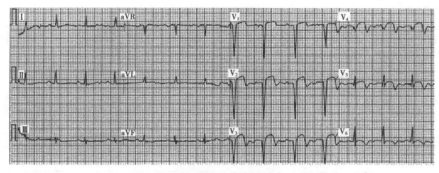

图 11-4 急性前壁心肌梗死的心电图

$V_1 \sim V_4$ 导联 QRS 波群呈 QS 型,V_5 导联 QRS 波群呈 qRs 型,R 波减小;$V_1 \sim V_5$
导联 ST 段明显抬高,$V_1 \sim V_6$ 导联 T 波倒置

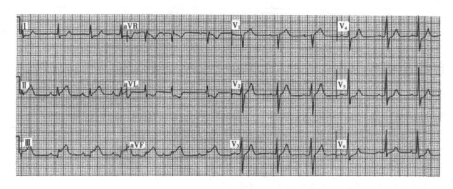

图 11-5 急性下壁心肌梗死的心电图

II,III,aVF 导联 QRS 波群尚未形成深、宽 Q 波,但 ST 段显著抬高,I、aVL 导联 ST 段压低

2. 动态性改变 STEMI 者的 ECG 动态改变包括:①起病数小时内可无异常,或出现异常高大、两肢不对称的 T 波,为超急性期改变;②数小时后,ST 段明显抬高、弓背向上,与直立的 T 波连接,形成单相曲线;数小时到 2 天内出现病理性 Q 波,同时 R 波减低,为急性期改变;③Q 波在 3~4 天内稳定不变,以后 70%~80% 永久存在,如不进行治疗干预,ST 段抬高持续数日至 2 周左右,逐渐回到基线水平,T 波则变为平坦或倒置,是为亚急性期改变;④数周至数月以后,T 波呈 V 形倒置、两肢对称、波谷尖锐,为慢性期改变,T 波倒置可永久存在,也可在数月到数年内逐渐恢复。

3. 定位和定范围 有 Q 波心肌梗死者,可根据出现特征性和动态性改变的导联数来判断心肌梗死的部位和范围(表 11-5)。

表 11-5　心肌梗死的心电图定位诊断

导联	前间隔	局限前壁	前侧壁	广泛前壁	下壁①	下间壁	下侧壁	高侧壁②	正后壁③
V_1	+			+		+			
V_2	+			+		+			
V_3	+	+		+		+			
V_4		+		+					
V_5		+	+	+				+	
V_6			+					+	
V_7			+					+	+
V_8									+
aVR									
aVL		±	+	±	−	−	−	+	
aVF					+	+	+	−	
I		±	+	±	−	−	−	+	
II					+	+	+		
III					+	+	+		

注:①即膈面。右心室心肌梗死不易从心电图得到诊断,但 V4R 导联的 ST 段抬高,可作为下壁合并右心室心肌梗死的参考指标;

②在 V_5、V_6、V_7 导联高 1、2 肋处有正面改变;

③在 V_1、V_2、V_3 导联 R 波高,同理,在前侧壁梗死时,V_1、V_2 导联 R 波也增高。

注:"+"为正面改变,表示典型 Q 波、ST 段上抬和 T 波变化。为反面改变,表示 QRS 主波向上,ST 段下降及与"+"部位 T 波方向相反的 T 波;"±"为可能有正面改变

(二)血清心肌标志物检查

1. 肌钙蛋白(cTn)　cTnT 或 cTnI 的出现和增高是反映急性坏死的指标。cTnT 在 AMI 后 3~4 小时开始升高,2~5 天达到峰值,持续 10~14 天;其动态变化过程与 MI 时间、梗死范围大小、溶栓治疗及再灌注情况有密切关系。cTnI 在 AMI 后 4~6 小时或更早即可升高,24 小时后达到峰值,约 1 周后降至正常。血清 cTnT 或 cTnI 均有高度敏感性和良好重复性。

2. 其他血清心肌标志物　以往用于临床诊断 MI 的血清酶学指标包括:肌酸磷酸激酶(CK 或 CPK)及其同工酶 CK-MB、门冬氨酸氨基转移酶(AST,曾称 GOT)、乳酸脱氢酶(LDH)及其同工酶。但因 AST 和 LDH 分布于全身许多器官,对 MI 的

诊断特异性较差,目前临床已不推荐应用。CK-MB 诊断 AMI 的敏感性和特异性均极高,分别达到 100% 和 99%。CK/CK-MB 在 AMI 起病后 4~6 小时内增高,16~24 小时达高峰,3~4 天恢复正常。STEMI 静脉内溶栓治疗时若冠状动脉再通,则 CK/CK-MB 的高峰距 STEMI 发病时间提早出现。

3. 血肌红蛋白　增高出现最早而恢复也快,但特异性差。

在以上所有指标中(图 11-6),cTnT 或 cTnI 是最特异和敏感的心肌坏死的指标。

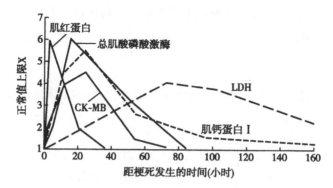

图 11-6　急性心肌梗死发生后血清心肌标志物升高的时间过程

(三)放射性核素检查

利用坏死心肌细胞中的钙离子能结合放射性铈-焦磷酸盐或坏死心肌细胞的肌凝蛋白,可与其特异性抗体结合的特点,静脉注射^{99m}Tc-焦磷酸盐或^{111}In-抗肌凝蛋白单克隆抗体进行"热点"扫描或照相;利用坏死心肌血供断绝和瘢痕组织中无血管,以致^{201}Tl 或^{99m}Tc-MIBI 不能进入细胞的特点,静脉注射这些放射性核素进行"冷点"扫描或照相;两者均可显示心肌梗死的部位和范围。前者主要用于急性期,后者用于慢性期。用门电路闪烁照相法进行放射性核素心腔造影(常用^{99m}Tc标记的红细胞或白蛋白),可观察心室壁的运动和左心室的射血分数,有助于判断心室功能,判断梗死后造成的室壁运动失调和室壁瘤。目前多用单光子发射计算机断层扫描(SPECT)来检查。新的方法正电子发射计算机断层扫描(PET)可观察心肌的代谢变化,判断是否有存活心肌。

(四)超声心动图

根据超声心动图上所见的室壁运动异常可对心肌缺血区域作出判断,在评价有胸痛而无特征性 ECG 变化时,超声心动图可以帮助除外主动脉夹层。此外,该技术的早期使用可以评估心脏整体和局部功能、乳头肌功能不全和室间隔穿孔的发生。

（五）磁共振成像

磁共振成像对心肌显像具有时间与空间分辨率方面的优势，可评价室壁厚度、左室整体和节段性室壁运动。梗死区域心肌表现为厚度变薄，收缩活动减弱至消失或出现矛盾运动。结合药物（多巴酚丁胺）负荷则可精确评估心肌收缩储备能力，利用顺磁特性对比剂钆螯合剂（Gd-DTPA）的延迟增强显像，还可评价心肌灌注缺损、微血管床堵塞以及心肌瘢痕或纤维化。磁共振成像有取代 PET 而成为评估心肌活力标准方法的趋势。

（六）心向量图

有 QRS 环的改变，ST 向量的出现和 T 环的变化，目前临床已极少应用。

（七）其他实验室检查

在起病 24~48 小时后，白细胞可增至（10~20）×10^9/L，中性粒细胞增多，嗜酸性粒细胞减少或消失，血沉加快，均可持续 1~3 周。起病数小时至 2 日血中游离脂肪酸增高。CRP 的增高与预后不良有关，BNP 或 NT-pro-BNP 的升高提示心室壁张力的升高，反映心功能不全。

（八）选择性冠状动脉造影

冠状动脉造影可明确冠状动脉闭塞的部位，用于考虑行介入治疗者。

【诊断和鉴别诊断】　　　WHO 的 AMI 诊断标准：依据典型的临床表现、特征性的 ECG 改变、血清心肌标志物水平动态改变。3 项中具备 2 项，特别是后 2 项即可确诊，一般并不困难。无症状的患者，诊断较困难。凡年老患者突然发生休克、严重心律失常、心衰、上腹胀痛或呕吐等表现而原因未明者，或原有高血压而血压突然降低且无原因可循者，都应考虑 AMI 的可能。此外，有较重而持续较久的胸闷或胸痛者，即使 ECG 无特征性改变，也应考虑本病的可能，都宜先按 AMI 处理，并在短期内反复进行 ECG 观察和血清心肌标志物等测定，以确定诊断。当存在左束支传导阻滞图形时，MI 的 ECG 诊断较困难，因它与 STEMI 的 ECG 变化相类似。当左束支传导阻滞图形伴有下列 ST 段变化时强烈提示急性心肌梗死：①当 ST 段抬高≥1mm，且抬高方向与 QRS 波群主波一致；②ST 段在 V_1、V_2 或者 V_3 导联出现压低（即 ST 段在这些导联出现协调性压低）；③ST 段抬高≥5mm，并且 ST 段变化方向与 QRS 波群不一致。一般来说，有疑似症状并新出现的左束支传导阻滞，应按 STEMI 来治疗。对无病理性 Q 波的 MI 和小的透壁性或非透壁性或微型 MI,血清肌钙蛋白和 CK-MB 测定的诊断价值更大,参见"不稳定型心绞痛和非 ST 段抬高型心肌梗死"部分。

可将 MI 分为急性进展性和陈旧性两类。

急性进展性 MI 定义为:心肌标志物典型的升高和降低,至少伴有下述情况之一:①心肌缺血症状;②ECG 病理性 Q 波形成;③ST 段改变提示心肌缺血;④已行冠状动脉介入治疗。

陈旧性 MI 定义为:①系列 ECG 检查提示新出现的病理性 Q 波,患者可有或可不记得有任何症状,心肌标志物已降至正常。②病理发现已经或正在愈合的 MI。

然后将 MI 再分为 5 种临床类型。Ⅰ型:自发性 MI,与原发的冠状动脉事件如斑块糜烂、破裂、夹层形成等引起的心肌缺血相关;Ⅱ型:MI 继发于心肌的供氧和耗氧不平衡所导致的心肌缺血,如冠状动脉痉挛、冠状动脉栓塞、贫血、心律失常、高血压或低血压;Ⅲ型:心脏性猝死,有心肌缺血的症状和新出现的 ST 段抬高或新的左束支传导阻滞,造影或尸检证实冠状动脉内有新鲜血栓,但未及采集血样之前或血液中心肌标志物升高之前患者就已死亡;Ⅳa 型:MI 与 PCI 相关;Ⅳb 型:MI 与支架内血栓有关,经造影或尸检证实;Ⅴ型:MI 与 CABG 相关。

STEMI 的患者具有以下任何一项者可被确定为高危患者:①年龄>70 岁;②前壁 MI;③多部位 MI(指 2 个部位以上);④伴有血流动力学不稳定如低血压、窦性心动过速、严重室性心律失常、快速房颤、肺水肿或心源性休克等;⑤左、右束支传导阻滞源于 AMI;⑥既往有 MI 病史史;⑦合并糖尿病和未控制的高血压。

STEMI 需要与下列疾病鉴别:

(一)心绞痛

尤其是不稳定型心绞痛。鉴别要点见表 11-6。此外,还需与变异型心绞痛相鉴别。

表 11-6　心绞痛和心肌梗死的鉴别诊断要点

鉴别诊断项目	心绞痛	急性心肌梗死
一、疼痛		
1. 部位	胸骨上、中段之后	相同,但可在较低位置或上腹部
2. 性质	压榨性或窒息性	相似,但更剧烈
3. 诱因	劳力、情绪激动、受寒、饱食	不如前者常有

鉴别诊断项目	心绞痛	急性心肌梗死
4. 时限	短,1~5min 或 15min 以内	长,数小时 或 1~2 天
5. 频率	频繁发作	不频繁
6. 硝酸甘油疗效	显著缓解	作用较差
二、气喘或肺水肿	极少	常有
三、血压	升高或无显著改变	常降低,甚至发生休克
四、心包摩擦音	无	可有
五、坏死物质吸收的表现		
1. 发热	无	常有
2. 血白细胞增加(嗜酸性粒细胞减少)	无	常有
3. 血沉增快	无	常有
4. 血清心肌标志物增高	无	有
六、心电图变化	无变化或暂时性 ST 段和 T 波变化	有特征性和动态性变化

（二）急性肺栓塞

可出现胸痛、咯血、呼吸困难、低氧血症和休克等症状。但有右心负荷急剧增加的表现如发绀、肺动脉瓣区第二心音亢进、颈静脉充盈、肝大、下肢水肿等。ECG 示 I 导联 S 波加深,Ⅲ导联 Q 波显著、T 波倒置,胸导联 R 波过渡区左移,右胸导联 T 波倒置等改变。超声心动图检查可发现肺动脉高压、右心扩大和右心负荷增加的表现。肺动脉 CTA 检查对较大分支肺动脉的栓塞的诊断价值较大。D-二聚体正常可排除。

（三）主动脉夹层

胸痛一开始即达高峰,常放射到背、肋、腹、腰和下肢,两上肢的血压和脉搏可有明显差别,可有下肢暂时性瘫痪、偏瘫和主动脉瓣关闭不全的表现等可资鉴别。经食管超声心动图检查、X 线、增强 CT 或磁共振成像有助于诊断。部分可累及冠脉开口致 MI。

（四）急性心包炎

尤其是急性非特异性心包炎可有较剧烈而持久的心前区疼痛。但心包炎的疼痛与发热同时出现，呼吸和咳嗽时加重，早期即有心包摩擦音，后者和疼痛在心包腔出现渗液时均消失；全身症状一般不如 AMI 严重；ECG 除 aVR 外，其余导联均有 ST 段弓背向下的抬高，T 波倒置，无异常 Q 波出现。

（五）急腹症

急性胰腺炎、消化性溃疡穿孔、急性胆囊炎、胆石症等，均有上腹部疼痛，可伴休克。仔细询问病史、体格检查、ECG 检查和血清心肌标志物测定可协助鉴别。

【治疗】　STEMI 是冠心病最危重的临床类型，宜及早发现、及早住院，并加强住院前的就地处理。治疗原则是：保护和维持心脏功能，挽救濒死的心肌，防止梗死面积的扩大，缩小心肌缺血范围，及时处理严重心律失常、泵衰竭和各种并发症，防止猝死，使患者不但能度过急性期，且康复后还能保持尽可能多的有功能的心肌。

（一）院前急救

院前急救的基本任务是帮助 AMI 患者安全、迅速地转运到医院，以便尽早开始再灌注治疗；重点是缩短患者就诊时间和院前检查、处理、转运所需的时间。尽早识别 AMI 的高危患者，直接送至有条件进行冠状动脉血管重建术的医院。送达医院急诊室后，力争在 10~20 分钟内完成病史采集、体检和 ECG 检查和血样采集。对明确的 STEMI，应尽早开始再灌注治疗，在典型临床表现和 ECG 上 ST 段抬高已能确诊为 AMI 时，绝不能因等待血清心肌标志物检查结果而延误再灌注治疗。

（二）住院治疗

及早开通闭塞的冠状动脉，使心肌得到再灌注，是 STEMI 治疗最为关键的措施，可挽救濒死心肌、缩小心肌梗死的范围，从而显著改善患者预后，它还可极有效地解除疼痛8 1 3 7 A 0 3 1

影响再灌注治疗效果的主要因素是发病至治疗开始的时间，对 STEMI 来说，时间就是心肌，时间就是生命，因此医疗机构应优化流程、分秒必争，尽量缩短患者入院至再灌注治疗开始的时间，对溶栓治疗，要求入院至开始溶栓治疗（Door to Needle）的时间小于 30 分钟，而对急诊直接 PCI 术，患者入院至球囊扩张（Doorto BalIOOn）时间应小于 90 分钟。部分治疗措施从急诊室开始头施。

1. 抗血小板治疗　所有 ACS 患者均应使用抗血小板治疗，药物种类和用法参见"不稳定型心绞痛和非 ST 段抬高型心肌梗死"段。急诊直接 PCI 术者，氯吡格雷负荷量可选用 300~600mg 或口服替格瑞洛负荷剂量 180mg。GPHb/HIa 受体拮抗剂主要辅助 PCI 介入治疗,尤其是对血栓负荷重者,可改善患者的预后。

2. 抗凝治疗(anticoagulation therapy) 凝血酶使纤维蛋白原转变为纤维蛋白是最终形成血栓的关键环节,因此抑制凝血酶至关重要。无论是否采用再灌注治疗,均应给予抗凝治疗,药物的选择视再灌注治疗方案而异。

3. 再灌注治疗 包括药物溶栓治疗和机械性再灌注治疗—直接 PCI,后者疗效更佳。

(1)溶栓治疗:纤维蛋白溶解(纤溶)药物被证明能减少冠状动脉内血栓,早期静脉应用溶栓药物能提高 STEMI 患者的生存率。而对于非 ST 段抬高型 ACS,溶栓治疗不仅无益反而有增加 MI 的倾向,因此溶栓治疗目前仅用于急性 STEMI 患者。

1)溶栓治疗的适应证和禁忌证:严重出血(尤其是致命性颅内出血)是限制溶栓使用的主要因素,应衡量患者溶栓治疗的益处和出现出血等并发症的风险,来决定是否采用溶栓治疗。如对于年龄>75 岁的 AMI 患者,溶栓治疗会增加脑出血的并发症,是否溶栓治疗需权衡利弊。如患者为广泛前壁 AMI,具有很高的心源性休克和死亡的发生率,在无条件行急诊介入治疗的情况下仍应进行溶栓治疗;反之,如患者为下壁 AMI,血流动力学稳定可不进行溶栓治疗。

2)溶栓前准备:①检查血常规、血小板计数、出凝血时间、APTT 及血型,配血备用;②即刻口服阿司匹林 300mg。

3)溶栓药物:①非特异性溶栓剂,对血栓部位或循环中纤溶系统均有作用的尿激酶(UK 或 rUK)和链激酶(SK 或 rSK);②选择性作用于血栓部位纤维蛋白的药物,包括组织型纤维蛋白溶酶原激活剂(tPA),重组型组织纤维蛋白溶酶原激活剂(r-tPA)单链尿激酶型纤溶酶原激活剂(SCUPA)、甲氧苯基化纤溶酶原链激酶激活剂复合物(APSAC);④新的溶栓剂还有 TNK-组织型纤溶酶原激活剂(TNK-tPA)、瑞替普酶(retePlase,rPA)、拉诺普酶(lanoteplase,nPA)、葡激酶(staphyloki-nase,SAK)等。

4)给药方案:多选静脉注射给药,冠状动脉内给药只用于介入性诊治过程中并发的冠状动脉内血栓栓塞,剂量常用全身静脉给药量的一半。①UK:30 分钟内静脉滴注 100 万~150 万单位;冠状动脉内用药剂量减半;②SK:150 万单位静脉滴注,60 分钟内滴完;对链激酶过敏者,宜于治疗前半小时用异丙嗪(非那根)25mg 肌内注射,地塞米松(2.5~5mg)同时滴注,可防止其引起的寒战、发热不良反应;③r-tPA:100mg 在 90 分钟内静脉给予,先静注 15mg,继而 30 分钟内静脉滴注 50mg,其后 60 分钟内再给予 35mg(国内有报道,用上述剂量的一半也能奏效);

④TNK-tPA:40mg 静脉一次性注入,无须静脉滴注。溶栓药应用期间密切注意出血倾向,并需监测 APTT 或活化凝血时间(ACT)。

5)溶栓治疗期间的辅助抗凝治疗:UK 和 SK 为非选择性的溶栓剂,故在溶栓治疗后短时间内(6~12 小时内)不存在再次血栓形成的可能,对于溶栓有效的 AMI 患者,可于溶栓治疗 6~12 小时后开始给予 LMWH 皮下注射。对于溶栓治疗失败者,辅助抗凝治疗无明显临床益处。r-tPA 和葡激酶等为选择性的溶栓剂,故溶栓使血管再通后仍有再次血栓形成的可能,因此在溶栓治疗前后均应给予充分的肝素治疗。溶栓前先给予 5000IU 肝素冲击量,然后以 700~1000m/h 的肝素持续静脉滴注 24~48 小时,以出血时间延长 2 倍为基准,调整肝素用量。亦可选择 LMWH 替代 UFH 治疗,其临床疗效相同,如依诺肝素(enoxaparin),首先静脉推注 30mg,然后以 1mg/kg 的剂量皮下注射,每 12 小时 1 次,用 3~5 天为宜。

6)溶栓再通的判断指标:直接指征:冠状动脉造影观察血管再通和血流情况。通常采用 TIMI(thrombolysis in myocardial infarction)分级:①TIMI 0 级:梗死相关冠状动脉完全闭塞,远端无造影剂通过;②TIMI 1 级:少量造影剂通过血管阻塞处,但远端动脉不显影;③TIMI 2 级:梗死相关冠状动脉完全显影,但与正常血管相比血流较缓慢;④TIMI 3 级:梗死相关冠状动脉完全显影且血流正常。根据 TIMI 分级达到 2、3 级者表明血管再通,但 2 级者通而不畅。

间接指征:①抬高的 ST 段于 2 小时内回降>50%胸痛于 2 小时内基本消失;③2 小时内出现再灌注性心律失常(短暂的加速性室性自主节律,房室或束支传导阻滞突然消失,或下后壁心肌梗死的患者出现一过性窦性心动过缓、窦房传导阻滞)或低血压状态;④血清 CK-MB 峰值提前出现在发病 14 小时内。具备上述 4 项中 2 项或 2 项以上者,考虑再通;但第②和③两项组合不能被判定为再通。

(2)急诊介入治疗:直接 PCI 术(未经溶栓治疗直接进行 PCI 术)在心脏导管室实施,已被公认为首选的最安全有效的恢复心肌再灌注的治疗手段,梗死相关血管的开通率高于药物溶栓治疗。尽早应用可恢复心肌再灌注,降低近远期病死率和和心衰发生,尤其对来院时发病时间已超过 3 小时或对溶栓治疗有禁忌的患者。施行 PCI 的适应证还包括:血流动力学不稳定、恶性心律失常、需要安装经静脉临时起搏或需要反复电复律以及年龄>75 岁者。溶栓治疗失败者,应考虑做补救性 PCI(rescue PCI)。GP Ⅱb/Ⅲa 受体拮抗剂辅助治疗可改善预后。STEMI 成功行介入治疗后,无须常规使用肝素抗凝。对术后卧床时间延长者,抗凝治疗能预防深静脉血栓形成和肺栓塞。

STEMI 再灌注策略的选择,需要根据发病时间、施行直接 PCI 的能力(包括时间间隔)、患者的危险性(包括出血并发症)等综合考虑。优选溶栓的情况一般包括:①就诊早,发病≤3小时内,且不能及时进行PCI;②介入治疗不可行,如导管室被占用、动脉穿刺困难或不能转运到达有经验的导管室;③介入治疗不能及时进行,如就诊至球囊扩张时间>90分钟。优选急诊介入治疗的情况包括:①就诊晚,发病>3小时;②有经验丰富的导管室,就诊至球囊扩张时间<90分钟,就诊至球囊扩张时间较就诊至溶栓时间延长<60分钟;③高危患者,如心源性休克,Killip分级>m级;④有溶栓禁忌证,包括出血风险增加及颅内出血;⑤诊断有疑问。

(3)CABG:下列患者可考虑进行急诊CABG:①实行了溶栓治疗或PCI后仍有持续的或反复的胸痛;②冠状动脉造影显示高危冠状动脉病变(左冠状动脉主干病变);③有MI并发症如室间隔穿孔或乳头肌功能不全所引起的严重二尖瓣反流。

4.监护和一般治疗 参见"不稳定型心绞痛和非ST段抬高型心肌梗死"部分。

5.解除疼痛 心肌再灌注治疗开通梗死相关血管、恢复缺血心肌的供血是解除疼痛最有效的方法。但再灌注治疗前后也联合应用下列药物尽快解除疼痛。

(1)吗啡或哌替啶(度冷丁):吗啡2~4mg静脉注射,必要时5~10分钟后重复,可减轻患者交感神经过度兴奋和濒死感,注意低血压和呼吸功能抑制的不良反应,但很少发生。或哌替啶50~100mg肌内注射。

(2)硝酸酯类药物:大多数AMI患者有应用硝酸酯药物指征,但在下壁心肌梗死、可疑右室梗死或明显低血压的患者(收缩压低于90mmHg),尤其合并心动过缓时,不应使用硝酸酯类。

(3)β受体阻滞剂:β受体阻滞剂能降低AMI患者室颤的发生率。在AMI最初几小时,使用β受体阻滞剂可以限制梗死面积,并能缓解疼痛,减少镇静剂的应用。无禁忌证的情况下应尽早常规应用,常用口服制剂,高危患者也可静脉使用β受体阻滞剂。口服β受体阻滞剂可用于AMI后的二级预防,降低死亡率。使用方案参见"不稳定型心绞痛和非ST段抬高型心肌梗死"部分。

6.其他药物治疗

(1)ACEI:大规模临床研究发现,ACEI如卡托普利、雷米普利、群多普利拉等有助于改善恢复期心室重构、减少病死率和心衰,特别在前壁MI、心衰或心动过速的患者。除非有禁忌证,所有STEMI患者应选用ACEI。从小剂量开始,逐渐增加至目标剂量。由于ACEI具有持续的临床益处,应长期应用。对于不能耐受ACEI的患者(如咳嗽反应),血管紧张素n受体拮抗剂可能也是一种有效的选择,但目前不是改善MI预后的一线治疗。

（2）调脂药物：所有 ACS 患者均能从他汀类药物调脂治疗中获益，且宜尽早应用，除了对 LDL-C 降低带来的益处外，他汀类药物还通过抗炎、改善内皮功能和稳定斑块等作用而达到二级预防作用，常用药物及用法参见"不稳定型心绞痛和非 ST 段抬高型心肌梗死"部分。

（3）CCB：除了能控制室上性心律失常外，非二氢吡啶类 CCB 维拉帕米或地尔硫卓对减少梗死范围或心血管事件并无益处，因此不建议常规应用。但可用于硝酸酯和 β 受体阻滞剂之后仍有持续性心肌缺血或房颤伴心室率过快的患者。血流动力学表现在 Killipn 级以上的 MI 患者应避免应用非二氢吡啶类 CCB。

7. 抗心律失常治疗

（1）室性心律失常：寻找和纠正导致室性心律失常的基本原因和诱发因素。纠正低钾血症，在 MI 早期静脉注射 β 受体阻滞剂继以口服维持，可降低室性心律失常（包括室颤）发生率。预防性应用其他药物（如利多卡因）会增加死亡危险，故不推荐应用。

室性异位搏动在 MI 后较常见，不需做特殊处理。非持续性（<30 秒）室速在最初 24~48 小时内常不需要治疗。多形性室速、持续性（≥30 秒）单形室速或任何伴有血流动力学不稳定（如心衰、低血压、胸痛）症状的室速都应给予同步心脏电复律。血流动力学稳定的室速可给予静脉注射利多卡因、普鲁卡因酰胺或胺碘酮等药物治疗：①利多卡因，50~100mg 静脉注射（如无效，5~10 分钟后可重复）；控制后静脉滴注，1~3mg/min 维持（利多卡因 100mg 加入 5% 葡萄糖液 100ml 中滴注，1~3ml/min）。②胺碘酮，静脉注射首剂 75~150mg 稀释于 20ml 生理盐水中，于 10 分钟内注入；如有效继以 1.0mg/min 维持，静脉滴注 6 小时后改为 0.5mg/min，总量<1200mg/d；静脉用药 2~3 天后改为口服，口服负荷量为 600~800mg/d，7 天后酌情改为维持量 100~400mg/d。发生室颤时，应立即进行非同步直流电除颤，用最合适的能量（一般 300J），争取一次除颤成功，并立即施行心肺复苏处理。

如急性期后仍有复杂性室性心律失常或非持续性室速，尤其是伴有显著左心室收缩功能不全者，应考虑安装 ICD 以预防猝死。加速的心室自主心律一般无须处理，但如由于心房输送血液入心室的作用未能发挥而引起血流动力学失调，则可用阿托品加快窦性心律，偶然需要人工心脏起搏，或用抑制异位心律的药物来治疗。

（2）缓慢的窦性心律失常：除非存在低血压或心率<50 次/分，一般不需要治疗。对于伴有低血压的心动过缓（可能减少心肌灌注），可静脉注射阿托品 0.5~1mg，如疗效不明显，几分钟后可重复注射。虽然静脉滴注异丙肾上腺素也有

效,但由于它会增加心肌的氧需要量和心律失常的危险,因此不推荐使用。药物无效或发生明显不良反应时,也可考虑应用人工心脏起搏器。

(3)房室传导阻滞:二度Ⅰ型和Ⅱ型房室传导阻滞、QRS波不宽者以及并发于下壁MI的三度房室传导阻滞心率>50次/分且QRS波不宽者,无须处理,但应严密监护。下列情况是安置临时起搏器的指征:①二度Ⅱ型或三度房室传导阻滞、QRS波增宽者;②二度或三度房室传导阻滞出现过心室停搏;③三度房室传导阻滞心率<50次/分,伴有明显低血压或心衰,经药物治疗效果差;④二度或三度房室传导阻滞合并频发室性心律失常。AMI后2~3周进展为三度房室传导阻滞或阻滞部位在希氏束以下者,应植入埋藏式起搏器。

(4)室上性快速心律失常:如窦性心动过速、频发房性期前收缩、阵发性室上性心动过速、房扑和房颤等,可选用β受体阻滞剂、洋地黄类、维拉帕米、胺碘酮等药物治疗。对后三者治疗无效时,可考虑应用同步直流电复律器或人工心脏起搏器复律,尽量缩短快速心律失常持续的时间。

(5)心脏停搏:立即施行心肺复苏。

8.纠正低血压和心源性休克治疗　对持续性心肌缺血、顽固性室性心律失常、血流动力学不稳定或休克的患者如存在合适的冠状动脉解剖学病变,应尽早作选择性冠状动脉造影,随即施行PCI或CABG,可挽救部分患者的生命。主动脉内球囊反搏(IABP)以增高舒张期动脉压而不增加左心室收缩期负荷,并有助于增加冠状动脉灌流,使患者获得短期的循环支持。其他左室辅助泵包括Impella等均有一定疗效,降低死亡率。

根据休克纯属心源性,抑或尚有周围血管舒缩障碍,或血容量不足等因素存在而分别药物处理如下。

(1)补充血容量:越20%的患者由于呕吐、出汗、发热、使用利尿剂和不进饮食等原因而有血容量不足,但又要防止补充过多而引起心衰。可根据血流动力学监测结果来决定输液量,如中心静脉压低,在5~10cmH$_2$O之间,肺楔压在6~12mmHg以下,提示心排出量低、血容量不足,可静脉滴注低分子右旋糖酐或5%~10%葡萄糖液,输液后如中心静脉压上升>18cmH$_2$O,肺楔压>15~18mmHg,则应停止。右心室梗死时,中心静脉压的升高未必是补充血容量的禁忌。

(2)应用升压药:补充血容量,血压仍不升,而肺楔压和心排出量正常时,提示周围血管张力不足,可选用血管收缩药。①多巴胺:10~30mg加入5%葡萄糖液100ml中静脉滴注,也可和间羟胺同时滴注;②多巴酚丁胺:20~25mg溶于5%葡萄糖液100ml中,以2.5~10μg/(kg·min)的剂量静脉滴注,其作用与多巴胺相类似,但增加心排出量的作用较强,增快心率的作用较轻,无明显扩张肾血管的作用间羟胺(阿拉明):10～30mg 加入 5%葡萄糖液 100ml 中静脉滴注,或 5～10mg 肌肉注射;④去甲肾上腺素:作用与间羟胺相同,但较快、较强而较短,0.5～1mg(1～2mg 重酒石酸盐)加入 5%葡萄糖液 100ml 中静脉滴注。渗出血管外易引起局部损伤及坏死,如同时加入 2.5～5mg 酚妥拉明可减轻局部血管收缩的作用。

(3)应用血管扩张剂:经上述处理,血压仍不升,而肺楔压增高,心排出量低,或周围血管显著收缩,以致四肢厥冷并有发甜时,可用血管扩张药以减低周围循环阻力和心脏的后负荷、降低左心室射血阻力、增强收缩功能,从而增加心排出量、改善休克状态。血管扩张药要在血流动力学严密监测下谨慎应用,硝酸酯类、硝普钠、酚妥拉明均可使用。

(4)治疗休克的其他措施:包括纠正酸中毒及电解质紊乱、避免脑缺血、保护肾功能,必要时应用糖皮质激素和洋地黄制剂。

(5)中医中药治疗:祖国医学用于"回阳救逆"的四逆汤(熟附子、干姜、炙甘草)、独参汤或参附汤,对治疗本病伴血压降低或休克者有一定疗效。患者如兼有阴虚表现时可用生脉散(人参、五味子、麦冬)。这些方剂均已制成注射剂,紧急使用也较方便。

9. 心衰治疗　　主要是治疗左心室衰竭,病情较轻者,给予襻利尿剂(如静脉注射呋塞米 20～40mg,每天 1 次或 2 次),可降低左心室充盈压。病情严重者,可应用血管扩张剂(如静脉注射硝酸甘油)以降低心脏前、后负荷。血流动力学监测对危重患者的治疗有指导作用。只要体动脉收缩压持续>100mmHg,即可用 ACEI。开始治疗最好给予小剂量的短效 ACEI(如口服卡托普利 3.125～6.25mg,每 4～6 小时 1 次;如能耐受,则逐渐增加剂量),一旦达到最大剂量(卡托普利的最大剂量为 50mg,每天 3 次),即用长效 ACEI(如福辛普利、赖诺普利、雷米普利)取代作为长期应用。如心衰持续在 NYHA 心功能分级Ⅱ级或Ⅱ级以上,应加用醛固酮拮抗剂(如依普利酮、螺内酯)。严重心衰者给予 IABP 可提供短期的血流动力学支持。若血管重建或外科手术修复不可行时,应考虑心脏移植。永久性左心室或双心室植入式辅助装置可用作心脏移植前的过渡;如不可能做心脏移植,左心室辅助装置有时可作为一种永久性治疗。研究显示干细胞治疗对改善心肌梗死后的心功能有效。

10. 并发症治疗　　有附壁血栓形成者,抗凝治疗可减少栓塞的危险,如无禁忌证,治疗开始应用足量肝素或低分子肝素,随后给予华法林 3～6 个月,使 INR 维持在 2～3 之间。当左心室扩张伴弥漫性收缩活动减弱、存在室壁膨胀瘤或慢性房颤时,应长期应用抗凝药和阿司匹林。室壁膨胀瘤形成伴左心室衰竭或心律失常时可行外科切除术。AMI 时 ACEI 的应用可减轻左心室重构和降低室壁膨胀瘤的发生率。并发心室间隔穿孔、急性二尖瓣关闭不全都可导致严重的血流动力学改变或心律失常,宜积极采用手术治疗,但手术应延迟至 AMI 后 6 周以上。如血流动力学不稳定持续存在,尽管手术死亡危险很高,也宜早期进行。假性室壁瘤是左心室游离壁的不完全破裂,可通过外科手术修补。心肌梗死后综合征严重病例必须用其他非留体类消炎药(NSAIDs)或皮质类固醇短程冲击治疗,但大剂量 NSAIDs 或皮质类固醇的应用不宜超过数天,因它们可能干扰 AMI 后心室肌的早期愈合。肩手综合征可用理疗或体疗。

11. 右室心肌梗死的处理　治疗措施与左心室 MI 略有不同,右室 MI 时常表现为下壁 MI 伴休克或低血压而无左心衰的表现,其血流动力学检查常显示中心静脉压、右心房和右心室充盈压增高,而肺楔压、左心室充盈压正常甚至下降。治疗宜补充血容量,从而增高心排出量和动脉压。在血流动力学监测下,静脉滴注输液,直到低血压得到纠治,24 小时内可给以 3~6L 液体,直到低血压得到纠正。如肺楔压达 15mmHg,即应停止。如此时低血压未能纠正,可用正性肌力药物。不能用硝酸酯类药和利尿剂,它们可降低前负荷(从而减少心排出量),引起严重的低血压。伴有房室传导阻滞时,可予以临时起搏。

12. 康复和出院后治疗　出院后最初 3~6 周体力活动应逐渐增加。鼓励患者恢复中等量的体力活动(步行、体操、太极拳等)。如 AMI 后 6 周仍能保持较好的心功能,则绝大多数患者都能恢复其所有的正常活动。与生活方式、年龄和心脏状况相适应的有规律的运动计划,可降低缺血事件发生的风险,增强总体健康状况。对患者的生活方式提出建议,进一步控制危险因素,可改善患者的预后。ABCDE方案对于指导治疗及二级预防有帮助。

【预后】　预后与梗死范围的大小、侧支循环产生的情况以及治疗是否及时有关。急性期住院死亡率过去一般为 30% 左右;采用监护治疗后,降至 15% 左右;再灌注时代(阿司匹林、药物溶栓治疗及介入治疗)后进一步降至 6.5% 左右。死亡多在第一周内,尤其是在数小时内,发生严重心律失常、休克或心衰者,病死率尤高。影响 MI 患者远期预后的主要是心功能不全和心律失常。

第四节 冠状动脉疾病的其他表现形式

一、变异型心绞痛

变异型心绞痛(variant angina pectoris)是 1959 年由 Prinzmetal 首先描述的、以静息性心绞痛伴心电图一过性 ST 段抬高为主要临床特点的一种特殊类型的心绞痛,又称为 Prinzmetal 心绞痛。变异性心绞痛在发病机制、危险因素、临床表现、心电图表现、治疗方法、预后等方面均与劳力性心绞痛有着显著不同。

(1)发病机制:变异型心绞痛的发病基础是冠状动脉痉挛,而不是冠状动脉固定性狭窄。冠状动脉痉挛可以用麦角新碱或乙酰胆碱等药物激发。痉挛可以仅累及一支冠状动脉的一个节段,也可以单支血管弥漫性收缩,甚至多支血管同时或相继性收缩。正常血管或粥样硬化病变部位均可发生痉挛,冠状动脉的狭窄程度与其临床表现严重程度并不具有相关性。

(2)危险因素:变异型心绞痛患者较年轻,除吸烟较多外,大多数患者无冠心病经典易患因素。吸烟是变异型心绞痛的最重要诱发因素。

(3)临床表现:变异型心绞痛多在静息时发生,无体力劳动或情绪激动等诱因。发病时间集中在午夜至上午 8 点之间,动态 ECG 发现,ECG 异常多为无症状性。患者常因心律失常伴发晕厥,如长时间冠状动脉痉挛则导致急性心肌梗死、恶性室性心律失常甚至猝死。

(4)心电图:典型的变异性心绞痛表现为胸痛发作时心电图表现为 ST 段抬高,而不是一般心绞痛发作时的 ST 段压低。后来研究发现,冠脉痉挛并非均表现为 ST 段抬高,非完全闭塞性痉挛表现为 ST 段压低或 T 波改变,只有严重的闭塞性痉挛才表现为 ST 段抬高。

(5)治疗:在戒烟基础上,钙通道阻滞剂(CCB)和硝酸酯类药物合用是治疗变异型心绞痛的主要手段。贝尼地平对控制冠脉痉挛、改善变异型心绞痛患者的预后有较好效果。β 受体阻滞剂可能会加重或诱发变异型心绞痛;但对有固定狭窄的变异型心绞痛患者,β 受体阻滞剂并非绝对禁忌。

(6)预后:变异型心绞痛如无显著冠状动脉固定性狭窄,一般预后良好,5 年生存率可高达 89%~97%。提示多支血管或左主干痉挛的弥漫性 ST 段抬高患者预后不良。

二、冠状动脉造影结果正常的胸痛——X 综合征

X 综合征(syndrome X)通常指患者具有心绞痛或类似于心绞痛的胸痛,平板运动时出现 ST 段下移,而冠状动脉造影无异常发现。本病的预后通常良好,但由于临床症状的存在,常迫使患者反复就医,导致各种检查措施过度应用和药品消耗,以及生活质量下降,日常工作受影响。这些患者占因胸痛而行冠状动脉造影检查患者总数的 10%~30%。本病的病因尚不清楚,其中一部分患者在运动负荷试验或心房调搏术时心肌乳酸产生增多,提示心肌缺血。另外,微血管灌注功能障碍、交感神经占主导地位的交感和迷走神经平衡失调、患者痛觉阈降低,均可导致本病的发生。血管内超声及多普勒血流测定可显示有冠状动脉内膜增厚,早期动脉粥样硬化斑块形成及冠状动脉血流储备降低。

本病以绝经期前女性为多见。ECG 可以正常,也可以有非特异性的 ST-T 改变,近 20%的患者运动试验阳性。本病无特异疗法,β 受体阻滞剂和 CCB 均能减少胸痛发作次数,硝酸甘油不能提高大部分患者的运动耐受量,但可以改善部分患者的症状,可试用。

三、心肌桥

冠状动脉通常行走于心外膜下的结缔组织中,如果一段冠状动脉行走于心肌内,这束心肌纤维被称为心肌桥(myocardial bridging),行走于心肌桥下的冠状动脉被称为壁冠状动脉。由于壁冠状动脉在每一个心动周期中的收缩期被挤压,而产生远端心肌缺血,临床上可表现为类似心绞痛的胸痛、心律失常,偶可引起心肌梗死或猝死。冠状动脉造影患者中的检出率为 0.51%~16%,尸体解剖的检出率为 15%~85%,说明大部分心肌桥没有临床意义。

由于心肌桥存在,导致心肌桥近端的收缩期前向血流逆转,而损伤该处的血管内膜,所以该处容易有动脉粥样硬化斑块形成,冠状动脉造影显示该节段收缩期血管腔被挤压,舒张期又恢复正常,被称为挤奶现象(milking effect)。本病无特异性治疗,β 受体阻滞剂等降低心肌收缩力的药物可缓解症状,不宜采用支架治疗,因为血管穿孔、支架内再狭窄的发生率显著升高。手术分离壁冠状动脉曾被视为根治本病的方法,但也有再复发的病例。一旦诊断本病,除非绝对需要,应避免使用硝酸酯药物及多巴胺等正性肌力药物。

参考文献

［1］　中国医师协会急诊医师分会.急性中毒诊断与治疗中国专家共识［J］.中华急诊医学杂志,2016,25(11):1361-1375.

［2］　中国医师协会急诊医师分会.急性百草枯中毒诊治专家共识(2013)［J］.中国急救医学,2013,33(6):484-489.

［3］　张之南,沈悌.血液病诊断及疗效标准［M］.3版.北京:科学出版社,2007.

［4］　林果为,王吉耀,葛均波.实用内科学［M］.15版.北京:人民卫生出版社,2017.

［5］　王振义,李家增,阮长耿.血栓与止血基础理论与临床［M］.3版.上海:上海科学技术出版社,2004.

［6］　林果为,王吉耀,葛均波.实用内科学［M］.15版.北京:人民卫生出版社,2017.

［7］　陈家伦.临床内分泌学［M］.上海:上海科学技术出版社,2011.

［8］　廖二元.内分泌代谢病学［M］.3版.北京:人民卫生出版社,2012.

［9］　中华医学会神经外科学分会,中华医学会妇产科学分会,中华医学会内分泌学分会.高催乳素血症诊疗共识［J］.中华医学杂志,2011,91(3):147-154.

［10］　中华医学会内分泌学分会,中华医学会神经外科学分会,中国垂体腺瘤协助组.中国肢端肥大症诊治指南［J］.中国实用内科杂志,2013,33(7):519-524.

［17］　《中国成人血脂异常防治指南》修订联合委员会.中国成人血脂异常防治指南(2016年修订版)［J］.中国循环杂志,2016,31(10):937-953.

［18］　中华医学会内分泌学分会肥胖学组.中国成人肥胖症防治专家共识.中华内分泌代谢杂志,2011,27(9):711-717.